临床中西医药物应用

主　编　　徐砚花　贾辰泽　王　琳　任秀娟
　　　　　夏尚奇　王延明　孙　霞　马国文

吉林科学技术出版社

图书在版编目（CIP）数据

临床中西医药物应用 / 徐砚花等主编. -- 长春：
吉林科学技术出版社，2021.6
ISBN 978-7-5578-8104-7

Ⅰ.①临… Ⅱ.①徐… Ⅲ.①中西医结合 – 诊疗②用药法
Ⅳ.①R452

中国版本图书馆CIP数据核字(2021)第103133号

临床中西医药物应用

主　　编	徐砚花　贾辰泽　王琳　任秀娟　夏尚奇　王延明　孙霞　马国文
出版人	宛霞
责任编辑	刘建民
封面设计	周砚喜
制　　版	山东道克图文快印有限公司
幅面尺寸	185mm×260mm
开　　本	16
印　　张	15.625
字　　数	250千字
页　　数	250
印　　数	1–1 500册
版　　次	2021年6月第1版
印　　次	2022年5月第2次印刷

出　　版　吉林科学技术出版社
发　　行　吉林科学技术出版社
地　　址　长春市净月区福祉大路5788号
邮　　编　130118
发行部传真 / 电话　0431-81629529　81629530　81629531
　　　　　　　　　　81629532　81629533　81629534
储运部电话　0431-86059116
编辑部电话　0431-81629518
印　　刷　保定市铭泰达印刷有限公司

书　　号　ISBN 978-7-5578-8104-7
定　　价　68.00元

编 委 会

目　录

第一章 外科用药

第一节 疖

疖是单个毛囊及其周围组织的急性化脓性炎症。大多为金黄色葡萄球菌感染，偶可由表皮葡萄球菌或其他病菌致病。好发于颈项、头面和背部，与皮肤不洁、擦伤、皮下毛囊与皮脂腺分泌物排泄不畅或机体抵抗力降低有关。炎症特征多为局限性而有脓栓形成。中医分"有头疖""无头疖""蝼蛄疖""疖病"等。患疖后若处理不当，疮口过小引起脓毒潴留，或搔抓染毒，致脓毒旁窜，在头顶皮肉较薄处易蔓延、窜空而成蝼蛄疖。证型一般有热毒蕴结证，暑热浸淫证、体虚毒恋、阴虚内热证和体虚毒恋、脾胃虚弱证，治疗以清热解毒为主，分别予以清热解毒，清暑化湿解毒，养阴清热解毒和健脾和胃、清化湿热为治法。

一、常用西药

（一）理疗措施

早期促使炎症消退措施。红肿阶段可选用热敷、超短波、红外线等理疗措施。

（二）局部化脓时及早排脓用药

疖顶见脓点或有波动感时用石炭酸点涂脓点或用针头将脓栓剔出，或做切开引流，禁忌挤压。出脓后敷以呋喃西林、湿纱条，直至病变消退。

（三）抗菌治疗

若有发热、头痛、全身不适等全身症状，面部疖或并发急性淋巴结炎、淋巴管炎时，可选用青霉素或复方磺胺甲噁唑等抗菌药物治疗。

二、常用中成药

（一）伤疖膏

【药物组成】黄芩、连翘、生天南星、白芷、冰片、薄荷脑。

【功能主治】清热、解毒、消肿、镇痛。用于各种疖痛脓肿，静脉炎、乳腺炎及其他皮肤创伤。

【用法用量】外用，贴于患处，每日更换1次。

【不良反应】不详。

【联用西药注意事项】不详。

（二）龙珠软膏

【药物组成】人工麝香、硼砂、炉甘石（煅）、硇砂、冰片、人工牛黄、珍珠（制）、琥珀。

【功能主治】清热解毒，消肿止痛，祛腐生肌。用于疮疖、红、肿、热、痛及轻度烫伤，也可用于浅Ⅱ度烧伤。

【用法用量】外用，取适量膏药涂抹患处或摊于纱布上贴患处，1日1次，患处破溃前涂药宜厚，患处破溃后涂药宜薄。

【不良反应】个别患者涂药后可出现皮肤轻微发红伴瘙痒，可自行缓解。

【联用西药注意事项】不详。

（三）五福化毒丸

【药物组成】水牛角浓缩粉、连翘、青黛、黄连、牛蒡子（炒）、玄参、地黄、桔梗、芒硝、赤芍、甘草。

【功能主治】清热解毒，凉血消肿。用于血热毒盛，症见小儿疮疖、咽喉肿痛、口舌生疮、牙龈出血。

【用法用量】口服，1次2克，1日2～3次。

【不良反应】不详。

【联用西药注意事项】

1. 本品含有甘草，甘草与西药相互作用见附表1。

2. 本品含有黄连，黄连与西药相互作用见附表6。

3. 本品含有桔梗，桔梗与西药相互作用见附表17。

4. 本品含有连翘，连翘与西药相互作用见附表25。

第二节　痈

痈多由金黄色葡萄球菌感染所致。其病变是多个相邻毛囊及其周围组织同时发生急性细菌性化脓性炎症，也可由多个疖融合而成。痈的炎症范围比疖大，病变累及深层皮下结缔组织，使其表面皮肤血运障碍甚至坏死，自行破溃常较慢，全身反应较重。中医有"内痈""外痈"之分。证型一般有火毒凝结证、热胜肉腐证和气血两虚证，治疗以清热解毒、和营消肿为主，分别以清热解毒、行瘀活血，和营清热、透脓托毒和益气养血、托毒生肌为治法。

一、常用西药

（一）抗菌药物

治疗应及时使用抗菌药物，可先选用青霉素或复方磺胺甲噁唑治疗，以后根据细菌培养和药物敏感试验结果选药，或者使用一周后更换抗菌药物品种。

（二）局部处理用药

初期仅有红肿时，可用50%硫酸镁湿敷，鱼石脂软膏、金黄散等贴敷，也可用碘附原液稀释10倍后每日涂3次。同时静脉给予抗生素，争取缩小病变范围。已出现多个脓点，表面紫褐色或已破溃流脓时，需要及时切开引流。在静脉麻醉下作"+"或"++"形切口切开引流（切口线应超出病变皮肤边缘），清除已化脓组织和尚未成脓、但已失活的组织，然后填塞生理盐水纱条，外加干纱布绷带包扎。术后注意创面渗血情况，必要时更换填塞敷料，重新包扎。术后24小时更换敷料，改呋喃西林纱条贴于创面或伤口内使用生肌散，促使肉芽组织生长。以后每日更换敷料，促进创面收缩愈合。对于较大的创面，在肉芽组织长出后，可行植皮术以加快创面修复。

二、常用中成药

（一）活血消炎丸

【药物组成】乳香、没药、人工牛黄、石菖蒲、黄米（蒸）。

【功能主治】活血解毒，消肿止痛。用于热毒瘀滞所致的痈疽、乳痈，症见局部红肿热痛、有结块。

【用法用量】温黄酒或温开水送服，1次3克，1日2次。

【不良反应】有个别患者用药后出现背部皮疹的报道。

【联用西药注意事项】

1. 中枢抑制药 如水合氯醛、乌拉坦、苯巴比妥、吗啡等。实验研究证实，牛黄能增强中枢抑制药如水合氯醛、乌拉坦、苯巴比妥以及吗啡的中枢抑制作用，引起呼吸困难、嗜睡、直立性低血压、昏厥等不良反应，故不宜联用。另外牛黄与苯巴比妥联用，可增强苯巴比妥的毒性，故亦不宜联用。

2. 硝酸酯类药物 如硝酸甘油、硝酸异山梨酯等。石菖蒲含挥发油具有还原性，与具有氧化性的硝酸酯类药物如硝酸甘油、硝酸异山梨酯等联用会相互氧化还原而影响疗效。

（二）连翘败毒丸

【药物组成】金银花、连翘、蒲公英、紫花地丁、大黄、栀子、黄芩、黄连、黄柏、苦参、白鲜皮、木通、防风、白芷、蝉蜕、荆芥穗、羌活、麻黄、薄荷、柴胡、天花粉、玄参、浙贝母、桔梗、赤芍、当归、甘草。

【功能主治】清热解毒，散风消肿。用于脏腑积热、风热湿毒引起的疮疡初起，症见红肿疼痛、恶寒发热、风湿疙瘩、遍身刺痒、大便秘结。

【用法用量】口服，1次6克，1日2次。

【不良反应】有服用连翘败毒丸后引起亚急性重型药物性肝炎致死亡的个案报道。也有个别患者用药后出现药疹的报道。

【联用西药注意事项】

1. 本品含有甘草，甘草与西药相互作用见附表1。

2. 本品含有大黄，大黄与西药相互作用见附表2。

3. 本品含有麻黄，麻黄与西药相互作用见附表3。

4. 本品含有当归，当归与西药相互作用见附表5。

5. 本品含有黄连，黄连与西药相互作用见附表6。

6. 本品含有黄芩，黄芩与西药相互作用见附表7。

7. 本品含有黄柏，黄柏与西药相互作用见附表15。

8. 本品含有柴胡，柴胡与西药相互作用见附表20。

9. 本品含有白芷，白芷与西药相互作用见附表23。

10. 本品含有连翘，连翘与西药相互作用见附表25。

11. 本品含有金银花，金银花与西药相互作用见附表27。

12. 本品含有栀子，栀子与西药相互作用见附表30。

13. 含碘离子的西药　如碘喉片、碘化钾、复方碘溶液、胺肽碘、胺碘酮、含碘造影剂等。苦参含生物碱，不宜与含有碘离子的西药联用，因为内服后在胃酸的作用下，碘离子能沉淀大部分生物碱，影响其吸收，降低二者生物利用度。

14. 强心苷类药物　苦参及其制剂中含有生物碱成分，具有很强的抑菌作用，能使肠内菌群发生改变，当与洋地黄、地高辛等强心药联用时，部分洋地黄类强心苷被细菌代谢的部分减少，血中药物浓度升高，易引起强心苷类药物中毒，因此，苦参及其制剂不能与强心苷类药物配伍使用。

15. 咖啡因、苯丙胺　浙贝母具有镇静作用，能抑制中枢神经，与咖啡因、苯丙胺联用时，能拮抗这类药物的中枢神经系统兴奋作用，因此，两类药应避免联用。

16. 抗生素　如四环素、氯霉素、红霉素、利福平等。本品含有鞣质的中药或中药制剂，与某些抗生素如四环素、红霉素、利福平、灰黄霉素、林可霉素、克林霉素、新霉素、氯霉素和羟氨苄西林等同服，会生成鞣酸盐沉淀，而影响人体对药物的吸收，降低各自的生物利用度和药效。

17. 生物碱类西药　苦参及其制剂中的生物碱对人体能产生强烈的生理作用，如果生物碱类西药如士的宁、阿托品、麻黄素、吗啡、肾上腺素、毛果芸香碱等联用会出现同类毒副作用相加的情况，使毒副作用增强。因此，苦参及其制剂与生物碱类西药不宜联用。

（三）清血内消丸

【药物组成】金银花、大黄、玄明粉、栀子（姜炙）、黄芩、黄柏、连翘、蒲公英、赤芍、乳香、没药、木通、瞿麦、雄黄、拳参、玄参、桔梗、薄荷、甘草。

【功能主治】清热祛湿，消肿败毒。用于脏腑积热、风湿毒热引起的疮疡初起，症见红肿坚硬、痈疡不休、恶寒发热、二便不利。

【用法用量】口服，1次6克，1日3次。

【不良反应】不详。

【联用西药注意事项】

1. 本品含有甘草，甘草与西药相互作用见附表1。

2. 本品含有大黄，大黄与西药相互作用见附表2。

3. 本品含有黄芩，黄芩与西药相互作用见附表7。

4. 本品含有黄柏，黄柏与西药相互作用见附表15。

5. 本品含有桔梗，桔梗与西药相互作用见附表17。

6. 本品含有连翘，连翘与西药相互作用见附表25。

7. 本品含有金银花，金银花与西药相互作用见附表27。

8. 本品含有栀子，栀子与西药相互作用见附表30。

9. 含碘离子的西药 如碘喉片、碘化钾、复方碘溶液、胺肽碘、胺碘酮、含碘造影剂等。玄参含生物碱，不宜与含有碘离子的西药联用，因为内服后在胃酸的作用下，碘离子能沉淀大部分生物碱，影响其吸收，降低二者生物利用度。

10. 磺胺类药物 蒲公英含有大量的有机酸，磺胺类药物在酸性尿液中易析出结晶，引起结晶尿、血尿等不良反应，如蒲公英与磺胺类药物联用则可引起磺胺在酸性尿液中析出结晶，轻则可引起结晶尿，重则导致血尿。

11. 硫酸镁、硫酸亚铁 雄黄主要成分为硫化砷，当它与硫酸镁、硫酸亚铁联用时，则会使雄黄氧化成硫代砷酸盐，毒性增强，长期服用引起砷中毒。

（四）拔毒膏

【药物组成】金银花、连翘、大黄、桔梗、地黄、栀子、黄柏、黄芩、赤芍、当归、川芎、白芷、白蔹、木鳖子、蓖麻子、玄参、苍术、蜈蚣、樟脑、穿山甲、没药、儿茶、乳香、红粉、血竭、轻粉。

【功能主治】清热解毒，活血消肿。用于治疗疖疔痈发、有头疽之初期或化脓期等。

【用法用量】加热软化，贴于患处，隔日换药1次，溃脓时每日换药1次。

【不良反应】不详。

【联用西药注意事项】不详。

（五）牛黄醒消丸

【药物组成】人工牛黄、人工麝香、乳香、没药、雄黄。

【功能主治】清热解毒，活血祛瘀，消肿止痛。用于热毒瘀滞、痰瘀互结，症见痈疽发背、瘰疬流注、乳痈乳岩、无名肿毒。

【用法用量】用黄酒或温开水送服，1次3克，1日1～2次。患处在躯体上部，临睡前服。患处在躯体下部，空腹时服。

【不良反应】不详。

【联用西药注意事项】

1. 中枢抑制药　如水合氯醛、乌拉坦、苯巴比妥、吗啡等。实验研究证实，牛黄能增强中枢抑制药如水合氯醛、乌拉坦、苯巴比妥以及吗啡的中枢抑制作用，引起呼吸困难、嗜睡、直立性低血压、昏厥等不良反应，故不宜联用。另外，牛黄与苯巴比妥钠联用，可增强苯巴比妥的毒性，故亦不宜联用。

2. 酶制剂　如胃蛋白酶、胰酶等。雄黄主要成分为硫化砷，当雄黄与酶制剂如胃蛋白酶、胰酶等联用时，砷可与酶中的蛋白质、氨基酸分子结构上的酸性基团形成不溶性沉淀而抑制酶的活性，降低疗效。

3. 硫酸镁、硫酸亚铁　雄黄主要成分为硫化砷，当它与硫酸镁、硫酸亚铁联用时，则会把雄黄氧化成硫代砷酸盐，毒性增强，长期服用引起砷中毒。

（六）醒消丸

【药物组成】人工麝香、乳香、没药、雄黄。

【功能主治】行气活血，解毒消肿。用于气滞血瘀、邪毒结聚所致的痈疽肿毒、坚硬疼痛。

【用法用量】用黄酒或温开水送服，1次1.5～3克，1日2次。

【不良反应】不详。

【联用西药注意事项】

1. 酶制剂　如胃蛋白酶、胰酶等。雄黄主要成分为硫化砷，当雄黄与酶制剂如胃蛋白酶、胰酶等联用时，砷可与酶中的蛋白质、氨基酸分子结构上的酸性基团形成不溶性沉淀而抑制酶的活性，降低疗效。

2. 硫酸镁、硫酸亚铁　雄黄主要成分为硫化砷，当它与硫酸镁、硫酸亚铁联用时，则会把雄黄氧化成硫代砷酸盐，毒性增强，长期服用引起砷中毒。

第三节 急性蜂窝织炎

急性蜂窝织炎是指发生在皮下、筋膜下、肌间隙或是深部蜂窝组织的急性细菌感染的非化脓性炎症。致病菌主要是溶血性链球菌，其次为金黄色葡萄球菌以及大肠杆菌或其他型链球菌等。由于溶血性链球菌感染后可释放溶血素、链激酶、透明质酸酶等，故其炎症不易局限，与正常组织分界不清，扩散迅速，可在短时间内引起广泛的皮下组织炎症、渗出水肿，可导致全身炎症反应综合征和内毒素血症。中医多属"发"的范畴，常见的"发"有生于结喉处的锁喉痈、生于臀部的臀痈、生于手背部的手发背、生于足背的足发背。锁喉痈一般分为痰热蕴结证、热胜肉腐证和热伤胃阴证，分别以散风清热、化痰解毒，清热化痰、和营托毒和清养胃阴为治法。臀痈分急性者和慢性者。治疗以清热利湿解毒为主，按病期注重和营化瘀、托毒、补虚。外治切开排脓时，切口应取低位、够大够深，以排脓通畅为目的；溃后脓腔深者用药线引流，疮口有空腔者，用垫棉法加压固定。手发背初起宜消，治以疏风清热利湿，和营消肿解毒；脓成后宜透脓托毒；溃后体虚则宜补益生肌。足发背一般为湿热下注证，治宜以清热利湿解毒为主。

一、常用西药

（一）抗菌药物

一般先用新青霉素或头孢类抗生素，疑有厌氧菌感染时加用甲硝唑。根据临床治疗效果或细菌培养与药敏报告调整用药。

（二）局部处理

早期一般性蜂窝织炎，可以50%硫酸镁湿敷，或敷贴鱼石脂膏等，若形成脓肿应切开引流；口底及颌下急性蜂窝织炎应及早切开减压，以防喉头水肿压迫气管；其他各型皮下蜂窝织炎，为缓解皮下炎症扩展和减少皮肤坏死，也可在病变处做多个小的切口，以浸有药液的湿纱条引流；对产气性皮下蜂窝织炎，伤口应以3%过氧化氢液冲洗、湿敷处理，并采取隔离治疗措施。注意改善患者全身状态，高热时可行物理降温；进食困难者输液维持营养和体液平衡；呼吸急促时给予吸氧或辅助通气等。

二、常用中成药

（一）活血解毒丸

【药物组成】乳香、没药、黄米（蒸熟）、石菖蒲、雄黄粉、蜈蚣。

【功能主治】解毒消肿，活血止痛。用于肺腑毒热、气血凝结所致的痈毒初起、乳痈乳炎、红肿高大、坚硬疼痛、结核、疔毒恶疮、无名肿毒。

【用法用量】温黄酒或温开水送服，1次3克，1日2次。

【不良反应】不详。

【联用西药注意事项】

1. 硝酸酯类药物　如硝酸甘油、硝酸异山梨酯等。本品含有石菖蒲，石菖蒲含挥发油，具有还原性，与具有氧化性的硝酸酯类药物如硝酸甘油、硝酸异山梨酯等联用会相互氧化还原而影响疗效。

2. 酶制剂　如胃蛋白酶、胰酶等。本品含有雄黄粉，雄黄主要成分为硫化砷，当雄黄与酶制剂如胃蛋白酶、胰酶等联用时，砷可与酶蛋白质、氨基酸分子结构上的酸性基团形成不溶性沉淀而抑制酶的活性，降低疗效。

3. 硫酸镁、硫酸亚铁　本品含有雄黄粉，雄黄主要成分为硫化砷，当它与硫酸镁、硫酸亚铁联用时，会把雄黄氧化成硫代砷酸盐，毒性增强，长期服用将引起砷中毒。

（二）如意金黄散

【药物组成】姜黄、大黄、黄柏、苍术、厚朴、陈皮、甘草、生天南星、白芷、天花粉。

【功能主治】清热解毒，消肿止痛。用于热毒瘀滞肌肤所致的疮疖肿痛，症见肌肤红肿热痛，亦可用于跌打损伤。

【用法用量】外用。红肿，烦热，疼痛，用清茶调敷；漫肿无头，用醋或葱酒调敷；亦可用植物油或蜂蜜调敷。1日数次。

【不良反应】有外用如意金黄散后致严重接触性皮炎的个案病例报道。

【联用西药注意事项】不详。

第四节　皮肤溃疡

皮肤溃疡是指皮肤深达真皮或以下更深的皮肤缺损。外伤、感染、皮肤癌、放射性损伤、肿块破溃等均可引起溃疡，其大小、形态各异，基底部常有坏死组织，边缘陡直、倾斜或高于周围皮肤，因累及表皮下基底膜带甚至真皮，故愈合较慢且愈后留有瘢痕。中医多属"疮疡""痈疽"等范畴。治疗上，强调内治与外治相结合，根据疾病不同阶段或不同症状综合适时运用祛腐化瘀、补虚、活血生肌内外合治。祛腐，包括清热解毒利湿、化瘀通络的中药内服外敷，外用升丹制剂拔毒提脓化腐，或祛瘀化腐中药外用，清除阻碍创面修复的腐，并为生肌创造条件。生肌，包括益气健脾、活血通络生肌的中药内服外敷，外用生肌散等掺药生肌长皮，或活血生肌中药外用，化生新肌，修复

8

组织缺损，促使创面愈合。

一、常用西药

（一）对因处理

如过敏性疾病，要切断变应原；糖尿病足，要注意血糖的控制；物理化学的损伤，要注意远离致病源；职业病，要尽量地消除致病的条件等。

（二）支持治疗

包括良好的局部制动、患部抬高、良好的护理等，注意水电解质的平衡，给予高蛋白高能量和维生素的饮食，提高患者的免疫力。

（三）药物治疗

抗过敏药物、抗寄生虫药物、抗生素（抗感染，保护创面）以及促进溃疡愈合的药物等。

（四）手术处理

对于肿瘤引起的或是有皮肤恶变、癌变等应及时处理。

二、常用中成药

（一）拔毒生肌散

【药物组成】黄丹、红粉、轻粉、龙骨（煅）、炉甘石（煅）、石膏（煅）、冰片、虫白蜡。

【功能主治】拔毒生肌。用于痈疽已溃，久不生肌，疮口下陷，常流毒水。

【用法用量】外用适量。撒布疮面，或以膏药护之。每日换药1次。

【不良反应】不详。

【联用西药注意事项】不详。

（二）生肌玉红膏

【药物组成】轻粉、紫草、白芷、当归、血竭、甘草、虫白蜡。

【功能主治】解毒消肿，生肌止痛。用于疮疡肿痛，乳痈发背，溃烂流脓，浸淫黄水。

【用法用量】疮面洗净后外涂，1日1次。

【不良反应】有患者用药后出现过敏性药疹的个案报道。

【联用西药注意事项】不详。

（三）九一散

【药物组成】石膏（煅）、红粉。

【功能主治】提脓，拔毒，去腐，生肌。用于疮疡痈疽溃后，流腐未尽或已渐生新肉的疮口。

【用法用量】外用。取本品适量均匀地撒于患处，对深部疮口及瘘管，可用含本品的纸捻条插入，疮口表面用油膏或敷料盖贴。每日换药1次。

【不良反应】不详。

【联用西药注意事项】不详。

（四）生肌散

【药物组成】象皮（滑石烫）、乳香、没药、血竭、儿茶、冰片、龙骨（煅）、赤石脂。

【功能主治】解毒，生肌。用于疮疖久溃，肌肉不生，久不收口。

【用法用量】外用。取本品少许，撒于患处。

【不良反应】不详。

【联用西药注意事项】不详。

（五）珍珠散

【药物组成】石决明（煅）、龙骨（煅）、白石脂（煅）、石膏（煅）、珍珠、人工麝香、冰片。

【功能主治】祛腐生肌，收湿敛疮。用于痈疡溃烂，流脓溢水，新肉不生，久不收口。

【用法用量】取药粉适量，敷患处。

【不良反应】不详。

【联用西药注意事项】不详。

（六）紫草膏

【药物组成】紫草、当归、防风、地黄、白芷、乳香、没药。

【功能主治】化腐生肌。用于疮疡，痈疽已溃。

【用法用量】外用，摊于纱布上贴患处，每隔1～2日换药1次。

【不良反应】不详。

【联用西药注意事项】不详。

（七）解毒生肌膏

【药物组成】紫草、乳香、当归、白芷、轻粉、甘草。

【功能主治】活血散瘀，消肿止痛，解毒排脓，祛腐生肌。用于各类创面感染，Ⅱ度烧伤。

【用法用量】外用，摊于纱布上贴敷患处。

【不良反应】不详。

【联用西药注意事项】不详。

第五节 损伤

损伤是指人体受到外界各种创伤因素作用所引起的皮肉、筋骨、脏腑等组织结构的破坏，及其所带来的局部和全身反应。损伤的因素可分为烧伤、冷伤、挤压伤、刃器伤、冲击伤、火器伤、毒剂伤、核放射伤及多种因素所致的复合伤等。中医上损伤属于"外伤""内伤"的范畴，损伤的疗法主要有药物、手法、固定、练功等，临床中应根据病情针对性地应用，必要时需采用综合疗法。药物内治法主要以调和疏通气血、生新续损、强筋壮骨为主，外治法有外用药物、手法、夹缚固定、牵引、手术和练功等。

一、常用西药

（一）急救

损伤的治疗是从现场的一般急救开始。如发生窒息、大出血、呼吸困难等情况，必须立即着手抢救，否则患者会在短时间内死亡。即使发生心搏、呼吸停止，只要可以抢救，就应立即施行复苏术以挽救患者生命。对各种类型的创伤，妥善的急救处理能为后续的治疗奠定良好的基础，预防或减轻并发症，使患者顺利痊愈。常用的急救技术主要有心肺脑复苏、通气、止血、包扎、固定等。

（二）进一步治疗

除上述的急救外，还需要采取全面的措施才能取得治疗效果。包括：体位和局部制动、感染的防治、休克的防治、体液平衡维持和营养支持、对症处理等。

二、常用中成药

（一）回生第一散

【药物组成】土鳖虫、当归尾、乳香、血竭、自然铜（煅醋淬）、人工麝香、朱砂。

【功能主治】活血散瘀，消肿止痛。用于跌打损伤，闪腰岔气，伤筋动骨，皮肤青肿，瘀血疼痛。

【用法用量】用温黄酒或温开水送服，1次1瓶，1日2~3次。

【不良反应】不详。

【联用西药注意事项】

1. 本品含有当归，当归与西药相互作用见附表5。

2. 抗菌药物 如四环素类、氟喹诺酮类。本品含有自然铜，自然铜含铁，能与四环素类、氟喹诺酮类抗菌药物生成螯合物，降低抗菌作用。

3. 碘化物或溴化物　如碘化钾、碘化钠、溴化钾、溴化钠等。本品含有朱砂，朱砂的主要成分是硫化汞，如与碘化物或溴化物如碘化钾、碘化钠、溴化钾、溴化钠等联用则生成毒性更强的溴化汞或碘化汞等化合物，而这两种新物质有很强的刺激性，能使胃肠道出血，从而导致严重的药源性肠炎。

（二）九分散

【药物组成】马钱子粉、乳香、没药、麻黄。

【功能主治】活血散瘀，消肿止痛。用于跌打损伤，瘀血肿痛。

【用法用量】口服，1次2.5克，1日1次，饭后服用；外用，创伤青肿未破者以酒调敷患处。

【不良反应】不详。

【联用西药注意事项】

1. 本品含有麻黄，麻黄与西药相互作用见附表3。

2. 生物碱类西药　阿托品、吗啡、肾上腺素、毛果芸香碱等。本品含有马钱子，马钱子含生物碱，用于人体多能引起强烈的生理反应。与生物碱类药物联用，很有可能增强药物毒性而出现药物中毒的症状。

3. 碘化物、酸及重金属盐类西药　马钱子含生物碱，含有生物碱的中药或中药制剂，与碘化物、酸及重金属盐类西药联用，会发生沉淀反应而影响人体对药物的吸收，减弱治疗效果。

（三）跌打活血散

【药物组成】红花、当归、血竭、三七、骨碎补（炒）、续断、乳香、没药、儿茶、大黄、冰片、土鳖虫。

【功能主治】舒筋活血，散瘀止痛。用于跌打损伤，瘀血疼痛，闪腰岔气。

【用法用量】口服，用温开水或黄酒送服，1次3克，1日2次；外用，以黄酒或醋调敷患处。

【不良反应】不详。

【联用西药注意事项】

1. 本品含有大黄，大黄与西药相互作用见附表2。

2. 本品含有当归，当归与西药相互作用见附表5。

3. 本品含有三七，三七与西药相互作用见附表29。

4. 维生素B_1、维生素B_6　本品含有儿茶，儿茶中含大量的鞣质，与维生素B_1联用可永久地结合并排出体外而失去作用。

（四）七厘散

【药物组成】血竭、乳香、没药、红花、儿茶、冰片、人工麝香、朱砂。

【功能主治】化瘀消肿，止痛止血。用于跌仆损伤，瘀血疼痛，外伤出血。

【用法用量】口服，1次1～1.5克，1日1～3次；外用，调敷患处。

【不良反应】不详。

【联用西药注意事项】

1. 抗血小板聚集药　如 氯吡格雷等。本品含有红花，实验研究证实，红花能显著增强氯吡格雷抗ADP诱导的大鼠血小板聚集和动静脉旁路血栓的形成，显著延长出血时间。

2. 抗凝血药　如 华法林等。本品含有红花，红花可增强华法林的抗凝作用，引起出血。

3. 维生素B$_1$　本品含有儿茶，儿茶中含大量的鞣质，与维生素B$_1$联用可永久地结合并排出体外而失去作用。

4. 酶制剂　如胃 蛋白酶、胰酶等。本品含有儿茶，儿茶中含大量的鞣质，酶制剂属于蛋白质，其酰胺键能与儿茶中的鞣质形成牢固的氢键，改变其性质，降低疗效。

5. 碘化物或溴化物　如 碘化钾、碘化钠、溴化钾、溴化钠等。本品含有朱砂，朱砂的主要成分是硫化汞，如与碘化物或溴化物如碘化钾、碘化钠、溴化钾、溴化钠等联用则生成毒性更强的溴化汞或碘化汞等化合物，而这两种新物质有很强的刺激性，能使胃肠道出血，从而导致严重的药源性肠炎。

（五）五虎散

【药物组成】当归、红花、防风、天南星（制）、白芷。

【功能主治】活血散瘀，消肿止痛。用于跌打损伤，瘀血肿痛。

【用法用量】用温黄酒或温开水送服，1次6克，1日2次；外用，以白酒调敷患处。

【不良反应】不详。

【联用西药注意事项】

1. 本品含有当归，当归与西药相互作用见附表5。

2. 本品含有白芷，白芷与西药相互作用见附表23。

（六）中华跌打丸

【药物组成】牛白藤、假蒟、地耳草、牛尾菜、鹅不食草、牛膝、乌药、红杜仲、鬼画符、山橘叶、羊耳菊、刘寄奴、过岗龙、山香、穿破石、两面针、鸡血藤、丢了棒、岗梅、木鳖子、丁茄根、大半边莲、独活、苍术、急性子、建栀、川乌（制）、丁香、香附、黑老虎根、桂枝、樟脑。

【功能主治】消肿止痛，舒筋活络，止血生肌，活血祛瘀。用于筋骨挫伤，新旧瘀痛，创伤出血，风湿瘀痛。

【用法用量】口服，1次6克，1日2次。小孩及体虚者减半。

【不良反应】不详。

【联用西药注意事项】

1. 保钾利尿药 如螺内酯、氨苯蝶啶等。本品含有牛膝，牛膝含钾较高，与保钾类利尿药如螺内酯、氨苯蝶啶等长期联用可导致高血钾。

2. 茶碱 本品含有独活，动物实验证实，独活香豆素组分能抑制茶碱在兔体内的代谢，使消除速率常数（Ke）和清除率（Cl）降低，消除半衰期（$t_{1/2}$）延长，曲线下面积（area under the curve，AUC）增大。

3. 强心苷类药物 如洋地黄、地高辛等。本品含有川乌，川乌含乌头碱，具有强心作用，与强心苷类药物如洋地黄、地高辛等联用能增强强心苷类药物的毒性作用。

（七）活血止痛散（胶囊）

【药物组成】当归、三七、乳香（制）、冰片、土鳖虫、自然铜（煅）。

【功能主治】活血散瘀，消肿止痛。适用于跌打损伤，瘀血肿痛。

【用法用量】散剂：每袋装1.5克或3克，用温黄酒或温开水送服，1次1.5克，1日2次；胶囊剂：每粒装0.25克，用温黄酒或温开水送服，1次3粒，1日2次。

【不良反应】

1. 药物性肝损 曾有报道1例患者应用双氯芬酸钠并用活血止痛胶囊6天后，出现皮肤巩膜黄染并逐渐加重，尿色加深。轻度发热，伴恶心、呕吐、厌油腻。ALT、AST等指标明显升高。

2. 诱发溃疡、出血 曾有报道1例有溃疡病史的患者服用活血止痛胶囊2天后出现腹痛、恶心、黑便，大便潜血阳性。

3. 消化道反应 曾有报道1例患者在服用活血止痛胶囊后出现胃部不适、腹痛、恶心、腹泻等症状。

【联用西药注意事项】

1. 本品含有当归，当归与西药相互作用见附表5。

2. 本品含有三七，三七与西药相互作用见附表29。

3. 戊巴比妥钠 本品含有冰片，实验研究显示，冰片能延长戊巴比妥钠所致小鼠的睡眠潜伏期。

4. 四环素、喹诺酮类抗生素 本品含有自然铜，自然铜中含有较多的金属离子，与四环素、喹诺酮类抗生素联用时，可形成难溶性络合物，减少四环素或喹诺酮类药物的吸收。

5. 玻璃酸钠注射液 曾有报道活血止痛散外洗配合玻璃酸钠注射治疗膝关节骨性关节炎85例，优良率为88.2%。

6. 曲安奈德注射液 曲安奈德注射液联合活血止痛胶囊治疗粘连性肩关节囊炎的疗效明显优于单用活血止痛胶囊。

（八）龙血竭胶囊（片）

【药物组成】龙血竭。

【功能主治】活血散瘀，定痛止血，敛疮生肌。用于跌打损伤，瘀血肿痛，妇女气血凝滞，外伤出血，脓疮久不收口。

【用法用量】胶囊剂：每粒装0.3克，口服，1次4~6粒，1日3次；外用，取内容物适量，敷患处或用酒调敷患处。片剂：口服，1次4~6片，1日3次，或遵医嘱。

【不良反应】偶见药疹。

【联用西药注意事项】

1. 柳氮磺胺吡啶片　龙血竭胶囊与柳氮磺胺吡啶片联用治疗慢性结肠炎，有效率明显优于单独使用柳氮磺胺吡啶片。通过使用中药龙血竭治疗祛除肠道局部炎症，改善病变微循环，加强免疫及内分泌调节作用，达到健脾益气、气血畅行、湿祛热消、脾气健旺不受邪的目的，疗效确切，且无明显毒副作用，配合西药可以进一步提高疗效，标本兼顾，值得推广。

2. 维生素B_1、甲钴胺　龙血竭片改善微循环，调节内分泌，活血止血化瘀，增加体内凝血因子，有双向调节作用。与维生素B_1、甲钴胺联用治疗视网膜静脉阻塞，疗效满意，值得推广。

3. 6-氨基己酸、维生素K　龙血竭胶囊可增加体内凝血因子，有效缩短出血时间，迅速减少出血量，降低因宫内节育器（intrauterine device，IUD）引起的子宫内膜创伤局部毛细血管通透性，改善局部血液循环，并有较强的抑菌作用而发挥疗效。研究表明，龙血竭胶囊配合6-氨基己酸、维生素K口服治疗IUD致子宫异常出血，疗效显著，治愈率高且无副作用，复发率低，从而降低取环率。

4. 利巴韦林、甲钴胺　利巴韦林片、甲钴胺胶囊联合龙血竭胶囊和抗病毒口服液治疗中老年带状疱疹，能有效减少带状疱疹后遗神经痛（postherpetic neuraligia，PHN）的发生或明显缩短其疼痛时间，是临床较为有效的治疗带状疱疹的方法。

第六节　烧伤

烧伤指火焰、热液、高温气体、激光、炽热金属液体或固体等所引起的组织损害，为通常所称的或狭义的烧伤。由电、化学物质等所致的损伤，也属烧伤范畴。一般采用三度四分法，即将烧伤深度分为Ⅰ度、浅Ⅱ度、深Ⅱ度、Ⅲ度。一般将Ⅰ度和浅Ⅱ度烧伤称为浅度烧伤，深Ⅱ度和Ⅲ度烧伤称为深度烧伤。中医认为烧伤可分为：热伤营卫，阴伤阳脱，火毒伤津，火毒炽盛，火毒内陷，脾虚阴伤，气血两虚等证，分别以调和营卫，益气养阴，清热解毒，回阳救逆，益气护阴，清热解毒，清营凉血解毒，补气养血，兼清余毒，益胃养阴，补气健脾为治法。

一、常用西药

西医治疗轻度烧伤，主要是处理创面和防止局部感染；对大面积重度烧伤，则采取局部治疗和全身治疗并重的原则。烧伤后着重防治低血容量休克，尽快给予输液以恢复血容量，并给予营养支持，纠正酸碱失衡和水电解质紊乱。合理应用抗生素防治感染，一般首选青霉素和第一代、第二代头孢菌素等，或根据创面脓液细菌培养选用足量敏感的抗生素。对创面处理多采用暴露疗法，局部应用抗菌药物。Ⅲ度烧伤多采用切痂植皮术等治疗。

二、常用中成药

（一）烧伤灵酊

【药物组成】虎杖、黄柏、冰片。

【功能主治】清热燥湿，解毒消肿，收敛止痛。用于各种原因引起的Ⅰ、Ⅱ度烧伤。

【用法用量】外用，喷洒于洁净的创面，不需包扎，1日3~4次。

【不良反应】不详。

【联用西药注意事项】不详。

（二）獾油

【药物组成】獾油、冰片。

【功能主治】清热解毒，消肿止痛。用于烧伤、烫伤、皮肤肿痛。

【用法用量】外用适量，涂抹患处，1日1~2次。

【不良反应】不详。

【联用西药注意事项】不详。

（三）京万红

【药物组成】地榆、地黄、罂粟壳、当归、桃仁、黄连、木鳖子、血余炭、棕榈、半边莲、土鳖虫、白蔹、黄柏、紫草、金银花、红花、大黄、苦参、五倍子、槐米、木瓜、苍术、白芷、赤芍、黄芩、胡黄连、川芎、栀子、乌梅、冰片、血竭、乳香、没药等。

【功能主治】活血解毒，消肿止痛，去腐生肌。用于轻度水火烫伤，疮疡肿痛，创面溃烂。

【用法用量】用生理盐水清理创面，涂敷本品或将本品涂于消毒纱布上，敷盖创面，用消毒纱布包扎，每日换药1次。

【不良反应】不详。

【联用西药注意事项】不详。

（四）创灼膏

【药物组成】石膏（煅）、炉甘石（煅）、甘石膏粉、苍术、木瓜、防己、延胡索（醋制）、黄柏、郁金、虎杖、地榆、冰片、白及。

【功能主治】排脓，拔毒，去腐，生皮，长肉。用于烧伤，烫伤，挫裂伤，老烂脚，压疮，手术后创口感染，冻疮溃烂，慢性湿疹及常见疮疖。

【用法用量】外用，涂敷患处，如分泌物较多，每日换药1次，如分泌物较少，2～3日换药1次。

【不良反应】不详。

【联用西药注意事项】不详。

（五）烫伤油

【药物组成】马尾连、大黄、黄芩、紫草、地榆、冰片。

【功能主治】清热解毒，凉血祛腐，止痛。用于Ⅰ、Ⅱ度烧烫伤和酸碱灼伤。

【用法用量】外用。创面经消毒清洗后，用棉球将药涂于患处，盖于创面，必要时可用纱布浸药盖于创面。

【不良反应】不详。

【联用西药注意事项】不详。

（六）紫花烧伤膏

【药物组成】紫草、黄连、地黄、熟地黄、当归、冰片、花椒、甘草、麻油。

【功能主治】清热凉血，化瘀解毒，止痛生肌。用于轻度水火烫伤。

【用法用量】外用，清疮后，将药膏均匀涂敷于创面，1日1～2次。

【不良反应】不详。

【联用西药注意事项】不详。

第七节　乳腺囊性增生病

乳腺囊性增生病亦称乳腺病，是妇女的多发病，常见于中年妇女。本病系雌、孕激素比例失调，使乳腺实质增生过度和复旧不全。临床表现为一侧或双侧乳房胀痛和肿块，部分患者具有周期性。乳房胀痛一般于月经前明显，月经后减轻。属中医"乳癖"范围。一般分为肝郁痰凝证和冲任失调证，多采用疏肝解郁、化痰散结、行气活血、调摄冲任的治法。

一、常用西药

本病的治疗主要是对症治疗。对局限性乳腺囊性增生病，应在月经后1周至10天内复查，若肿块变软、缩小或消退，则可以继续观察并用中药治疗。若肿块无明显消退，或在观察过程中，对局部病灶有可疑恶性病变时，应予切除并作快速病理检查。若有不典型上皮增生，则可结合其他因素决定手术范围，如有对侧乳腺癌或有乳腺癌家族史等高危因素者，以及年龄大，肿块周围乳腺组织增生也较明显者，可做单纯乳房切除术。

二、常用中成药

（一）乳增宁胶囊（片）

【药物组成】艾叶、淫羊藿、柴胡、川楝子、天门冬、土贝母。

【功能主治】疏肝解郁，调理冲任。用于肝郁气滞、冲任失调引起的乳痛症和乳腺增生症。

【用法用量】口服，胶囊剂，1次4粒，1日3次；片剂，1次4～6片，1日3次。

【不良反应】不详。

【联用西药注意事项】

1. 本品含有柴胡，柴胡与西药相互作用见附表20。

2. 硝酸酯类药物　如硝酸甘油、硝酸异山梨酯等。本品含有艾叶，艾叶含挥发油，具有还原性，与具有氧化性的硝酸酯类药物如硝酸甘油、硝酸异山梨酯等联用会相互氧化还原而影响疗效。

（二）乳核散结片

【药物组成】柴胡、当归、黄芪、郁金、光慈姑、漏芦、昆布、海藻、淫羊藿、鹿衔草。

【功能主治】疏肝解郁，软坚散结，理气活血。用于乳腺囊性增生、乳痛症、乳腺纤维腺瘤和男性乳房发育等。

【用法用量】口服，1次4片，1日3次。

【不良反应】不详。

【联用西药注意事项】

1. 本品含有当归，当归与西药相互作用见附表5。

2. 本品含有黄芪，黄芪与西药相互作用见附表8。

3. 本品含有柴胡，柴胡与西药相互作用见附表20。

4. 抗甲状腺药物　如甲巯咪唑、丙硫氧嘧啶等。本品含有昆布、海藻，昆布、海藻含碘，与抗甲状腺药如甲巯咪唑、丙硫氧嘧啶等联用时，因碘可促进酪氨酸的碘化，使体内甲状腺激素的合成增加，而使抗甲状腺药的作用减弱，不利于治疗。

5. 保钾利尿药　如螺内酯、氨苯蝶啶等。本品含有昆布，昆布含钾较高，与保钾利尿药如螺内酯、氨苯蝶啶等长期联用可导致高血钾。

（三）乳疾灵颗粒

【药物组成】柴胡、香附（醋炙）、青皮、赤芍、丹参、王不留行（炒）、鸡血藤、牡蛎、海藻、昆布、淫羊藿、菟丝子。

【功能主治】疏肝解郁，散结消肿。用于肝郁气滞、痰瘀互结引起的乳腺增生症。

【用法用量】开水冲服，1次1~2袋，1日3次。

【不良反应】不详。

【联用西药注意事项】

1. 本品含有丹参，丹参与西药相互作用见附表4。

2. 本品含有柴胡，柴胡与西药相互作用见附表20。

3. 酸性药物　如阿司匹林、胃蛋白酶等。本品含有牡蛎，牡蛎碱性较强，与酸性药物如阿司匹林、胃蛋白酶等联用会发生中和反应而使两者作用都受到影响。

4. 抗生素　如四环素类、氟喹诺酮类。本品含有牡蛎，牡蛎含有钙、镁等金属离子，能与四环素类、氟喹诺酮类抗生素生成螯合物，降低抗菌作用。

5. 强心苷类药物　如洋地黄、地高辛等。本品含有牡蛎，牡蛎含钙，服用后增加血中钙离子浓度，高血钙可增强强心苷类药物的心脏毒性。

6. 抗甲状腺药物　如甲巯咪唑、丙硫氧嘧啶等。本品含有昆布、海藻，昆布、海藻含碘，与抗甲状腺药物如甲巯咪唑、丙硫氧嘧啶等联用时，因碘可促进酪氨酸的碘化，使体内甲状腺激素的合成增加，而使抗甲状腺药的作用减弱，不利于治疗。

7. 保钾利尿药　如螺内酯、氨苯蝶啶等。本品含有昆布，昆布含钾较高，与保钾利尿药如螺内酯、氨苯蝶啶等长期联用可导致高血钾。

（四）乳块消胶囊（片）

【药物组成】橘叶、丹参、皂角刺、王不留行、川楝子、地龙。

【功能主治】疏肝理气，活血化瘀，消散乳块。用于肝气郁结、气滞血瘀证，症见乳腺增生、乳房胀痛。

【用法用量】口服，胶囊剂，1次4~6粒，1日3次；片剂，1次4~6片，1日3次。

【不良反应】有患者服用乳块消片后出现血压升高伴头晕、恶心症状的个案报道。

【联用西药注意事项】本品含有丹参，丹参与西药相互作用见附表4。

（五）乳宁颗粒

【药物组成】柴胡、香附（醋制）、丹参、当归、赤芍、王不留行、青皮、陈皮、白芍（炒）、白术（炒）、茯苓、薄荷。

【功能主治】疏肝养血，理气解郁。用于肝气郁结所致的乳癖、乳腺增生症。

【用法用量】开水冲服，1次1袋，1日3次，20日为1个疗程。

【不良反应】不详。

【联用西药注意事项】

1. 本品含有丹参，丹参与西药相互作用见附表4。

2. 本品含有当归，当归与西药相互作用见附表5。

3. 本品含有茯苓，茯苓与西药相互作用见附表9。

4. 本品含有陈皮，陈皮与西药相互作用见附表11。

5. 本品含有白术，白术与西药相互作用见附表19。

6. 本品含有柴胡，柴胡与西药相互作用见附表20。

（六）乳康片

【药物组成】夏枯草、丹参、三棱、莪术、乳香、没药、玄参、牡蛎、浙贝母、瓜蒌、海藻、黄芪、白术、鸡内金、天冬。

【功能主治】疏肝解郁，理气止痛，活血破瘀，消积化痰，软坚散结，补气健脾。用于乳腺增生病。

【用法用量】口服，1次2～3片，1日3次，饭后服用。20日为1个疗程，间隔5～7日继续第2个疗程，不可连续用药。

【不良反应】女性患者用药后可能会出现月经提前，也有个别患者用药后出现恶心、腹泻等胃肠道反应。

【联用西药注意事项】

1. 本品含有丹参，丹参与西药相互作用见附表4。

2. 本品含有黄芪，黄芪与西药相互作用见附表8。

3. 本品含有白术，白术与西药相互作用见附表19。

4. 保钾利尿药　如螺内酯、氨苯蝶啶等。本品含有夏枯草，夏枯草含钾较高，与保钾利尿药如螺内酯、氨苯蝶啶等长期联用可导致高血钾。

5. 硝酸酯类药物　如硝酸甘油、硝酸异山梨酯等。本品含有莪术，莪术含挥发油，具有还原性，与具有氧化性的硝酸酯类药物如硝酸甘油、硝酸异山梨酯等联用会相互氧化还原而影响疗效。

6. 含碘离子的西药　如碘喉片、碘化钾、复方碘溶液、氨肽碘、胺碘酮、含碘造影剂等。本品含有玄参，玄参含生物碱，不宜与含有碘离子的西药联用，因为内服后在胃酸的作用下，碘离子能沉淀大部分生物碱，影响其吸收，降低二者生物利用度。

7. 酸性药物　如阿司匹林、胃蛋白酶等。本品含有牡蛎，牡蛎碱性较强，与酸性药物如阿司匹林、胃蛋白酶等联用会发生中和反应而使两者作用都受到影响。

8. 抗生素　如四环素类、氟喹诺酮类。本品含有牡蛎、鸡内金，牡蛎含有钙、镁等金属离子，能与四环素类、氟喹诺酮类抗生素生成螯合物，降低抗菌作用。鸡内金含消化酶，因四环素类有抑制酶及微生物的作用，不仅使含酶药物活性降低，也使四环素的抗菌作用减弱。

9. 强心苷类药物　如洋地黄、地高辛等。本品含有牡蛎，牡蛎含钙，服用后增加血中钙离子浓度，高血钙可增强强心苷类药物的心脏毒性。

10. 抗甲状腺药物　如甲巯咪唑、丙硫氧嘧啶等。本品含有海藻，海藻含碘，与抗甲状腺药物如甲巯咪唑、丙硫氧嘧啶等联用时，因碘可促进酪氨酸的碘化，使体内甲状腺激素的合成增加，而使抗甲状腺药的作用减弱，不利于治疗。

（七）乳癖消胶囊（颗粒、片）

【药物组成】鹿角、蒲公英、昆布、天花粉、鸡血藤、三七、赤芍、海藻、漏芦、木香、玄参、牡丹皮、夏枯草、连翘、红花。

【功能主治】软坚散结，活血消痈，清热解毒。用于乳癖结块，乳痈初起；乳腺囊性增生病及乳腺炎前期。

【用法用量】口服，胶囊剂，1次5~6粒，1日3次；颗粒剂，开水冲服，1次8克（1袋），1日3次；片剂，1次5~6片，1日3次。

【不良反应】有患者服药后出现胃肠道反应，症状一般较轻微。也有文献报道有患者连续服药后出现颜面及双眼睑水肿、上下肢凹陷性水肿，伴全身不适感和胸闷。

【联用西药注意事项】

1. 本品含有连翘，连翘与西药相互作用见附表25。
2. 本品含有三七，三七与西药相互作用见附表29。
3. 菌类制剂　如乳酶生、促菌生等。本品含有蒲公英，蒲公英具有较强的抗菌作用，乳酶生为活的乳酸杆菌的干燥制剂，在肠内分解糖类产生乳酸，使肠内酸性增高而抑制腐败菌的繁殖及防止蛋白质发酵，故常用于消化不良、腹泻及小儿消化不良性腹泻。若服用具有抗菌活性的中药，能抑制或降低菌类制剂的活性。
4. 碱性较强的西药　如碳酸氢钠、氨茶碱、复方氢氧化铝等。本品含有蒲公英，蒲公英含有大量的有机酸，与碳酸氢钠、氨茶碱、复方氢氧化铝等碱性较强的西药联用会发生酸碱中和反应而降低药物的疗效。
5. 磺胺类药物　本品含有蒲公英，蒲公英含有大量的有机酸，与磺胺类药物联用可引起磺胺在酸性尿液中析出结晶，轻则可引起结晶尿，重则导致血尿。
6. 抗甲状腺药物　如甲巯咪唑、丙硫氧嘧啶等。本品含有昆布、海藻，昆布、海藻含碘，与抗甲状腺药物如甲巯咪唑、丙硫氧嘧啶等联用时，因碘可促进酪氨酸的碘化，使体内甲状腺激素的合成增加，而使抗甲状腺药的作用减弱，不利于治疗。
7. 保钾利尿药　如螺内酯、氨苯蝶啶等。本品含有昆布、夏枯草，昆布、夏枯草含钾较高，与保钾利尿药如螺内酯、氨苯蝶啶等长期联用可导致高血钾。

8. 含碘离子的西药 如碘喉片、碘化钾、复方碘溶液、氨肽碘、胺碘酮、含碘造影剂等。本品含有玄参，玄参含生物碱，不宜与含有碘离子的西药联用，因为内服后在胃酸的作用下，碘离子能沉淀大部分生物碱，影响其吸收，降低二者的生物利用度。

9. 抗血小板聚集药 如氯吡格雷等。本品含有红花，实验研究证实，红花能显著增强氯吡格雷抗ADP诱导的大鼠血小板聚集和动静脉旁路血栓的形成，显著延长出血时间。

10. 抗凝血药 如华法林等。本品含有红花，红花可增强华法林的抗凝作用，引起出血。

（八）消核片

【药物组成】玄参、海藻、丹参、浙贝母、昆布、半枝莲、牡蛎、漏芦、白花蛇舌草、夏枯草、郁金、芥子、金果榄、甘草。

【功能主治】软坚散结，行气活血，化痰通络。用于女性乳腺增生症，尤其适用于中青年妇女的乳痛症、乳腺小叶增生症。

【用法用量】口服，1次4~7片，1日3次，饭后服用。连服3个月为1个疗程。

【不良反应】消核片可诱发药物性肝炎，导致肝损伤，其损害程度与服药时间长短密切相关，但大多数为可逆性损伤，少数可引起急性坏死性肝炎，甚至急性肝衰竭。

【联用西药注意事项】

1. 本品含有甘草，甘草与西药相互作用见附表1。

2. 本品含有丹参，丹参与西药相互作用见附表4。

3. 含碘离子的西药 如碘喉片、碘化钾、复方碘溶液、氨肽碘、胺碘酮、含碘造影剂等。本品含有玄参，玄参含生物碱，不宜与含有碘离子的西药联用，因为内服后在胃酸的作用下，碘离子能沉淀大部分生物碱，影响其吸收，降低二者的生物利用度。

4. 抗甲状腺药物 如甲巯咪唑、丙硫氧嘧啶等。本品含有昆布、海藻，昆布、海藻含碘，与抗甲状腺药物如甲巯咪唑、丙硫氧嘧啶等联用时，因碘可促进酪氨酸的碘化，使体内甲状腺激素的合成增加，而使抗甲状腺药的作用减弱，不利于治疗。

5. 保钾利尿药 如螺内酯、氨苯蝶啶等。本品含有昆布、夏枯草，昆布、夏枯草含钾较高，与保钾利尿药如螺内酯、氨苯蝶啶等长期联用可导致高血钾。

6. 酸性药物 如阿司匹林、胃蛋白酶等。本品含有牡蛎，牡蛎碱性较强，与酸性药物如阿司匹林、胃蛋白酶等联用会发生中和反应而使两者作用都受到影响。

7. 抗生素 如四环素类、氟喹诺酮类。本品含有牡蛎，牡蛎含有钙、镁等金属离子，能与四环素类、氟喹诺酮类抗生素生成螯合物，降低抗菌作用。

8. 强心苷类药物 如洋地黄、地高辛等。本品含有牡蛎，牡蛎含钙，服用后增加血中钙离子浓度，高血钙可增强强心苷类药物的心脏毒性。

（九）乳癖散结胶囊

【药物组成】夏枯草、川芎（酒炙）、僵蚕（麸炒）、鳖甲（醋制）、柴胡（醋制）、赤芍（酒炒）、玫瑰花、莪术（醋制）、当归（酒炙）、延胡索（醋制）、牡蛎。

【功能主治】行气活血，软坚散结。用于气滞血瘀所致的乳腺增生病，症见乳房疼痛、乳房肿块、烦躁易怒、胸胁胀满等。

【用法用量】口服，每粒装0.53克，1次4粒，1日3次，45日为1个疗程，或遵医嘱。

【不良反应】口服时曾有人出现牙疼或口腔炎、口腔溃疡。偶见口干、恶心、便秘。一般不影响继续治疗，必要时对症处理。个别患者服药后月经量增多，月经紊乱，胃部不适。

【联用西药注意事项】

1. 本品含有当归，当归与西药相互作用见附表5。

2. 本品含有川芎，川芎与西药相互作用见附表14。

3. 本品含有延胡索，延胡索与西药相互作用见附表16。

4. 本品含有柴胡，柴胡与西药相互作用见附表20。

5. 本品含有牡蛎，牡蛎与西药相互作用见附表48。

6. 本品含有夏枯草，夏枯草与西药相互作用见附表63。

7. 三苯氧胺（他莫昔芬）、复合维生素B片与维生素C 乳癖散结胶囊有活血化瘀、软坚散结的作用，三苯氧胺可对抗雌激素作用，而复合维生素B片、维生素C有保肝作用，有利于雌激素在肝脏的分解，起到保肝益肾的作用，合理调节内分泌，使体内激素水平保持相对平衡。四种药物联用治疗男性乳房异常发育症疗效明显优于单纯使用三苯氧胺、复合维生素B片与维生素C。

此外，单独使用三苯氧胺与乳癖散结胶囊联用，亦可产生协同的生物效应，增强机体对雌激素的灭活功能，发挥较强的抗雌激素效应，使增生的乳腺组织软化消散，治疗乳腺增生病的临床疗效确切；单独使用三苯氧胺不良反应多，有报道乳癖散结胶囊联用三苯氧胺的不良反应明显多于单用乳癖散结胶囊，故乳癖散结胶囊可以降低三苯氧胺的副作用。乳癖散结胶囊联用维生素E治疗乳腺非典型增生或乳房囊性增生病较单独口服乳癖散结胶囊具有更好的疗效。

8. 三苯氧胺（他莫昔芬）、维生素E胶囊 三苯氧胺是一种非甾体类雌激素受体拮抗剂，该药能改变雌、孕激素之间的相对平衡，减少雌激素对乳腺腺管的刺激，同时增加黄体期的孕激素，减少乳腺周围纤维组织的过度增生。维生素E胶囊可调节卵巢功能，促进孕激素分泌，对月经量过多有一定疗效，因此，常配合三苯氧胺片治疗乳腺增生，二者联用能减少三苯氧胺片停药后的反跳现象。乳癖散结胶囊有降低体内雌激素水平，降低雌激素对乳腺及周围组织影响的作用。

乳癖散结胶囊联合三苯氧胺、维生素E胶囊治疗乳腺增生较单纯内分泌调节疗法（即只使用三苯氧胺片和维生素E胶囊），能明显降低月经紊乱等不良反应的发生率，且能提高临床疗效，降低复发率。

（十）夏枯草胶囊（口服液、片、膏）

【药物组成】夏枯草。

【功能主治】清火，散结，消肿。用于火热内蕴所致的头痛、眩晕、瘰疬、瘿瘤、乳痈肿痛；甲状腺肿大、淋巴结结核、乳腺增生病见上述证候者。

【用法用量】胶囊剂：每粒装0.35克，口服，温开水送服，1次2粒，1日2次；口服液：每支装10毫升，口服，1次10毫升，1日2次；片剂：每片重0.51克，口服，1次6片，1日2次；膏剂：每瓶装100g，口服，1次9克，1日2次。

【不良反应】尚不明确。

【联用西药注意事项】吲哚美辛胶囊。夏枯草胶囊具有抗炎、免疫抑制作用。国内早有研究认为，夏枯草可能是免疫抑制剂，表现出对特异性免疫功能有相当强的抑制作用，可上调外周血T淋巴细胞亚群值。夏枯草还能抗菌、抗病毒，对多种RNA或DNA病毒体内外都有抑制作用，因此，可抑制甲状腺组织内的免疫反应。而吲哚美辛通过对环氧酶的抑制而减少前列腺素的合成，制止炎症组织痛觉神经冲动的形成，抑制炎性反应，包括抑制白细胞的趋化性及溶酶体酶的释放等，从而缓解亚急性甲状腺炎所引起的疼痛。二者联用，可更快地缓解局部炎症，缓解甲状腺肿胀和疼痛，使疗效既快速，又持久。

第八节　前列腺炎

前列腺炎是指前列腺受到致病菌感染和（或）某些非感染因素刺激而出现的骨盆区域疼痛或不适、排尿异常、性功能障碍等临床表现。前列腺炎是成年男性的常见疾病。分为四型：急性细菌性前列腺炎、慢性细菌性前列腺炎、慢性前列腺炎／慢性骨盆疼痛综合征、无症状性前列腺炎。属中医"白浊""精浊""肾虚腰痛""劳淋"等范畴。本病以正虚为本，邪实为标，可分为气滞血瘀证、湿热下注证、阴虚火旺证、肾阳虚衰证等，分别以活血化瘀、行气止痛，清热利湿，滋阴降火，温补肾阳为治法。

一、常用西药

1. 抗生素　如可选用复方磺胺甲噁唑、环丙沙星、氧氟沙星、头孢菌素、红霉素等。
2. 解热镇痛药　如可选用对乙酰氨基酚、布洛芬、吲哚美辛等。

二、常用中成药

（一）前列安栓

【药物组成】黄柏、虎杖、栀子、大黄、泽兰、毛冬青、吴茱萸、威灵仙、石菖蒲、荔枝核。

【功能主治】清热利尿，通淋散结。用于湿热壅阻证所致的精浊、白浊、劳淋，症见少腹痛、会阴痛、睾丸疼痛、排尿不利、尿频、尿痛、尿道口滴白、尿道不适等症；慢性前列腺炎见上述证候者。

【用法用量】将栓剂塞入肛门3～4厘米，1次1粒，1日1次，1个月为1个疗程。最佳使用方法：在晚上睡觉前排大便，随后取侧卧位，纳肛，坚持2～3个疗程为佳。

【不良反应】偶有肛门不适、腹泻等症状。

【联用西药注意事项】

1. 本品含有大黄，大黄与西药相互作用见附表2。

2. 本品含有黄柏，黄柏与西药相互作用见附表15。

3. 本品含有栀子，栀子与西药相互作用见附表30。

4. 碘化钾　本品含有吴茱萸，吴茱萸含有大量生物碱，与碘化钾联用后，在胃酸的作用下，碘离子能沉淀大部分生物碱，使之吸收减少而影响药效。

5. 消化酶类药物　如胃蛋白酶合剂、淀粉酶、多酶片等药物。本品含有虎杖，因为这些酶类药物的化学成分主要为蛋白质，含有肽键或胺键，极易与虎杖中的鞣质结合发生化学反应，形成氢键络合物而改变其性质，不易被胃肠道吸收，从而引起消化不良、纳果等症状。

6. 维生素B$_1$　本品含有虎杖，虎杖与维生素B$_1$联用后，会在体内产生永久性结合物，并排出体外而丧失药效。

7. 索米痛片、克感敏片　本品含有虎杖，因虎杖与索米痛片、克感敏片联用后可产生沉淀而不易被机体吸收。

8. 抗生素　如四环素类、红霉素、利福平、林可霉素、克林霉素、新霉素、氨苄西林等。本品含有虎杖，虎杖与四环素类抗生素及红霉素、利福平、林可霉素、克林霉素、新霉素、氨苄西林等联用后可生成鞣酸盐沉淀，不易被吸收，从而降低药物的生物利用度与疗效。

9. 磺胺类　本品含有虎杖，因虎杖中的鞣质能与磺胺类药物结合，影响磺胺的排泄，导致血及肝内磺胺类药物浓度增高，严重者可发生中毒性肝炎。

10. 麻黄素、小檗碱、士的宁、奎宁、硝苯地平及阿托品类　本品含有虎杖，虎杖不可与麻黄素、小檗碱、士的宁、奎宁、硝苯地平及阿托品类药物联用。因鞣质是生物碱沉淀剂，联用后会结合生成难溶性鞣酸盐沉淀，不易被机体吸收而降低疗效。

11. 铁剂　本品含有毛冬青，因毛冬青中含有大量鞣质，能与铁离子生成鞣酸铁盐沉淀，难以吸收，使铁剂的生物利用度降低。

（二）前列通瘀胶囊

【药物组成】赤芍、土鳖、穿山甲（炮）、桃仁、石韦、夏枯草、白芷、黄芪、鹿衔草、牡蛎（煅）、通草。

【功能主治】活血化瘀，清热通淋。用于慢性前列腺炎属瘀血阻滞兼湿热内蕴证者，症见尿频，尿急，尿后余沥不尽，会阴、下腹或腰骶部坠痛，或尿道灼热，阴囊潮湿，舌紫暗或有瘀斑，舌苔黄腻等。

【用法用量】口服，1次5粒，1日3次，1个月为1个疗程，饭后服用。

【不良反应】个别患者出现上腹部不适、隐痛。

【联用西药注意事项】

1. 本品含有黄芪，黄芪与西药相互作用见附表8。

2. 本品含有白芷，白芷与西药相互作用见附表23。

3. 四环素类抗生素 本品含有牡蛎，牡蛎可与此类西药形成络合物，而不易被胃肠道吸收，降低疗效。

4. 异烟肼 本品含有牡蛎，牡蛎可与异烟肼形成螯合物，妨碍机体吸收，从而降低疗效。

（三）前列欣胶囊

【药物组成】桃仁（炒）、没药（炒）、丹参、赤芍、红花、泽兰、王不留行（炒）、皂角刺、败酱草、蒲公英、川楝子、白芷、石韦、枸杞子。

【功能主治】活血化瘀，清热利湿。用于瘀血凝聚、湿热下注所致的慢性前列腺炎及前列腺增生，症见尿急、尿痛、排尿不畅、滴沥不净等。

【用法用量】口服，1次4～6粒，1日3次，或遵医嘱。

【不良反应】不详。

【联用西药注意事项】

1. 本品含有丹参，丹参与西药相互作用见附表4。

2. 本品含有白芷，白芷与西药相互作用见附表23。

3. 镇静催眠药 如安定 等。本品含有桃仁，桃仁与安定等镇静催眠药联用会抑制呼吸中枢、损害肝脏。

第九节 痔

痔是最常见的肛肠疾病。内痔是肛垫的支持结构、静脉丛及动静脉吻合支发生病理性改变或移位。外痔是齿状线远侧皮下静脉丛的病理性扩张或血栓形成。内痔通过丰富的静脉丛吻合支和相应部位的外痔相互融合为混合痔。中医上一般分为风伤肠络证、湿热下注证、脾虚气陷证和气滞血瘀证，分别以清热凉血祛风；清热利湿止血；清热利湿，补气升提；祛风活血为治法。

一、常用西药

（一）局部药物治疗

局部药物治疗包括栓剂、乳膏、洗剂。含有黏膜保护和润滑成分的栓剂、乳膏等对痔具有较好的治疗作用。含有类固醇衍生物的药物可在急性期缓解症状，但不应长期和预防使用。

（二）全身药物治疗

1. 静脉增强剂　常用的有微粒化纯化的黄酮成分、草木樨流浸液片、银杏萃取物等。

2. 抗炎镇痛药　有效缓解内痔或血栓性外痔所导致的疼痛。

（三）注射法

适用于Ⅰ度、Ⅱ度、Ⅲ度内痔；内痔兼有贫血者；混合痔的内痔部分。常用5%～10%苯酚甘油、5%鱼肝油酸钠溶液、4%～6%明矾溶液、消痔灵溶液等，可使痔核硬化萎缩；新六号枯痔注射液等，可使痔核枯脱坏死。

二、常用中成药

（一）痔炎消颗粒

【药物组成】火麻仁、槐花、地榆、三七、茵陈、紫珠叶、山银花、白芍、白茅根、枳壳。

【功能主治】清热解毒，润肠通便，止血，止痛，消肿。用于血热毒盛所致的痔疮肿痛、肛裂疼痛及痔疮手术后大便困难、便血及老年人便秘。

【用法用量】口服，1次10～20克或1次3～6克（无蔗糖），1日3次。

【不良反应】不详。

【联用西药注意事项】

1. 本品含有三七，三七与西药相互作用见附表29。

2. 核黄素及地高辛　本品含有火麻仁，核黄素及地高辛与泻药火麻仁联用，由于核黄素及地高辛只能在十二指肠和小肠的某一部位吸收。与中药泻药联用，则增强胃肠蠕动，使肠内容物加速移动，由于核黄素、地高辛迅速离开吸收部位，因而吸收减少，血药浓度降低而影响了疗效。

3. 含有钙、镁、铁、铝、铋等金属阳离子的西药　本品含有槐花，槐花含有槲皮苷等糖苷，在体内代谢时产生苷元槲皮素，与含有钙、镁、铁、铝、铋等金属阳离子的西药如碳酸钙、硫酸镁、硫酸亚铁、氢氧化铝、三硅酸镁、枸橼酸铋钾配伍，多羟基黄酮与金属离子作用产生络合物，而降低疗效。

4. 酶类制剂　如胃蛋白酶合剂、淀粉酶、胰酶、多酶片、乳酶生。本品含有地榆，地榆含有鞣质，与酶类制剂如胃蛋白酶合剂、淀粉酶、胰酶、多酶片、乳酶生联用，因蛋白质中的肽键和胺键极易与鞣质结合发生化学反应，生成氢键络合物而改变其性质，不易被胃肠吸收，从而引起消化不良、纳呆等症。

5. 四环素类、生物碱、苷类等　本品含有地榆，地榆含有鞣质，与四环素类、红霉素、利福平、灰黄霉素、林可霉素、生物碱（奎宁、士的宁）、苷类（洋地黄类强心苷）等联用时，因鞣质成分是一类复杂的酚羟基化合物，具有较强的还原性，可与前者生成鞣酸盐沉淀，不易吸收，降低各自的生物利用度和药效。

6. 酸性较强的西药　如维生素C、烟酸、谷氨酸等。本品含有白芍，含苷类有效成分的中药白芍及其制剂，联用酸性较强的西药如维生素C、烟酸、谷氨酸等，因为在酸性环境中，皂苷易在酶的作用下水解而失效。

7. 菌类制剂　如整肠生、双歧三联活菌、金双歧等。本品含有山银花，山银花具有较强的抗菌作用，整肠生为分离出的地衣芽孢杆菌无毒菌株，双歧三联活菌胶囊主要由双歧杆菌、嗜酸乳杆菌、粪链球菌组成。与菌类制剂如整肠生、双歧三联活菌、金双歧等联用时，能抑制或降低西药菌类制剂的活性。

（二）九华膏

【药物组成】滑石粉、硼砂、川贝母、银朱、龙骨、冰片。

【功能主治】消肿，止痛，生肌，收口。适用于发炎肿痛的外痔、内痔嵌顿、直肠炎、肛窦炎及内痔术后（压缩法、结扎法、枯痔法等）。

【用法用量】每日早晚或大便后敷用或注入肛门内。

【不良反应】有排便感。

【联用西药注意事项】不详。

（三）马应龙麝香痔疮膏

【药物组成】人工麝香、珍珠、人工牛黄、炉甘石粉（煅）、硼砂、冰片、琥珀。

【功能主治】清热燥湿，活血消肿，去腐生肌。用于湿热瘀阻所致的痔疮、肛裂，症见大便出血，或疼痛、有下坠感；亦用于肛周湿疹。

【用法用量】外用，涂搽患处。

【不良反应】不详。

【联用西药注意事项】不详。

（四）化痔栓

【药物组成】次没食子酸铋、苦参、黄柏、洋金花、冰片。

【功能主治】清热燥湿，收涩止血。用于大肠湿热所致的内外痔、混合痔疮。

【用法用量】患者取侧卧位，置入肛门2～2.5厘米深处，1次1粒，1日1～2次。

【不良反应】不详。

【联用西药注意事项】不详。

（五）九华痔疮栓

【药物组成】大黄、浙贝母、侧柏叶（炒）、厚朴、白及、冰片、紫草。

【功能主治】消肿化瘀，生肌止血，清热止痛。用于各种类型的痔疮。

【用法用量】大便后或临睡前用温水洗净肛门，塞入栓剂1粒。1次1粒，1日1次，痔疮严重或出血量较多者，早晚各塞1粒。

【不良反应】不详。

【联用西药注意事项】不详。

（六）六味消痔片

【药物组成】薯莨、槐角、决明子、牡蛎（煅）、人参、山豆根。

【功能主治】清热消肿，收敛止血。用于湿热瘀阻引起的Ⅰ、Ⅱ期内痔，症见痔核脱垂、水肿糜烂、滴血射血、肛门坠胀。

【用法用量】口服，1次6片，1日3次，或遵医嘱。

【不良反应】不详。

【联用西药注意事项】

1. 本品含有人参，人参与西药相互作用见附表12。

2. 抗结核药　如利福平、异烟肼。牡蛎主要成分为碳酸钙，与抗结核药异烟肼联用时，因异烟肼分子结构中的肼功能基遇金属离子产生螯合反应而使异烟肼的生物效应降低。

3. 庆大霉素　含钙离子的中药牡蛎与西药庆大霉素联用，因为钙离子可降低血浆与庆大霉素的结合率，而增强其毒性反应。

4. 四环素　牡蛎主要成分为碳酸钙，含钙离子等金属离子的中药不能与四环素联用。因四环素分子中含有酰胺基和酚羟基，能与金属离子形成难以吸收的螯合物，而降低其抗菌作用。

5. 铁剂　如硫酸亚铁、人造补血糖浆和富马酸亚铁。牡蛎主要成分为碳酸钙，铁剂如硫酸亚铁、人造补血糖浆和富马酸亚铁与含钙离子等金属离子的中药联用时，可形成溶解度极低的复合物，妨碍铁的吸收。

6. 洋地黄类强心苷、普尼拉明、硝苯地平　洋地黄类强心苷、普尼拉明、硝苯地平等治疗心血管疾病的西药不宜与牡蛎等中药联用，因为后者含大量钙离子，钙离子增强心肌收缩力，抑制Na^+-K^+-ATP酶活性，增强强心苷药物的毒性，会导致心律失常和传导阻滞。

7. 菌类制剂 如乳酶生、整肠生、双歧三联活菌、金双歧等。山豆根具有较强的抗菌作用，乳酶生为活的乳酸杆菌的干燥制剂，整肠生为分离出的地衣芽孢杆菌无毒菌株，双歧三联活菌胶囊主要由双歧杆菌、嗜酸乳杆菌、粪链球菌组成。山豆根与菌类制剂如乳酶生、整肠生、双歧三联活菌、金双歧等联用时，能抑制或降低西药菌类制剂的活性。

（七）消痔软膏

【药物组成】熊胆粉、地榆、冰片。

【功能主治】凉血止血，消肿止痛。用于炎性、血栓性外痔及Ⅰ、Ⅱ期内痔属风热瘀阻或湿热壅滞证者。

【用法用量】外用。用药前用温水清洗局部，治疗内痔：将注入头轻轻插入肛内，把药膏推入肛内；治疗外痔：将药膏均匀涂敷患处，外用清洁纱布覆盖。1次2～3克，1日2次。

【不良反应】可出现皮肤过敏。

【联用西药注意事项】不详。

（八）痔宁片

【药物组成】地榆（炭）、侧柏叶（炭）、地黄、槐米、白芍（酒制）、荆芥（炭）、当归、黄芩、枳壳、刺猬皮（制）、乌梅、甘草。

【功能主治】清热凉血，润燥疏风。用于实热内结或湿热瘀滞所致的痔疮出血、肿痛。

【用法用量】口服，1次3～4片，1日3次。

【不良反应】偶见用药后胃部不适，便溏。

【联用西药注意事项】

1. 本品含有甘草，甘草与西药相互作用见附表1。

2. 本品含有当归，当归与西药相互作用见附表5。

3. 本品含有黄芩，黄芩与西药相互作用见附表7。

4. 酶类制剂 如胃蛋白酶合剂、淀粉酶、胰酶、多酶片、乳酶生。本品含有地榆炭、侧柏叶炭、槐米，地榆炭、侧柏叶炭、槐米含有鞣质，与酶类制剂（胃蛋白酶合剂、淀粉酶、胰酶、多酶片、乳酶生）联用，因蛋白质中的肽键和胺键极易与鞣质结合发生化学反应，生成氢键络合物而改变其性质，不易被胃肠吸收，从而引起消化不良、纳呆等症。

5. 四环素类、铁剂、钙剂、钴剂、生物碱、苷类等 本品含有地榆炭、侧柏叶炭、槐米，地榆炭、侧柏叶炭、槐米含有鞣质，与四环素类、红霉素、利福平、灰黄霉素、林可霉素、铁剂（硫酸亚铁等）、钙剂（氯化钙、乳酸钙、葡萄糖酸钙等）、钴剂（氯化钴、维生素B_{12}）、生物碱（奎宁、士的宁）、苷类（洋地黄类强心苷）等联用，因鞣质成分是一类复杂的酚羟基化合物，具有较强的还原性，可与前者生成鞣酸盐沉淀，不易吸收，降低各自的生物利用度和药效。

6. 酸性较强的西药　如维生素C、烟酸、谷氨酸等。本品含有白芍，含苷类有效成分的中药（如白芍）及其制剂，联用酸性较强的西药如维生素C、烟酸、谷氨酸等，因为在酸性环境中，皂苷易在酶的作用下水解而失效。

7. 磺胺类药物　本品含有乌梅，磺胺类药物（以磺胺嘧啶最常见）与含有机酸的中药（如乌梅）不宜联用，因含有机酸的中药可酸化尿液，而磺胺类药物在体内部分转变成乙酰化合物（各磺胺药的乙酰化率不一致）。乙酰化物的溶解度较药物母体低，易在肾小管内酸性尿中析出结晶，造成尿路、肾脏损害，可产生血尿、结晶尿、尿闭，甚至急性肾衰竭。

8. 氨基糖苷类抗生素　如链霉素、庆大霉素、卡那霉素、新霉素等。本品含有乌梅，乌梅呈酸性，可酸化尿液，与碱性西药氨基糖苷类抗生素（链霉素、庆大霉素、卡那霉素、新霉素等）联用于泌尿系感染时，使后者排泄增加，在肾小管重吸收减少，从而降低有效血药浓度，影响其抗菌作用。

9. 抗酸药　如氢氧化铝、碳酸氢钠、碳酸钙、复方氢氧化铝。含乌梅的中药不宜与抗酸药联用，包括氢氧化铝、碳酸氢钠、复方氢氧化铝等，联用会因酸碱中和降低或失去抗酸药的治疗作用。

10. 碱性西药　如氨茶碱、硝苯地平、东莨菪碱、苯丙胺及其衍生物。本品含有乌梅，乌梅呈酸性，可酸化尿液，与碱性西药如氨茶碱、硝苯地平、东莨菪碱、苯丙胺及其衍生物联用时，使后者排泄增加，在肾小管重吸收减少，从而降低有效血药浓度，影响其抗菌作用。

11. 酸性西药　如利福平、阿司匹林、吲哚美辛、呋喃妥因。本品含有乌梅，乌梅含有有机酸，有机酸不宜与利福平、阿司匹林、吲哚美辛、呋喃妥因等长期联用，因有机酸会增加酸性药物在肾脏的重吸收，从而加重对肾脏的毒性。

12. 胰酶　胰酶含胰蛋白酶、淀粉酶等，能消化蛋白质、淀粉，对脂肪亦有消化作用。用于胰脏功能障碍、糖尿病患者的消化不良等。在中性或微碱性时效力最好，故多与碳酸氢钠联用。而乌梅含有有机酸等酸性物质，口服后可降低胃液、肠液的pH值，增加酸度，与胰酶联用，可影响其对蛋白质的消化作用。

（九）痔康片

【药物组成】豨莶草、金银花、槐花、地榆（炭）、黄芩、大黄。

【功能主治】清热凉血，泻热通便。用于热毒风盛或湿热下注所致的便血、肛门肿痛、有下坠感；Ⅱ期内痔见上述证候者。

【用法用量】口服，1次3片，1日3次。7日为1个疗程，或遵医嘱。

【不良反应】部分患者服药后可有轻度腹泻，减少服药量后可缓解。

【联用西药注意事项】

1. 本品含有大黄，大黄与西药相互作用见附表2。

2. 本品含有黄芩，黄芩与西药相互作用见附表7。

3. 本品含有金银花，金银花与西药相互作用见附表27。

4. 含有钙、镁、铁、铝、铋等金属阳离子的西药　本品含有槐花，槐花含有槲皮苷等糖苷，在体内代谢时产生苷元槲皮素，与含有钙、镁、铁、铝、铋等金属阳离子的西药（碳酸钙、硫酸镁、硫酸亚铁、氢氧化铝、三硅酸镁、枸橼酸铋钾）配伍，多羟基黄酮与金属离子作用产生络合物，而降低疗效。

5. 酶类制剂　如胃蛋白酶合剂、淀粉酶、胰酶、多酶片、乳酶生。本品含有地榆炭，地榆炭含有鞣质，与酶类制剂（胃蛋白酶合剂、淀粉酶、胰酶、多酶片、乳酶生）联用，因蛋白质中的肽键和胺键极易与鞣质结合发生化学反应，生成氢键络合物而改变其性质，不易被胃肠吸收，从而引起消化不良、纳呆等症。

6. 四环素类、铁剂、钙剂、钴剂、生物碱、苷类等　本品含有地榆炭，地榆炭含有鞣质，与四环素类、红霉素、利福平、灰黄霉素、林可霉素、铁剂（硫酸亚铁等）、钙剂（氯化钙、乳酸钙、葡萄糖酸钙等）、钴剂（氯化钴、维生素B$_{12}$）、生物碱（奎宁、士的宁）、苷类（洋地黄类强心苷）等联用时，因鞣质成分是一类复杂的酚羟基化合物，具有较强的还原性，可与前者生成鞣酸盐沉淀，不易吸收，降低各自的生物利用度和药效。

（十）痔特佳片

【药物组成】地榆（炭）、黄芩、槐角（炒）、当归、枳壳（炒）、防风、鞣质、阿胶。

【功能主治】清热消肿，凉血止血。用于轻度内、外痔。

【用法用量】口服，1次2～4片，1日2次。

【不良反应】不详。

【联用西药注意事项】

1. 本品含有当归，当归与西药相互作用见附表5。

2. 本品含有黄芩，黄芩与西药相互作用见附表7。

3. 酶类制剂　如胃蛋白酶合剂、淀粉酶、胰酶、多酶片、乳酶生。本品含有地榆炭，地榆炭含有鞣质，与酶类制剂（胃蛋白酶合剂、淀粉酶、胰酶、多酶片、乳酶生）联用，因蛋白质中的肽键和胺键极易与鞣质结合发生化学反应，生成氢键络合物而改变其性质，不易被胃肠吸收，从而引起消化不良、纳呆等症。

4. 四环素类、铁剂、钙剂、钴剂、生物碱、苷类等　本品含有地榆炭，地榆炭含有鞣质，与四环素类、红霉素、利福平、灰黄霉素、林可霉素、铁剂（硫酸亚铁等）、钙剂（氯化钙、乳酸钙、葡萄糖酸钙等）、钴剂（氯化钴、维生素B$_{12}$）、生物碱（奎宁、士的宁）、苷类（洋地黄类强心苷）等联用时，因鞣质成分是一类复杂的酚羟基化合物，具有较强的还原性，可与前者生成鞣酸盐沉淀，不易吸收，降低各自的生物利用度和药效。

（十一）地榆槐角丸

【药物组成】地榆（炭）、槐角（蜜炙）、槐花（炒）、大黄、黄芩、当归、红花、荆芥穗、地黄、赤芍、防风、枳壳（麸炒）。

【功能主治】疏风凉血，泄热润燥。用于脏腑实热、肠火盛所致的肠风便血、痔疮肛瘘、湿热便秘、肛门肿痛。

【用法用量】口服，大蜜丸1次1丸，水蜜丸1次5克，1日2次。

【不良反应】不详。

【联用西药注意事项】

1. 本品含有大黄，大黄与西药相互作用见附表2。
2. 本品含有当归，当归与西药相互作用见附表5。
3. 本品含有黄芩，黄芩与西药相互作用见附表7。
4. 含有钙、镁、铁、铝、铋等金属阳离子的西药　本品含有炒槐花，槐花含有槲皮苷等糖苷，在体内代谢时产生苷元槲皮素，与含有钙、镁、铁、铝、铋等金属阳离子的西药（碳酸钙、硫酸镁、硫酸亚铁、氢氧化铝、三硅酸镁、枸橼酸铋钾）配伍，多羟基黄酮与金属离子作用产生络合物，而降低疗效。
5. 酶类制剂　如胃蛋白酶合剂、淀粉酶、胰酶、多酶片、乳酶生。本品含有地榆炭，地榆含有鞣质，与酶类制剂（胃蛋白酶合剂、淀粉酶、胰酶、多酶片、乳酶生）联用，因蛋白质中的肽键和胺键极易与鞣质结合发生化学反应，生成氢键络合物而改变其性质，不易被胃肠吸收，从而引起消化不良、纳呆等症。
6. 四环素类、铁剂、钙剂、钴剂、生物碱、苷类等　本品含有地榆炭，地榆含有鞣质，与四环素类、红霉素、利福平、灰黄霉素、林可霉素、铁剂（硫酸亚铁等）、钙剂（氯化钙、乳酸钙、葡萄糖酸钙等）、钴剂（氯化钴、维生素B$_{12}$）、生物碱（奎宁、士的宁）、苷类（洋地黄类强心苷）等联用时，因鞣质成分是一类复杂的酚羟基化合物，具有较强的还原性，可与前者生成鞣酸盐沉淀，不易吸收，降低各自的生物利用度和药效。

（十二）肛泰软膏（贴膏、栓）

【药物组成】地榆（炭）、五倍子、冰片、盐酸小檗碱、盐酸罂粟碱。

【功能主治】凉血止血，清热解毒，燥湿敛疮，消肿止痛。适用于湿热下注所致的内痔、混合痔的内痔部分Ⅰ、Ⅱ期出现的便血、肿胀、疼痛，以及炎性外痔出现的肛门坠胀疼痛、水肿、局部不适。

【用法用量】软膏剂：每支装10克，肛门给药，1次1克，1日1次，睡前或便后外用，使用时先将患部用温水洗净，擦干，然后将药管上的盖掀下，揭掉封口膜，用药前取出1个给药管，套在药管上拧紧，插入肛门内适量给药或外涂于患部；贴膏剂：每贴重0.5克，外用，1次1片，1日1次，洗净脐部（神阙穴）周围皮肤，擦干，然后将无纺胶布与聚氯乙烯片分离，将药片对准脐部，粘贴牢固；栓剂：每粒重1克，直肠给药，1次1粒，1日1～2次，早、晚或便后使用。

【不良反应】

1. 少数患者出现食欲缺乏、腹泻、腹痛。

2. 用药后出现黄疸，提示肝功能受损。

3. 偶有恶心、呕吐、皮疹和药物热，停药后消失。

【联用西药注意事项】

1. 本品含有五倍子，五倍子与西药相互作用见附表64。

2. 谷丙胺 本品 含有冰片，冰片与胃泌素受体拮抗剂谷丙胺联用，治疗胃和十二指肠溃疡，有利于局部调节或全面调整，增强制酸作用，促进溃疡愈合。

第十节 血栓闭塞性脉管炎

血栓闭塞性脉管炎是血管的炎性、节段性和反复发作的慢性闭塞性疾病。多侵袭四肢中、小动静脉，以下肢多见，好发于男性青壮年。本病起病隐匿，进展缓慢，多次发作后症状逐渐明显和加重。中医属"脱疽"范畴，一般分为寒湿阻络证、血脉瘀阻证、湿热毒盛证、热毒伤阴证和气阴两虚证，分别以温阳散寒，活血通络；活血化瘀，通络止痛；清热利湿，解毒活血；清热解毒，养阴活血；益气养阴为治法。

一、常用西药

1. 降低血液黏稠度 常用药物有低分子右旋糖酐。

2. 抗血小板药物 常用药物有阿司匹林、前列腺素、双嘧达莫、盐酸沙格雷酯片。

3. 溶栓药物 常用药物有尿激酶，静脉滴注。

4. 扩血管药物 常用药物有妥拉唑啉、烟酸、盐酸丁咯地尔。

5. 抗生素 当有坏疽或溃疡时，可根据身体情况适当选用抗生素。

6. 维生素、电解质 适当选用，改善全身状况。

7. 止痛药物　常用药物有哌替啶、布桂嗪等。

二、常用中成药

（一）脉络宁口服液（注射液）

【药物组成】金银花、牛膝、石斛、玄参。

【功能主治】养阴清热，活血祛瘀。用于阴虚内热、血脉瘀阻所致的脱疽，症见患肢红肿热痛、破溃、持续性静止痛、夜间为甚，兼见腰膝酸软、口干欲饮；血栓闭塞性脉管炎、动脉硬化性闭塞症见上述证候者。亦用于脑梗死阴虚风动、瘀毒阻络证，症见半身不遂、口舌歪斜、偏身麻木、语言不利。

【用法用量】口服液：口服，1次20毫升（1支），1日3次；注射液：每支装10毫升，静脉滴注，1次10~20毫升，1日1次，用5%葡萄糖注射液或氯化钠注射液250~500毫升稀释后使用，10~14日为1个疗程，重症患者可连续使用2~3个疗程。

【不良反应】

1. 口服　少数患者服药后出现恶心、上腹饱满、便溏等胃肠道反应。

2. 注射液

（1）可见过敏反应，如皮疹、瘙痒、面部红肿、发热、寒战、心悸、头痛、呼吸困难等，严重者可见过敏性休克。

（2）偶见恶心、呕吐、腹痛。

（3）偶见局部麻木、抽搐、肌肉震颤。

（4）偶见低血压。

（5）可见局部静脉炎。

【联用西药注意事项】

1. 本品含有金银花，金银花与西药相互作用见附表27。

2. 奥扎格雷　脉络宁注射液具有行气活血，通瘀止痛，降低血黏度，预防血小板聚集，纠正脑血管缺血、缺氧、高凝等病理状态的作用。奥扎格雷是新一代的抗血小板药物，能不可逆地抑制血小板相互聚集，还可改善大脑局部缺血时的微循环和能量代谢，使受损的脑细胞供血、供氧充足，神经细胞的损伤得以恢复。两药联用治疗短暂性脑缺血发作有协同作用，可增加病灶区供血、供氧，促进神经组织功能恢复，有效缓解眩晕、耳鸣等短暂性脑缺血临床症状，并防止病情的进一步发展，效果肯定。

3. 氯沙坦钾　脉络宁注射液与氯沙坦钾联用，共奏活血化瘀之功效，具有扩张血管、改善血液循环、抑制血小板聚集、改善血液流变性等作用。氯沙坦钾为血管紧张素Ⅱ（AngⅡ）受体拮抗剂，对AngⅡ的1型受体（AT1）有高度选择性，能竞争性阻断AngⅡ的生理作用而使血压下降，同时降低蛋白尿而发挥肾脏保护作用。但是此药长期使用不良反应明显，疗效不佳，限制了其在临床上的使用。二者联用治疗慢性肾小球肾炎能显著提高疗效，改善血压和肾功能，安全性高，值得临床推广应用。

4. 甲钴胺　甲钴胺能够促进核酸、蛋白质、脂肪的代谢，还可促进核酸蛋白质的合成，促进轴索内轴流和轴索的再生，促进髓鞘形成，使轴突受损区域再生，从而促进神经的修复，在改善糖尿病周围神经病变引起的肢体麻木、疼痛方面有突出疗效，但是其对患者缓解率及其有效率较低，临床上通常在弥可保治疗糖尿病周围神经病变的基础上加用中药活血化瘀治疗。脉络宁则具有改善微循环、抗血栓形成的作用。两药联用，能明显减轻肢体麻木、刺痛及感觉过敏等自觉症状，增加神经传导速度，且用药后未发现功能损害，值得临床推广使用。

5. 藻酸双酯钠　脉络宁注射液具有提高纤溶活性、降低血液黏滞性及高凝状态、增加红细胞和血小板电泳率、扩张血管、改善微循环的药理作用。藻酸双酯钠是具有类肝素作用的药物，能阻抗红细胞之间或红细胞与血管壁之间的黏附，具有降低血黏度、抗凝、抗血管生成等作用。研究表明脉络宁注射液联用藻酸双酯钠治疗高血黏滞综合征疗效显著，并有降低血压及血糖、改善冠心病心绞痛患者的临床症状等作用，无过敏及出血等不良反应，值得临床推广使用。

6. 胰激肽释放酶　脉络宁注射液可扩张血管，促进血液循环和侧支循环的建立，增加血流量，抑制红细胞和血小板聚集，改善血黏滞性的高凝状态，抗凝血，溶血栓。胰激肽释放酶属于蛋白水解酶类，进入人体内，使激肽原降解为激肽。激肽具有舒血管活性，可使血管平滑肌舒张，起到扩张末梢血管、降低血压、增强血管通透性、改善微循环、增加血流量的作用。同时，胰激肽释放酶作为一种活化因子，可使纤溶酶原激活为纤溶酶，使不溶性的纤维蛋白水解成可溶的小肽，起到降低血黏滞度、抗栓溶栓的作用。两药联用治疗视网膜静脉栓塞具有协同作用，同时加以能量合剂及维生素类药物辅助治疗，疗效显著，无不良反应，疗程短，值得临床进一步推广应用。

7. 前列地尔　脉络宁注射液具有脑组织保护作用。前列地尔的主要成分是前列腺素E1，其具有抑制血小板聚集、TXA_2生成、动脉粥样脂质斑块形成及免疫复合物的作用，能扩张外周和管状血管，降低外周阻力和血压。两药联用治疗后循环缺血，能增加神经血流，改善神经营养，疗效较为显著。

8. 转移因子口服液　脉络宁注射液既可促进神经组织的修复，又可加速毛细血管的微循环，改变毛细血管的渗透性，加快抗病毒药物进入细胞内的速度。其能使结缔组织转化吸收，抑制亢进的胶原合成，从而抑制神经纤维的充血、水肿，防止粘连形成，从根本上防止带状疱疹后遗神经痛发生。此外，脉络宁注射液还有一定的止痛和镇静作用。转移因子为细胞免疫增敏剂，具有增强及调节机体免疫的功能。脉络宁注射液联合转移因子口服液治疗带状疱疹，使患者的止痛时间、结痂时间及带状疱疹后遗神经痛的发生率、疼痛程度等明显降低，改善睡眠及生活质量，未见明显不良反应，适宜临床应用。

9. 辛伐他汀　辛伐他汀是一种临床常用的降血脂药，对冠心病的治疗作用主要体现在四个方面：调脂作用、抗炎作用、改善内皮功能和稳定斑块作用。脉络宁注射液联合辛伐他汀治疗冠心病，能显著提升血清总胆红素（total bilirubin，TBIL）的水平，改善患者的临床症状。其对冠心病的作用机制可能是通过TBIL对低密度脂蛋白修饰的抑制，以降低脂质过氧化作用，抑制免疫反应及炎症反应，改善和延缓动脉粥样硬化，从而延缓冠心病的病理进程。

10. 降压药　如替米沙坦、缬沙坦。早期给予替米沙坦使血压降低的同时可明显减少尿蛋白排泄，在糖尿病肾病的发生发展中起到重要作用。脉络宁注射液具有扩张血管、改善微循环、增加血流量、降低血液黏度、调节免疫功能等作用。两药联用治疗糖尿病肾病，安全有效，疗效显著。缬沙坦是非肽类AngⅡ受体拮抗剂，对肾功能不全合并高血压患者可有效控制血压水平，但是临床发现，其单独使用效果不甚理想。脉络宁注射液具有养阴清热、补益肝肾、活血化瘀等作用。两者联用可达到协同增效、减少不良反应的目的，值得推广使用。

11. 依达拉奉　依达拉奉为一种新型的自由基清除剂，能有效减小脑梗死体积，抑制脑梗死再灌注后的脑水肿，保护脑组织免受损伤，改善神经功能缺损症状，并且对迟发性神经细胞坏死也有抑制作用。脉络宁注射液可防止血栓形成并可溶解新形成的血栓；改善微血管内流速，使红细胞聚集消失；防止脑水肿形成，减轻脑水肿程度；减少缺血和再灌注时脑组织脂质过氧化产物丙二甲醛的生成，提高大脑皮层抗低氧能力。两药联用治疗急性脑梗死，疗效好，见效快，临床使用无明显不良反应，且用药方法简单、可靠、安全、价格合适，适合基层医院作为治疗急性脑梗死的理想药物进行推广使用。

12. 盐酸氟桂利嗪　脉络宁注射液可缓解偏头痛时的血管痉挛，调节血管舒缩功能，且有防止血小板聚集作用，可减少5-HT、儿茶酚胺、TXA_2等物质释放。盐酸氟桂利嗪为一种新型选择性钙离子拮抗剂，能通过血脑屏障，不影响正常细胞的钙平衡，具有对抗血管收缩和保护脑缺氧的作用，防止缺氧所致血管病理性扩张头痛，还具有抗组胺作用，因而对真性组胺性偏头痛具有一定的效果。两药联用对偏头痛的血管痉挛、扩张与疼痛等环节均起作用，从而达到治疗目的。

13. 派瑞松霜　派瑞松中含有0.1%曲安奈德，其是一种中强效的氟化糖皮质激素，具有抗炎和抗过敏作用，可以降低毛细血管和细胞膜的通透性，并能抑制组胺及其他毒性物质的合成与释放。脉络宁注射液具有扩血管、抗凝血、改善微循环、增加皮肤血流量的作用。两药联用治疗散播性神经性皮炎，可减轻并改变皮肤角化过度、真皮层纤维化的状况，促进损伤组织修复，且不良反应少，值得临床推广使用。

14. 甘露醇　脉络宁注射液除有一些基础药理作用外，还能提高超氧化物歧化酶（superoxide dismutase，SOD）的水平，降低过氧化脂质（lipid peroxides，IPO）的含量，对脑缺血产生的自由基对脑细胞的损伤产生对抗功能，因而具有神经保护特性。在治疗缺血性脑卒中时，甘露醇的主要作用为清除自由基和减轻缺氧所致脑细胞肿胀。两者均有较强的清除自由基功效，有协同作用，可提高疗效，减少不良反应，但是要注意甘露醇的滴速、应用周期及剂量。

15. 乙酰谷氨酰胺 脉络宁注射液具有扩张血管、改善微循环、增加血流量的作用。乙酰谷氨酰胺可抑制兴奋性氨基酸的释放，从而对抗兴奋性氨基酸的兴奋毒性，保护神经元，改善脑功能。其还参与蛋白质和糖类代谢，对细胞修复有重要作用。两药联用治疗脑梗死后血管性痴呆具有良好的疗效，且无明显的不良反应。

16. 单硝酸异山梨酯 脉络宁注射液在缓解稳定型心绞痛症状及改善心功能疗效方面与单硝酸异山梨酯注射液相仿，两者联用，能显著降低总胆固醇（total cholesterol，TC）、低密度脂蛋白-胆固醇（low density lipoprotein cholesterol，LDLC）水平及血小板黏附率，且在治疗过程中，患者血、尿常规及肝、肾功能无明显变化，未见出血及变态反应等副作用，安全性好，疗效显著。

17. 地塞米松与胞磷胆碱钠 脉络宁注射液具有抗病毒、改善血液流变学、促进血流动力学、扩张血管、改善微循环、抗氧自由基的作用。地塞米松具有抗感染、抗过敏、抗休克的作用，在突发性耳聋的治疗中起到了减轻听神经水肿及小血管平滑肌痉挛的作用。胞磷胆碱钠具有激活和促进受伤神经组织再生和修复的能力，能全面营养神经节及耳蜗神经元，此外，其还具有良好的扩张血管作用。三药联用，再加上常规应用腺苷三磷酸（adenosine triphosphate，ATP）、维生素B等药物可促进听神经的恢复，同时适当休息，建立健康的生活方式，大部分患者听力可以得到改善，值得临床推广使用。

18. 保钾利尿药 如螺内酯、氨苯蝶啶等。本品含有牛膝，牛膝所含钾离子高，不宜和保钾利尿药（如螺内酯、氨苯蝶啶等）联用，否则可能引起高血钾的毒性反应。

（二）通塞脉片

【药物组成】当归、牛膝、黄芪、党参、石斛、玄参、金银花、甘草。

【功能主治】活血通络，益气养阴。用于轻中度动脉粥样硬化性血栓性脑梗死（缺血性中风之中经络）恢复期属气虚血瘀证，症见半身不遂、偏身麻木、口眼歪斜、言语不利、肢体感觉减退或消失等；用于血栓性脉管炎（脱疽）的毒热证。

【用法用量】口服，治疗缺血性中风恢复期属气虚血瘀证者，1次5片，1日3次；治疗血栓性脉管炎时，1次5~6片，1日3次。

【不良反应】不详。

【联用西药注意事项】

1. 本品含有甘草，甘草与西药相互作用见附表1。

2. 本品含有当归，当归与西药相互作用见附表5。

3. 本品含有黄芪，黄芪与西药相互作用见附表8。

4. 本品含有金银花，金银花与西药相互作用见附表27。

5. 尿激酶、低分子肝素 曾有报道，观察通塞脉片治疗脑梗死并发下肢深静脉血栓形成的临床疗效，试验共纳入53例脑梗死并发下肢深静脉血栓形成患者，随机分为两组，治疗组29例给予通塞脉片联合尿激酶、低分子肝素治疗，对照组24例仅给予尿激酶、低分子肝素治疗，两组疗程均为14天，采用彩色多普勒超声检测患肢静脉血管再通情况以评估临床疗效，并检测治疗前后血液流变学变化。结果：治疗后治疗组的临床疗效优于对照组（P<0.05）；两组治疗后血液流变学指标均有不同程度改善（P<0.05），且治疗组改善明显优于对照组（P<0.05）。结论：通塞脉片结合西医常规疗法治疗脑梗死并发下肢深静脉血栓形成疗效确切。

6. 保钾利尿药　含牛膝的中成药，不宜与保钾利尿药螺内酯、氨苯蝶啶等联用，以免导致高血钾。

第二章　儿科用药

第一节　急性上呼吸道感染

急性上呼吸道感染系由各种病原引起的上呼吸道的急性感染，俗称"感冒"，是小儿最常见的疾病。本病通过含有病毒的飞沫、雾滴，或经污染的用具进行传播，主要侵犯鼻、鼻咽和咽部，根据主要感染部位的不同可诊断为急性鼻炎、急性咽炎、急性扁桃体炎等。急性上呼吸道感染90%左右由病毒引起，主要有鼻病毒、呼吸道合胞病毒、流感病毒、副流感病毒、腺病毒、冠状病毒等，病毒感染后可继发细菌感染，最常见为溶血性链球菌、其次为肺炎链球菌、流感嗜血杆菌等，肺炎支原体不仅可引起肺炎，也可引起上呼吸道感染。当儿童有营养障碍性疾病或有免疫缺陷病、被动吸烟、护理不当、气候改变、环境不良等情况，易反复发生上呼吸道感染或使病程迁延。病毒性上呼吸道感染主要表现为鼻塞、流涕喷嚏、干咳、咽部不适、咽痛、发热、头痛、全身不适、乏力等，多3~4天自然痊愈；细菌性上呼吸道感染病程多为1~2周，常继发支气管炎、肺炎、副鼻窦炎，少数人可并发急性心肌炎、肾炎、风湿热等。上呼吸道感染在中医中多属"感冒"范畴，由于小儿肺、脾常不足，肝常有余的生理特点，所以除了常见的风寒感冒、风热感冒、时邪感冒和暑湿感冒之外，还会出现伴有夹痰、夹滞、夹惊等特殊类型的兼证感冒。治疗方法为辛温发汗、辛凉解表、祛暑祛湿解表和扶正解表为治法。有兼证感冒者，在治疗感冒的基础上还要根据症状的不同而加用化痰、镇惊、消食导滞等方法。

一、常用西药

（一）对症治疗药物

如果有发热、头痛，可选用解热镇痛类药物如对乙酰氨基酚溶液、布洛芬混悬液口服。如咽痛，可用消炎喉片含服，局部雾化治疗。鼻塞、流鼻涕可用呋麻滴鼻液。

（二）对因治疗药物

如有细菌感染，可选用适合的抗生素如青霉素、红霉素、螺旋霉素。单纯的病毒感染一般不用抗生素。

二、常用中成药

（一）解肌宁嗽丸（口服液）

【药物组成】紫苏叶、前胡、葛根、苦杏仁、桔梗、半夏（制）、陈皮、浙贝母、天花粉、枳壳、茯苓、木香、玄参、甘草。

【功能主治】宣肺，化痰止咳。用于小儿头痛身热，咳嗽痰盛，气促，咽喉疼痛。

【用法用量】丸剂：口服，小儿1周岁，1次半丸，2～3岁，1次1丸，1日2次；口服液：口服，小儿3周岁以内，1次2～5毫升，3～12周岁，1次5～10毫升，1日3次。

【不良反应】不详。

【联用西药注意事项】

1. 本品含有甘草，甘草与西药相互作用见附表1。

2. 本品含有葛根，葛根与西药相互作用见附表10。

3. 本品含有陈皮，陈皮与西药相互作用见附表11。

4. 本品含有桔梗，桔梗与西药相互作用见附表17。

5. 本品含有苦杏仁，苦杏仁与西药相互作用见附表21。

6. 本品含有半夏，半夏与西药相互作用见附表26。

（二）小儿至宝丸

【药物组成】紫苏叶、广藿香、薄荷、羌活、陈皮、白附子（制）、胆南星、芥子（炒）、川贝母、槟榔、山楂（炒）、茯苓、六神曲（炒）、麦芽（炒）、琥珀、冰片、天麻、钩藤、僵蚕（炒）、蝉蜕、全蝎、人工牛黄、雄黄、滑石、朱砂。

【功能主治】疏风镇惊，化痰导滞。用于小儿风寒感冒，症见停食停乳、发热鼻塞、咳嗽痰多、呕吐泄泻。

【用法用量】口服，1次1丸，1日2～3次。

【不良反应】过量长期服用可能会引起砷中毒。

【联用西药注意事项】

1. 本品含有茯苓，茯苓与西药相互作用见附表9。

2. 本品含有陈皮，陈皮与西药相互作用见附表11。

3. 本品含有山楂，山楂与西药相互作用见附表22。

4. 镇静麻醉等中枢抑制药　冰片与镇静麻醉等中枢抑制药联用时，剂量应减少。

5. 含铁制剂、硫酸盐或硝酸盐制剂　雄黄主要成分为硫化砷，与含铁制剂、硫酸盐或硝酸盐制剂同服，在胃酸作用下易氧化而增强毒性。

6. 碘化物、溴化物、含苯甲酸的西药　朱砂不宜与碘化物、溴化物联用，因联用易在肠道内形成溴化汞、碘化汞，导致药物性肠炎。朱砂及含朱砂中成药，不宜与含苯甲酸的西药如安钠咖、咖溴合剂及用苯甲酸钠做防腐剂的合剂、糖浆剂等同服，因为二者相遇能生成可溶性的苯汞盐，引起药源性汞中毒。

（三）小儿百寿丸

【药物组成】钩藤、僵蚕（麸炒）、胆南星（酒炙）、天竺黄、桔梗、木香、砂仁、陈皮、苍术、茯苓、山楂（炒）、六神曲（麸炒）、麦芽（炒）、薄荷、滑石、甘草、朱砂、牛黄。

【功能主治】清热散风，消食化滞。用于小儿风热感冒、积滞，症见发热头痛、脘腹胀满、停食停乳、不思饮食、呕吐酸腐、咳嗽痰多、惊风抽搐。

【用法用量】口服，1次1丸，1日2次；1周岁以内小儿酌减。

【不良反应】不详。

【联用西药注意事项】

1. 本品含有甘草，甘草与西药相互作用见附表1。

2. 本品含有茯苓，茯苓与西药相互作用见附表9。

3. 本品含有陈皮，陈皮与西药相互作用见附表11。

4. 本品含有桔梗，桔梗与西药相互作用见附表17。

5. 本品含有山楂，山楂与西药相互作用见附表22。

6. 碘化物、溴化物、含苯甲酸的西药　朱砂不宜与碘化物、溴化物联用，因联用易在肠道内形成溴化汞、碘化汞，导致药物性肠炎。朱砂及含朱砂中成药，不宜与含苯甲酸的西药如安钠咖、咖溴合剂及用苯甲酸钠做防腐剂的合剂、糖浆剂等同服，因为二者相遇能生成可溶性的苯汞盐，引起药源性汞中毒。

（四）小儿感冒颗粒

【药物组成】广藿香、菊花、连翘、大青叶、板蓝根、地黄、地骨皮、白薇、薄荷、石膏。

【功能主治】疏风解表，清热解毒。用于小儿风热感冒，症见发热、头胀痛、咳嗽痰黏、咽喉肿痛；流感见上述证候者。

【用法用量】开水冲服，1岁以内1次半袋（6克），1~3岁1次半袋（6克）~1袋（12克），4~7岁1次1袋（12克）~1.5袋（18克），8~12岁1次2袋（24克），1日2次。

【不良反应】不详。

【联用西药注意事项】

1. 本品含有石膏，石膏与西药相互作用见附表18。

2. 本品含有连翘，连翘与西药相互作用见附表25。

3. 菌类制剂　本药具有抗菌作用，易降低菌类制剂疗效。

（五）清宣止咳颗粒

【药物组成】桑叶、薄荷、苦杏仁、桔梗、白芍、紫菀、枳壳、陈皮、甘草。

【功能主治】疏风清热，宣肺止咳。用于小儿外感风热咳嗽，症见咳嗽、咯痰、发热或鼻塞、流涕、微恶风寒、咽红或痛。

【用法用量】开水冲服，1～3岁1次1／2包，4～6岁1次3／4包，7～14岁1次1包，1日3次。

【不良反应】不详。

【联用西药注意事项】

1. 本品含有甘草，甘草与西药相互作用见附表1。

2. 本品含有陈皮，陈皮与西药相互作用见附表11。

3. 本品含有桔梗，桔梗与西药相互作用见附表17。

4. 本品含有苦杏仁，苦杏仁与西药相互作用见附表21。

（六）小儿宝泰康颗粒

【药物组成】连翘、地黄、滇柴胡、玄参、桑叶、浙贝母、蒲公英、板蓝根、滇紫草、桔梗、莱菔子、甘草。

【功能主治】解表清热，止咳化痰。用于小儿风热外感，症见发热、流涕、咳嗽。

【用法用量】用温开水冲服，1～3岁1次4克，3～12岁1次8克，1日3次。

【不良反应】有服用后出现风团样皮疹的文献报道。

【联用西药注意事项】

1. 本品含有甘草，甘草与西药相互作用见附表1。

2. 本品含有桔梗，桔梗与西药相互作用见附表17。

3. 本品含有柴胡，柴胡与西药相互作用见附表20。

4. 本品含有连翘，连翘与西药相互作用见附表25。

5. 菌类制剂　本药具有抗菌作用，易降低菌类制剂疗效。

（七）小儿感冒宁糖浆

【药物组成】薄荷、荆芥穗、苦杏仁、牛蒡子、黄芩、桔梗、前胡、白芷、栀子（炒）、山楂（焦）、六神曲（焦）、麦芽（焦）、芦根、金银花、连翘。

【功能主治】疏散风热，清热止咳。用于小儿感冒发烧，汗出不爽，鼻塞流涕，咳嗽咽痛。

【用法用量】口服，1岁以内1次5毫升，2～3岁1次5～15毫升，4～6岁1次15～20毫升，7～12岁1次15～20毫升，1日3～4次。

【不良反应】不详。

【联用西药注意事项】

1. 本品含有黄芩，黄芩与西药相互作用见附表7。

2. 本品含有桔梗，桔梗与西药相互作用见附表17。

3. 本品含有苦杏仁，苦杏仁与西药相互作用见附表21。

4. 本品含有山楂，山楂与西药相互作用见附表22。

5. 本品含有白芷，白芷与西药相互作用见附表23。

6. 本品含有连翘，连翘与西药相互作用见附表25。

7. 本品含有金银花，金银花与西药相互作用见附表27。

8. 本品含有栀子，栀子与西药相互作用见附表30。

9. 菌类制剂　本药具有抗菌作用，易降低菌类制剂疗效。

（八）儿童清咽解热口服液

【药物组成】柴胡、黄芩苷、紫花地丁、人工牛黄、苣荬菜、鱼腥草、芦根、赤小豆。

【功能主治】清热解毒，消肿利咽。用于小儿急性咽炎（急喉痹）属肺胃实热证，症见发热、咽痛、咽部充血、咳嗽、口渴等。

【用法用量】口服，1～3岁1次5毫升，4～7岁1次10毫升，7岁以上1次15毫升，1日3次。

【不良反应】偶见便溏，腹泻，腹痛。

【联用西药注意事项】

1. 本品含有黄芩，黄芩与西药相互作用见附表7。

2. 本品含有柴胡，柴胡与西药相互作用见附表20。

3. 青霉素　鱼腥草与青霉素联用，能增强疗效。

（九）小儿咽扁颗粒

【药物组成】金银花、射干、金果榄、桔梗、玄参、麦冬、人工牛黄、冰片。

【功能主治】清热利咽，解毒止痛。用于肺实热引起的咽喉肿痛，咳嗽痰盛，咽炎。

【用法用量】开水冲服：1～3岁1次4克，1日2次；3～5岁1次4克，1日3次；6～14岁1次8克，1日2～3次。

【不良反应】不详。

【联用西药注意事项】

1. 本品含有桔梗，桔梗与西药相互作用见附表17。

2. 本品含有金银花，金银花与西药相互作用见附表27。

3. 菌类制剂　本药具有抗菌作用，易降低菌类制剂疗效。

（十）小儿清咽颗粒

【药物组成】板蓝根、青黛、连翘、蒲公英、玄参、牛蒡子（炒）、薄荷、蝉蜕、牡丹皮。

【功能主治】清热解表，解毒利咽。用于小儿外感风热，症见发热头痛、咳嗽音哑、咽喉肿痛。

【用法用量】开水冲服，1岁以内1次服0.5袋，1～5岁1次服1袋，5岁以上1次服1.5～2袋，1日2～3次。

【不良反应】不详。

【联用西药注意事项】

1. 本品含有连翘，连翘与西药相互作用见附表25。

2. 菌类制剂　本药具有抗菌作用，易降低菌类制剂疗效。

（十一）金莲清热颗粒

【药物组成】金莲花、大青叶、生石膏、知母、生地黄、玄参、苦杏仁（炒）。

【功能主治】清热解毒，利咽生津，止咳祛痰。用于外感热证，症见发热、口渴、咽干、咽痛、咳嗽、痰稠；流行性感冒、上呼吸道感染见上述证候者。

【用法用量】口服，成人1次5克，1日4次，高热时每4小时服1次。小儿1岁以下每次2.5克，1日3次，高热时1日4次。1～15岁1次2.5～5克，1日4次，高热时每4小时1次，或遵医嘱。

【不良反应】不详。

【联用西药注意事项】

1. 本品含有石膏，石膏与西药相互作用见附表18。

2. 本品含有苦杏仁，苦杏仁与西药相互作用见附表21。

3. 本品含有生地黄，生地黄与地塞米松拮抗药效。

（十二）健儿清解液

【药物组成】陈皮、金银花、菊花、苦杏仁、连翘、山楂。

【功能主治】清热解毒，消滞和胃。用于咳嗽咽痛、食欲不振、脘腹胀满。

【用法用量】口服，1次10～15毫升，婴儿1次4毫升，5岁以内8毫升，6岁以上酌加药量，1日3次。

【不良反应】不详。

【联用西药注意事项】

1. 本品含有陈皮，陈皮与西药相互作用见附表7。

2. 本品含有苦杏仁，苦杏仁与西药相互作用见附表21。

3. 本品含有山楂，山楂与西药相互作用见附表22。

4. 本品含有连翘，连翘与西药相互作用见附表25。

5. 本品含有金银花，金银花与西药相互作用见附表27。

（十三）一捻金

【药物组成】大黄、牵牛子（炒）、槟榔、人参、朱砂。

【功能主治】消食导滞，祛痰通便。用于脾胃不和、痰湿阻滞所致的积滞，症见小儿停乳停食、腹胀便秘、痰盛喘咳。

【用法用量】口服，1岁以内1次0.3克，1～3岁1次0.6克，4～6岁1次1克，1日1～2次。

【不良反应】不详。

【联用西药注意事项】

1. 本品含有大黄，大黄与西药相互作用见附表2。

2. 本品含有人参，人参与西药相互作用见附表12。

3. 抗菌药物　槟榔中的鞣质成分是一类分子较大的多酚羟基化合物，与抗菌药物如红霉素、利福平、林可霉素、羟氨苄西林等联用可生成鞣质盐沉淀物，不易吸收，且会降低各自的生物利用度。因此，大黄、槟榔及其制剂不宜与上述抗菌药物同服。

4. 含金属离子的西药　槟榔中的鞣质成分与金属离子在胃肠道结合成难以吸收的沉淀物，故与含金属离子的西药如碳酸钙、葡萄糖酸钙、硫糖铝、硫酸亚铁等联用会降低疗效。

5. 碘化物、溴化物、含苯甲酸的西药　朱砂不宜与碘化物、溴化物联用，因易在肠道内形成溴化汞、碘化汞，导致药物性肠炎。朱砂及含朱砂的中成药，不宜与含苯甲酸的西药如安钠咖、咖溴合剂以及用苯甲酸钠做防腐剂的合剂、糖浆剂等同服，因为二者相遇能生成可溶性的苯汞盐，引起药源性汞中毒。

（十四）六应丸

【药物组成】丁香、蟾酥、雄黄、牛黄、珍珠、冰片。

【功能主治】解毒，消肿，止痛。用于火毒内盛，乳蛾，喉痹，疔痈疮疡，咽喉炎以及虫咬等。

【用法用量】饭后服，儿童1次5丸，婴儿1次2丸，1日3次；外用时，以冷开水或醋调敷患处。

【不良反应】不详。

【联用西药注意事项】

1. 本品含有珍珠，珍珠与西药相互作用见附表31。

2. 地高辛、丝裂霉素、长春新碱　蟾酥中含有强心成分，蟾酥及其制剂禁与强心苷类药物并用，以免加剧毒性反应。蟾酥含有的华蟾素、华蟾毒素等是与地高辛结构相似的强心甾体物质，可干扰地高辛的血药浓度监测。有报道指出，二者联用能引起频发性室性期前收缩。蟾酥可增强丝裂霉素、长春新碱等药物的抑制肿瘤作用。

3. 含铁制剂、硫酸盐或硝酸盐制剂　雄黄主要成分为硫化砷，与含铁制剂、硫酸盐或硝酸盐制剂一起同服，在胃酸作用下，易氧化而增强毒性。

（十五）瓜霜退热灵

【药物组成】西瓜霜、寒水石、石膏、滑石、磁石、玄参、水牛角、羚羊角、甘草、升麻、丁香、沉香、麝香、冰片、朱砂。

【功能主治】清热解毒，开窍镇惊。用于热病热入心包、肝风内动证，症见高热、惊厥、抽搐、咽喉肿痛。

【用法用量】口服，1岁以内1次0.15～0.3克，1～3岁1次0.3～0.6克，3～6岁1次0.6～0.75克，6～9岁1次0.75～0.9克，9岁以上1次0.9～1.2克，1日3～4次。

【不良反应】不详。

【联用西药注意事项】

1. 本品含有甘草，甘草与西药相互作用见附表1。

2. 本品含有石膏，石膏与西药相互作用见附表18。

3. 铁剂　本品含有的寒水石、滑石、水牛角、羚羊角均含钙，在胃肠道内，联用可形成溶解度低的复合物或沉淀，可降低铁剂的吸收。

4. 碘化物、溴化物、含苯甲酸的西药　朱砂不宜与碘化物、溴化物联用，因易在肠道内形成溴化汞、碘化汞，导致药物性肠炎。朱砂及含朱砂的中成药，不宜与含苯甲酸的西药如安钠咖、咖溴合剂以及用苯甲酸钠做防腐剂的合剂、糖浆剂等同服，因为二者相遇能生成可溶性的苯汞盐，引起药源性汞中毒。

（十六）小儿清热宁颗粒

【药物组成】羚羊角粉、牛黄、金银花、黄芩、柴胡、板蓝根、水牛角浓缩粉、冰片。

【功能主治】清热解毒。用于外感温邪、脏腑实热引起的内热高热、咽喉肿痛、咳嗽痰盛、大便干燥。

【用法用量】开水冲服：1～2岁1次4克，1日2次；3～5岁1次4克，1日3次；6～14岁1次8克，1日2～3次。

【不良反应】尚不明确。

【联用西药注意事项】

1. 本品含有黄芩，黄芩与西药相互作用见附表7。

2. 本品含有柴胡，柴胡与西药相互作用见附表20。

3. 本品含有金银花，金银花与西药相互作用见附表27。

4. 本品含有牛黄，牛黄与西药相互作用见附表41。

第二节　支气管炎

小儿支气管炎分为急性支气管炎和毛细支气管炎。其中，急性支气管炎是指由于各种致病源引起的支气管黏膜感染，由于气管常同时受累，故亦称为急性气管支气管炎。本病常继发于上呼吸道感染或为急性传染病的一种表现，是儿童时期常见的呼吸道疾病，以婴幼儿多见，大多先有上呼吸道感染症状，开始为干咳，以后有痰，婴幼儿症状较重，常有发热、呕吐及腹泻等，一般无全身症状。毛细支气管炎是一种幼儿比较常见的下呼吸道感染，多见于1～6个月的小婴儿，以喘息、三凹征和气促为主要临床特点。临床上较难发现未累及肺泡与肺泡间壁的纯粹毛细支气管肺炎，故认为是一种特殊类型的肺炎，成为喘憋性肺炎。常发生于2岁以下儿童，多发生在6个月以内，常为首次发作。喘息和肺部哮鸣音为其突出表现，本病高峰期在呼吸困难发生后的48～72小时，病程一般为1～2周。本病属中医咳嗽范畴，以咳嗽为主，与肺关系密切。咳嗽又分为外感咳嗽和内伤咳嗽，应该以疏散外邪、宣通肺气为治疗原则。辨证施治应注意风寒或风热的区别。风寒咳嗽治法为疏风散寒、宣肺止咳化痰，风热咳嗽则以疏风清热、宣肺止咳为治法。

一、常用西药

（一）对症治疗药物

祛痰药，可选用N-乙酰半胱氨酸、氨溴索、愈创甘油醚等；平喘药，喘憋严重者，可雾化吸入沙丁胺醇等β₂受体激动剂或氨茶碱口服等，严重时可短期使用糖皮质激素；抗过敏药，过敏体质可酌情选用马来酸氯苯那敏或盐酸异丙嗪等。

（二）对因治疗药物

抗菌药物，有细菌感染指征可使用β-内酰胺类，支原体感染则应予大环内酯类抗生素；抗病毒药物可选用利巴韦林或α-干扰素。

二、常用中成药

（一）小儿止咳糖浆

【药物组成】甘草流浸膏、桔梗、橙皮酊、氯化铵。

【功能主治】祛痰，镇咳。用于小儿感冒引起的咳嗽。

【用法用量】口服，2～5岁1次5毫升，2岁以下酌情递减药量，5岁以上1次5～10毫升，1日3～4次。

【不良反应】不详。

【联用西药注意事项】

1. 本品含有甘草，甘草与西药相互作用见附表1。

2. 本品含有桔梗，桔梗与西药相互作用见附表17。

（二）急支糖浆

【药物组成】鱼腥草、金荞麦、四季青、麻黄、紫菀、前胡、枳壳、甘草。

【功能主治】清热化痰，宣肺止咳。用于外感风热所致的咳嗽，症见发热、恶寒、胸膈满闷、咳嗽咽痛；急性支气管炎、慢性支气管炎急性发作见上述证候者。

【用法用量】口服，1次20～30毫升，1日3～4次。儿童1岁内1次5毫升，1～3岁1次7毫升，3～7岁1次10毫升，7岁以上1次15毫升，1日3～4次。

【不良反应】可能会引起皮肤丘疹、瘙痒；小儿使用时偶见痉挛性咳嗽、眼睑及口唇肿胀等。

【联用西药注意事项】

1. 本品含有甘草，甘草与西药相互作用见附表1。

2. 本品含有麻黄，麻黄与西药相互作用见附表3。

3. 青霉素　本品含有鱼腥草，鱼腥草与青霉素联用，能增强疗效。

4. 含金属离子的西药　本品含有四季青，四季青中的鞣质成分与含金属离子的西药如碳酸钙、葡萄糖酸钙、硫糖铝镁、硫酸亚铁等在胃肠道结合成难以吸收的沉淀物，而降低疗效。

5. 巴比妥类药物　如戊巴比妥、巴比妥钠等。本品含有鱼腥草，鱼腥草及其制剂与巴比妥类药物联用可延长其致眠时间。

6. 单胺氧化酶抑制剂　如苯乙肼、异卡波肼、尼拉米等。本品含有枳壳，与单胺氧化酶抑制剂如苯乙肼、异卡波肼、尼拉米等联用可发生"酪胺反应"，表现为颜面潮红、血压升高、醉酒状态。

7. 洋地黄类强心苷　如地高辛、毛花苷C、毒毛花苷K等。本品含有枳壳，与洋地黄类强心苷联用可增强强心作用，但加剧其毒性，易引起心律失常。

（三）肺力咳合剂

【药物组成】黄芩、前胡、百部、红花龙胆、梧桐根、白花蛇舌草、红管药。

【功能主治】清热解毒，镇咳祛痰。用于痰热犯肺，症见咳嗽、痰黄；支气管哮喘、气管炎见上述证候者。

【用法用量】口服，7岁以内1次10毫升，7～14岁1次15毫升，1日3次。

【不良反应】不详。

【联用西药注意事项】

1. 本品含有黄芩，黄芩与西药相互作用见附表7。

2. 菌类制剂　本药具有抗菌作用，降低菌类制剂疗效。

（四）儿童咳液

【药物组成】百部、甘草、桔梗、苦杏仁、蓼大青叶、麻黄、枇杷叶、前胡、紫菀、麻黄碱。

【功能主治】清热润肺，祛痰止咳。用于咳嗽气喘，症见吐痰黄稠或咳痰不爽、咽干喉痛。

【用法用量】口服，1～3岁1次0.5支，4岁以上1次1支，1日4次。

【不良反应】不详。

【联用西药注意事项】

1. 本品含有甘草，甘草与西药相互作用见附表1。

2. 本品含有麻黄，麻黄与西药相互作用见附表3。

3. 本品含有桔梗，桔梗与西药相互作用见附表17。

4. 本品含有苦杏仁，苦杏仁与西药相互作用见附表21。

5. 菌类制剂　本药具有抗菌作用，易降低菌类制剂疗效。

（五）小儿咳喘灵颗粒（口服液）

【药物组成】麻黄、金银花、苦杏仁、板蓝根、石膏、甘草、瓜蒌。

【功能主治】宣肺清热，止咳祛痰。用于上呼吸道感染引起的咳嗽。

【用法用量】颗粒剂：开水冲服，2岁以内1次1克，3～4岁1次1.5克，5～7岁1次2克，1日3～4次；口服液：口服，2岁以内1次5毫升，3～4岁1次7.5毫升，5～7岁1次10毫升，1日3～4次。

【不良反应】不详。

【联用西药注意事项】

1. 本品含有甘草，甘草与西药相互作用见附表1。

2. 本品含有麻黄，麻黄与西药相互作用见附表3。

3. 本品含有石膏，石膏与西药相互作用见附表18。

4. 本品含有苦杏仁，苦杏仁与西药相互作用见附表21。

5. 本品含有金银花，金银花与西药相互作用见附表27。

6. 菌类制剂　本药具有抗菌作用，易降低菌类制剂疗效。

（六）小儿清肺化痰口服液

【药物组成】麻黄、前胡、黄芩、紫苏子（炒）、石膏、苦杏仁（去皮炒）、葶苈子、竹茹。

【功能主治】清热化痰，止咳平喘。用于小儿肺热感冒，症见呼吸气促、咳嗽痰喘、喉中作响。

【用法用量】口服，1岁以内1次3毫升，1～5岁1次10毫升，5岁以上1次15～20毫升，1日2~3次，用时摇匀。

【不良反应】不详。

【联用西药注意事项】

1. 本品含有甘草，甘草与西药相互作用见附表1。

2. 本品含有黄芩，黄芩与西药相互作用见附表7。

3. 本品含有石膏，石膏与西药相互作用见附表18。

4. 本品含有苦杏仁，苦杏仁与西药相互作用见附表21。

5. 菌类制剂　本药具有抗菌作用，易降低菌类制剂疗效。

（七）小儿消积止咳口服液

【药物组成】山楂（炒）、槟榔、枳实、枇杷叶（蜜炙）、瓜蒌、莱菔子（炒）、葶苈子（炒）、桔梗、连翘、蝉蜕。

【功能主治】清热肃肺，消积止咳。用于小儿食积咳嗽属痰热温肺者，症见咳嗽（夜间加重）、喉间痰鸣、腹胀、口臭等。

【用法用量】口服，1岁以内1次5毫升，1~2岁1次10毫升，3~4岁1次15毫升，5岁以上1次20毫升，1日3次，5日为1个疗程。

【不良反应】不详。

【联用西药注意事项】

1. 本品含有桔梗，桔梗与西药相互作用见附表17。

2. 本品含有山楂，山楂与西药相互作用见附表22。

3. 本品含有连翘，连翘与西药相互作用见附表25。

4. 抗菌药物　槟榔中的鞣质成分是一类分子较大的多酚羟基化合物，与抗菌药物如红霉素、利福平、林可霉素、羟氨苄西林等可生成鞣质盐沉淀物，不易吸收，降低各自的生物利用度。

5. 含金属离子的西药　如碳酸钙、葡萄糖酸钙、硫糖铝镁、硫酸亚铁等。槟榔中的鞣质成分与金属离子在胃肠道结合成难以吸收的沉淀物，故与含金属离子的西药如碳酸钙、硫糖酸钙、硫糖铝镁、硫酸亚铁等联用会降低疗效。

6. 菌类制剂　本药具有抗菌作用，易降低菌类制剂疗效。

（八）鹭鸶咯丸

【药物组成】麻黄、苦杏仁、石膏、竹草、细辛、紫苏子（炒）、芥子（炒）、牛蒡子（炒）、瓜蒌皮、射干、青黛、蛤壳、天花粉、栀子（姜炙）、人工牛黄。

【功能主治】宣肺，化痰，止咳。用于痰浊阻肺所致的顿咳、咳嗽，症见咳嗽阵作、痰鸣气促、咽干声哑；百日咳见上述证候者。

【用法用量】梨汤或温开水送服，1次1丸，1日2次。

【不良反应】不详。

【联用西药注意事项】

1. 本品含有甘草，甘草与西药相互作用见附表1。

2. 本品含有麻黄，麻黄与西药相互作用见附表3。

3. 本品含有石膏，石膏与西药相互作用见附表18。

4. 本品含有苦杏仁，苦杏仁与西药相互作用见附表21。

5. 本品含有栀子，栀子与西药相互作用见附表30。

（九）小儿肺咳颗粒

【药物组成】人参、茯苓、白术、陈皮、鸡内金、大黄（酒炙）、鳖甲、地骨皮、北沙参、甘草（炙）、青蒿、麦冬、桂枝、干姜、附子（制）、瓜蒌、款冬花、紫菀、桑白皮、胆南星、黄芪、枸杞子。

【功能主治】健脾益肺，止咳平喘。用于肺脾不足、痰湿内壅所致咳嗽或痰多稠黄，咳吐不爽，气短，喘促，动辄汗出，食少纳呆，周身乏力，舌红苔厚；小儿支气管炎见上述证候者。

【用法用量】开水冲服，1岁以下1次2克，1～4岁1次3克，5～8岁1次6克，1日3次。

【不良反应】尚不明确。

【联用西药注意事项】

1. 本品含有甘草，甘草与西药相互作用见附表1。

2. 本品含有大黄，大黄与西药相互作用见附表2。

3. 本品含有黄芪，黄芪与西药相互作用见附表8。

4. 本品含有茯苓，茯苓与西药相互作用见附表9。

5. 本品含有陈皮，陈皮与西药相互作用见附表11。

6. 本品含有人参，人参与西药相互作用见附表12。

7. 中枢神经抑制剂　本品含有附子，附子的主要药效成分为乌头碱，也是其毒性成分，乌头碱中毒对中枢和末梢神经先兴奋后抑制，严重的心律失常及呼吸中枢麻痹是其致死原因。本品与中枢神经抑制剂如苯二氮䓬类、巴比妥类联用，可能增加乌头碱中毒反应的发生概率。

8. 肝毒性药物　本品含有款冬花，款冬花总生物碱对肝脏具有毒性，由于儿童个体服药剂量有时与年龄不相符，容易导致款冬花服用过量而造成一定的肝损伤，与肝毒性药物联用时更应谨慎。常见的易引起肝脏损伤的药物有对乙酰氨基酚、红霉素等。

第三节　支气管肺炎

支气管肺炎是累及支气管壁和肺泡的炎症，为儿童时期最常见的肺炎。常见病因为病毒和细菌。其一年四季均可发病，多发生于冬春寒冷季节及气候骤变时。室内居住拥挤、通风不良、空气污浊，致病微生物增多，易发生肺炎。支气管肺炎多由细菌或病毒引起，也可由病毒、细菌"混合感染"，发展中国家则以细菌感染为主，以肺炎链球菌多见，近年来支原体、衣原体和流感嗜血杆菌感染有增加的趋势。病原体常由呼吸道入侵，少数经血行入肺。支气管肺炎属于中医"肺炎喘咳"范畴。小儿肺炎的治疗以开肺化痰，止咳平喘为主法。可分为风寒闭肺、风热闭肺、阴虚肺热、肺脾气虚、痰热闭肺、毒热闭肺、心阳虚衰，邪陷厥阴，分别以辛温宣肺、辛凉宣肺、养阴清肺、补肺健脾、清热涤痰、清热解毒、温补心阳、平肝息风为其治法。

一、常用西药

（一）对症治疗药物

解热镇痛药，如阿尼利定、安乃近，严重的可选用氯丙嗪和异丙嗪联合用药等；止咳平喘药，如可选用吐根糖浆类祛痰剂等；合并有并发症时，根据合并病症选用相对应药物。

（二）对因治疗药物

如青霉素类、庆大霉素、妥布霉素等抗菌药物，主要根据不同种类细菌感染选用针对性的抗生素使用；抗病毒药物可选用利巴韦林雾化吸入等。

二、常用中成药

（一）儿童清肺丸（口服液）

【药物组成】麻黄、苦杏仁、紫叶苏、细辛、薄荷、黄芩、石膏、桑白皮（蜜炙）、板蓝根、枇杷叶（蜜炙）、天化粉、紫苏子、葶苈子、半夏（法）、化橘红、浙贝母、前胡、白前、瓜蒌皮、石菖蒲、青礞石（煅）、甘草。

【功能主治】清肺解表，化痰止咳。用于小儿风寒外束、肺经痰热，症见面赤身热、咳嗽气促、痰多黏稠、咽痛声哑。

【用法用量】丸剂：口服，1次1丸，3岁以下1次0.5丸，1日2次；口服液：口服，6岁以下1次10毫升，7～10岁1次15毫升，11～14岁1次20毫升，1日3次。

【不良反应】不详。

【联用西药注意事项】

1. 本品含有甘草，甘草与西药相互作用见附表1。

2. 本品含有麻黄，麻黄与西药相互作用见附表3。

3. 本品含有黄芩，黄芩与西药相互作用见附表7。

4. 本品含有石膏，石膏与西药相互作用见附表18。

5. 本品含有苦杏仁，苦杏仁与西药相互作用见附表21。

6. 本品含有半夏，半夏与西药相互作用见附表26。

7. 碘化物、酸及重金属盐类西药　含有生物碱的中药或中药制剂，与碘化物、酸及重金属盐类西药同服，会发生沉淀反应而影响人体对药物的吸收，减弱治疗效果。

（二）小儿麻甘颗粒

【药物组成】麻黄、石膏、苦杏仁、紫苏子、黄芩、桑白皮、地骨皮、甘草。

【功能主治】止咳平喘，利咽祛痰。用于咳嗽之风热闭肺证，小儿肺炎之风热闭肺证，痰热闭肺证。症见发热、微恶风寒、头痛口渴、咳嗽痰稠、呼吸急促、气急鼻煽、喉中痰鸣、咽喉肿痛、面红、尿黄、舌红苔薄白或薄黄；急性支气管炎、早期肺炎见上述证候者。

【用法用量】口服，1岁以内0.8克，1～3岁1.6克，4岁以上2.5克，1日4次。

【不良反应】不详。

【联用西药注意事项】

1. 本品含有甘草，甘草与西药相互作用见附表1。

2. 本品含有麻黄，麻黄与西药相互作用见附表3。

3. 本品含有黄芩，黄芩与西药相互作用见附表7。

4. 本品含有石膏，石膏与西药相互作用见附表18。

5. 本品含有苦杏仁，苦杏仁与西药相互作用见附表21。

6. 降糖药　如胰岛素、甲苯磺丁脲、阿卡波糖、格列本脲、瑞格列奈等。甘草能与降糖药产生拮抗作用，减弱降糖药的效果。

（三）小儿肺热咳喘口服液

【药物组成】麻黄、苦杏仁、石膏、甘草、金银花、连翘、知母、黄芩、板蓝根、麦冬、鱼腥草。

【功能主治】清热解毒，宣肺化痰。用于热邪犯肺，症见发热、汗出、微恶风寒、咳嗽、痰黄，或兼喘息、口干而渴。

【用法用量】口服，1～3岁1次1支，1日3次。4～7岁1次1支，1日4次。8～12岁1次2支，1日3次，或遵医嘱。

【不良反应】大剂量服用时可能有轻度胃肠不适反应。

【联用西药注意事项】

1. 本品含有甘草，甘草与西药相互作用见附表1。

2. 本品含有麻黄，麻黄与两药相互作用见附表3。

3. 本品含有黄芩，黄芩与西药相互作用见附表7。

4. 本品含有石膏，石膏与西药相互作用见附表18。

5. 本品含有苦杏仁，苦杏仁与西药相互作用见附表21。

6. 本品含有连翘，连翘与西药相互作用见附表25。

7. 本品含有金银花，金银花与西药相互作用见附表27。

（四）金振口服液

【药物组成】羚羊角、平贝母、大黄、黄芩、青礞石、生石膏、人工牛黄、甘草。

【功能主治】清热解毒，祛痰止咳。用于小儿急性支气管炎属痰热咳嗽者，症见发热、咳嗽、咳吐黄痰、咳吐不爽、舌质红、苔黄腻等；小儿急性支气管炎见上述证候者。

【用法用量】口服，6个月～1岁，1次5毫升，1日3次。2～3岁1次10毫升，1日2次。4～7岁1次10毫升，1日3次。8～14岁1次15毫升，1日3次，疗程为5～7日，或遵医嘱。

【不良反应】服药后若大便次数增多且稀薄者，停药后可恢复。

【联用西药注意事项】

1. 本品含有甘草，甘草与西药相互作用见附表1。

2. 本品含有大黄，大黄与西药相互作用见附表2。

3. 本品含有黄芩，黄芩与西药相互作用见附表7。

4. 本品含有石膏，石膏与西药相互作用见附表18。

5. 消化酶类药物　如胃 蛋白酶合剂、淀粉酶、多酶片等，因这些酶类药物的化学成分主要为蛋白质，含有肽键或胺键，极易与鞣质结合发生化学反应，形成氢键络合物而改变其性质，不易被胃肠道吸收，从而引起消化不良、纳呆等症状。

6. 抗生素　如四 环素类、磺胺类等。含有鞣质的中药及其制剂不可与四环素类抗生素及红霉素、利福平、林可霉素、克林霉素、新霉素、氨苄西林等同时服用，因同服后可生成鞣酸盐沉淀物，不易被吸收，从而降低药物的生物利用度与疗效；不能与磺胺类药物同服，因鞣质能与磺胺类药物结合，影响磺胺的排泄，导致血及肝内磺胺类药物浓度增高，严重者可发生中毒性肝炎；不可与麻黄素、小檗碱、士的宁、奎宁、硝苯地平及阿托品类药物联用，因鞣质是生物碱沉淀剂，联用后会结合生成难溶性鞣酸盐沉淀，不易被机体吸收而降低疗效。

第四节　哮喘

哮喘是小儿时期常见的慢性呼吸道疾病，是多种细胞和细胞组分共同参与的气道慢性炎症性疾病，这种慢性炎症导致气道反应性增高，通常出现广泛的可逆性气流受限，并引起反复性喘息、气促、胸闷或咳嗽等症状，常在夜间和（或）清晨发作或加剧，发作前可有流涕、打喷嚏和胸闷，发作时呼吸困难。呼气相延长伴有喘鸣声，严重者呈端坐呼吸、恐惧不安、大汗淋漓、面色青灰。儿童哮喘如诊治不及时，随病程的延长可产生气道不可逆性狭窄和气道重塑。因此，早期预防至关重要。哮喘的发病，是由于外来因素作用于内在因素的结果。中医属"哮喘"范畴。哮喘临床分为发作期和缓解期。发作期分为热性哮喘和寒性哮喘，分别予以清肺化痰定喘和温肺化痰定喘为治法。缓解期分为肺气虚弱、脾虚气弱和肾虚不纳，分别予以补肺固卫、健脾化痰和补肾固本为治法。

一、常用西药

（一）对症治疗药物

支气管扩张剂，可选用速效 β_2 受体激动剂如沙丁胺醇、特布他林等；长效 β_2 受体激动剂如福莫特罗、口服美普清等；茶碱类；抗胆碱类药物如异丙托溴铵等；硫酸镁；免疫调节剂，可选用胸腺素、卡介菌核糖核酸等。

（二）对因治疗药物

糖皮质激素，如哮喘重度发作时可短期口服泼尼松或静脉滴注甲泼尼龙，一般吸入疗法可选用丙酸倍氯米松和布地奈德；其他抗炎药物和抗组胺药物可选用色甘酸钠、西替利嗪、氯雷他定、酮替芬和白三烯调节剂等。

二、常用中成药

（一）小儿咳喘灵颗粒（口服液）

见本章第二节"小儿咳喘灵颗粒（口服液）"。

（二）宝咳宁颗粒

【药物组成】紫苏叶、前胡、浙贝母、桑叶、麻黄、桔梗、天南星、苦杏仁、牛黄、黄芩、天花粉、陈皮、青黛、枳壳、山楂、甘草。

【功能主治】清热解表，止嗽化痰。用于小儿感冒属风寒内热停食，症见头痛身烧、咳嗽痰盛、气促作喘、咽喉肿痛、烦躁不安。

【用法用量】开水冲服，1次2.5克，1日2次，1周岁以内小儿酌减。

【不良反应】不详。

【联用西药注意事项】

1. 本品含有甘草，甘草与西药相互作用见附表1。

2. 本品含有麻黄，麻黄与西药相互作用见附表3。

3. 本品含有黄芩，黄芩与西药相互作用见附表7。

4. 本品含有陈皮，陈皮与西药相互作用见附表11。

5. 本品含有桔梗，桔梗与西药相互作用见附表17。

6. 本品含有苦杏仁，苦杏仁与西药相互作用见附表21。

7. 本品含有山楂，山楂与西药相互作用见附表22。

8. 菌类制剂　本药具有抗菌作用，易降低菌类制剂疗效。

（三）小儿咳喘颗粒

【药物组成】鱼腥草、麻黄、石膏、苦杏仁（炒）、黄芩、僵蚕（炒）、川贝母、天竺黄、紫苏子（炒）、桔梗、细辛、甘草。

【功能主治】宣肺，止咳，平喘。用于发热或不发热、咳嗽有痰、气促。

【用法用量】温开水冲服，1周岁以内1次2～3克。1～5岁，1次3～6克。6岁以上，1次9～12克。1日3次。

【不良反应】不详。

【联用西药注意事项】

1. 本品含有甘草，甘草与西药相互作用见附表1。

2. 本品含有麻黄，麻黄与西药相互作用见附表3。

3. 本品含有黄芩，黄芩与西药相互作用见附表7。

4. 本品含有桔梗，桔梗与西药相互作用见附表17。

5. 本品含有石膏，石膏与西药相互作用见附表18。

6. 本品含有苦杏仁，苦杏仁与西药相互作用见附表21。

7. 菌类制剂　本药具有抗菌作用，易降低菌类制剂疗效。

（四）蛤蚧定喘胶囊（丸）

【药物组成】蛤蚧、瓜蒌子、紫菀、麻黄、鳖甲（醋制）、黄芩、甘草、麦冬、黄连、百合、紫苏子（炒）、苦杏仁（炒）、石膏（煅）。

【功能主治】滋阴清肺，止咳定喘。用于虚劳久咳、年老哮喘，症见气短发热、胸满郁闷、自汗盗汗、不思饮食。

【用法用量】胶囊剂：口服，1次3粒，1日2次；丸剂：口服，水蜜丸1次5～6克，1日2次。大蜜丸1次1丸，1日2次。

【不良反应】可能会引起胃黏膜浅表性损害，可致上消化道出血。

【联用西药注意事项】

1. 本品含有甘草，甘草与西药相互作用见附表1。

2. 本品含有麻黄，麻黄与西药相互作用见附表3。

3. 本品含有黄连，黄连与西药相互作用见附表6。

4. 本品含有黄芩，黄芩与西药相互作用见附表7。

5. 本品含有石膏，石膏与西药相互作用见附表18。

6. 本品含有苦杏仁，苦杏仁与西药相互作用见附表21。

7. 解痉平喘药　如氨溴索、孟鲁司特钠等。本品可与解痉平喘药物氨溴索、孟鲁司特钠等联用增强其解痉平喘的作用，并可减少激素的用量。

8. 菌类制剂　本品具有抗菌作用，易降低菌类制剂疗效。

（五）小儿清肺化痰口服液

见本章第二节"小儿清肺化痰口服液"。

（六）小青龙合剂

【药物组成】麻黄、桂枝、白芍、干姜、细辛、甘草（蜜炙）、半夏（法）、五味子。

【功能主治】解表化饮，止咳平喘。用于风寒水饮，症见恶寒发热、无汗、喘咳痰稀。

【用法用量】口服，1次10～20毫升，1日3次，用时摇匀。

【不良反应】不详。

【联用西药注意事项】

1. 本品含有甘草，甘草与西药相互作用见附表1。

2. 本品含有麻黄，麻黄与西药相互作用见附表3。

3. 本品含有五味子，五味子与西药相互作用见附表13。

4. 本品含有半夏，半夏与西药相互作用见附表26。

第五节　反复呼吸道感染

反复呼吸道感染是儿科临床常见病，是指1年以内发生上、下呼吸道感染超出一定次数者。与护理不当、入托幼机构起始阶段、迁移住地、缺乏锻炼、环境污染、被动吸入烟雾、微量元素缺乏或其他营养成分搭配不合理等因素相关，部分与鼻咽部慢性病灶有关，如鼻窦炎、鼻炎、扁桃体肥大、腺样体肥大、慢性扁桃体炎等。本病四季均可发生，以冬春气候变化剧烈时尤易反复不已，部分病儿夏天有自然缓解的趋势。发病年龄多见于6个月~6岁的小儿，1~3岁的婴幼儿最为常见。反复呼吸道感染患儿简称"复感儿"，中医称为"虚人感冒、体虚感冒"。治疗原则为扶正祛邪。一般分为营卫不和、肺脾气虚、肺肾不足三个证型，分别予以扶正固表、调和营卫、健脾益气、补肺固表和补肾壮骨、填阴温阳为治法。

一、常用西药

（一）抗感染治疗

主张基于循证基础上，经验性选择抗感染药物和针对病原体检查和药敏试验结果的目标性用药，强调高度疑似病毒感染者不滥用抗生素。

（二）维生素治疗

对于维生素缺乏症者，及时补充维生素A、维生素D、维生素C、维生素B_2、维生素B_6、维生素E。

（三）微量元素治疗

对于伴有微量元素缺乏症者，应定时给予锌、铁、铜、锰等治疗，注意用药时间不宜过长。

（四）免疫调节剂治疗

对于患有免疫缺陷或免疫功能低下者，给予免疫调节剂。常用的药物有胸腺素、重组细胞因子及细胞因子诱生剂（干扰素）、左旋咪唑、转移因子、丙种球蛋白、泛福舒等。

二、常用中成药

（一）童康片

【药物组成】黄芪、白术、防风、山药、牡蛎、陈皮。

【功能主治】补肺固表，健脾益胃，提高机体免疫功能。用于体虚多汗，易患感冒，倦怠乏力，食欲不振。

【用法用量】口服，1次3~4片，1日4次。嚼碎后吞服，宜饭前服用。

【不良反应】不详。

【联用西药注意事项】

1. 本品含有黄芪，黄芪与西药相互作用见附表8。

2. 本品含有陈皮，陈皮与西药相互作用见附表11。

3. 本品含有白术，白术与西药相互作用见附表19。

4. 抗生素　如四环素类、喹诺酮类。牡蛎主要成分为碳酸钙，四环素类抗生素都是氢化并四苯的衍生物，其分子中含酰胺基和多个酚羟基，能与钙离子、镁离子、亚铁离子等金属离子形成溶解度小、不易被吸收的螯合物，联用时相互降低吸收率，疗效降低。喹诺酮类抗菌药物可螯合二价和三价阳离子，不能与含钙离子、镁离子的药物同服，比如钙离子与喹诺酮类抗菌药物可形成喹诺酮–钙络合物，所以在联合应用此类药物时应注意。

5. 洋地黄等强心苷类药　牡蛎主要成分为碳酸钙，钙离子对心脏的作用与洋地黄相似，能加强心肌收缩力，增强强心苷的作用，使洋地黄的毒性增强，并可引起心脏心律失常和传导阻滞，所以含钙离子成分的中成药不宜与强心苷类药物联用。

6. 异烟肼　牡蛎主要成分为碳酸钙，钙离子易与异烟肼形成溶解度小、不易被吸收的螯合物，使相互降低吸收率，降低疗效。

7. 左旋多巴胺　牡蛎主要成分为碳酸钙，而多巴胺中的游离酚羟基遇到金属钙离子会产生络合反应，影响药物的吸收。

（二）玉屏风胶囊（颗粒、口服液）

【药物组成】黄芪、白术（炒）、防风。

【功能主治】益气，固表，止汗。用于表虚不固，症见自汗恶风、面色㿠白；亦用于体虚易感风邪者。

【用法用量】胶囊剂：口服，1次2粒，1日3次；颗粒剂：开水送服，1次1袋，1日3次；口服液：1次10毫升，1日3次。

【不良反应】不详。

【联用西药注意事项】

1. 本品含有黄芪，黄芪与西药相互作用见附表8。

2. 本品含有白术，白术与西药相互作用见附表19。

3. 孟鲁司特钠　在抗生素治疗的基础之上，玉屏风颗粒联合孟鲁司特钠治疗儿童反复呼吸道感染后的咳嗽，可以增强疗效。孟鲁司特钠是一种强效的选择性白三烯D_4（LTD_4，$cysLT_1$）受体拮抗剂，为新一代非甾体抗炎药物。孟鲁司特钠能够选择性抑制气道平滑肌中白三烯多肽的活性，能够预防和抑制白三烯所导致的血管通透性增强、气道嗜酸性粒细胞浸润以及支气管痉挛等症状。玉屏风颗粒由黄芪、白术、防风三味中药组成，具有扶正祛邪的功效，能提高机体免疫功能而缓解临床症状。临床研究表明，在抗生素治疗基础上，将玉屏风颗粒与孟鲁司特钠联用治疗儿童反复呼吸道感染后的咳嗽，能使咳嗽时间明显缩短、每年感冒次数明显减少、再次感冒后咳嗽持续时间明显减少，且免疫功能改善亦优于单用孟鲁司特钠组或玉屏风颗粒组。

4. 抗生素或抗病毒药　临床研究表明玉屏风颗粒与抗生素或抗病毒药联用治疗小儿反复呼吸道感染能显著提高疗效，其机制可能与玉屏风颗粒能增强机体免疫有关。现代医学认为，小儿反复呼吸道感染的主要发病机制是机体免疫功能低下，选用能扶正祛邪、提高免疫力的玉屏风散与西药联用，可实现标本兼治，提高疗效。

5. 他卡西醇软膏　玉屏风颗粒与他卡西醇软膏联用以治疗白癜风能明显增强疗

效。玉屏风颗粒能全面增强机体免疫功能，与他卡西醇的免疫调节有协同作用，二者联用能增强酪氨酸酶的活性，使黑色素细胞颗粒增多。临床实践表明，玉屏风颗粒与他卡西醇软膏联合治疗白癜风，效果明显优于单用他卡西醇软膏。联用时未见明显不良反应，无明显毒副作用。

（三）槐杞黄颗粒

【药物组成】槐耳菌质、枸杞子、黄精。

【功能主治】益气养阴。用于气阴两虚引起的儿童体质虚弱，反复感冒或老年人病后体虚，症见头晕、头昏、神疲乏力、口干气短、心悸、易出汗、食欲不振、大便秘结。

【用法用量】开水冲服，成人1次1~2袋，1日2次。1~3周岁1次半袋，1日2次。3~12岁1次1袋，1日2次，宜饭前服用。

【不良反应】偶见轻微腹泻。

【联用西药注意事项】拜糖平等降糖药。枸杞和黄精含有糖性物质，与拜糖平降糖药共同服用，则会很大程度上降低药物的疗效。

第六节　小儿腹泻病

腹泻病是一组由多病原、多因素引起的以大便次数增多和大便性状改变为特点的消化道综合征。是我国婴幼儿最常见的疾病之一，也是造成儿童营养不良、生长发育障碍甚至死亡的主要原因。中医多属"泄泻"范畴。临床上可按其粪便性状与症状表现，分辨寒热，审察虚实。凡暴泻者多实，久泻者多虚，迁延难愈者多虚中夹实；腹胀痛者多实，腹虚胀喜按者多虚；粪便黄褐而臭者多属热，便稀如水、粪色淡黄、臭味不甚者多寒；舌苔厚腻者多属湿滞，舌质红、苔黄者多为热邪，舌淡胖有齿印者为伤阳，舌绛红而干者为伤阴。分别予以消食化积、疏风散寒、清热利湿、健脾益气、补脾温肾为治法。

一、常用西药

（一）对症治疗药物

口服补液盐等。

（二）对因治疗药物

抗菌药物，有指征时可使用头孢或其他类抗菌药物；肠黏膜保护剂可使用蒙脱石；微生态疗法可使用乳酶生等。

二、常用中成药

（一）婴儿健脾散

【药物组成】白扁豆（炒）、山药、白术（炒）、鸡内金（炒）、川贝母、木香（炒）、碳酸氢钠、人工牛黄。

【功能主治】健脾，消食，止泻。用于消化不良、乳食不进，症见腹胀、大便次数增多。

【用法用量】口服，1~3岁1次1~2瓶，1周岁以内1次0.5瓶，1日2次。

【不良反应】不详。

【联用西药注意事项】

1. 本品含有白术，白术与西药相互作用见附表19。

2. 维生素B$_1$、维生素B$_6$、红霉素　因木香对肠蠕动有明显抑制作用，可延长药物在小肠上部停留时间，与维生素B$_1$、维生素B$_6$、红霉素等同服，可使药物在胃内停留时间延长，被胃酸破坏而降低疗效。

（二）小儿泻速停颗粒

【药物组成】地锦草、儿茶、乌梅、山楂（炒焦）、茯苓、白芍、甘草。

【功能主治】清热利湿，健脾止泻，缓急止痛。用于小儿湿热壅遏大肠所致的泄泻，症见大便稀薄如水样、腹痛、食欲缺乏；小儿秋季腹泻及迁延性、慢性腹泻见上述证候者。

【用法用量】每袋装3克。口服，6个月以下，1次1.5~3克；6个月至1岁以内，1次3~6克；1~3岁，1次6~9克；3~7岁，1次10~15克；7~12岁，1次15~20克或遵医嘱。1日3~4次。

【不良反应】尚不明确。

【联用西药注意事项】

1. 本品含有甘草，甘草与西药相互作用见附表1。

2. 本品含有茯苓，茯苓与西药相互作用见附表9。

3. 本品含有白芍，白芍与西药相互作用见附表38。

4. 本品含有乌梅，乌梅与西药相互作用见附表42。

（三）苍苓止泻口服液

【药物组成】苍术、茯苓、黄芩、金银花、马鞭草、柴胡、葛根等。

【功能主治】清热除湿，健脾止泻。具有抑制肠道轮状病毒和肠道致病菌作用；具有恢复肠道消化吸收功能；能止泻，增强机体免疫力。

【用法用量】饭前口服，6个月以下，1次5毫升。6个月~1岁，1次5~8毫升；1~4岁，1次8~10毫升。4岁以上，1次10~20毫升。1日3次，3日为1个疗程。或遵医嘱。

【不良反应】不详。

【联用西药注意事项】

1. 本品含有黄芩，黄芩与西药相互作用见附表7。

2. 本品含有茯苓，茯苓与西药相互作用见附表9。

3. 本品含有柴胡，柴胡与西药相互作用见附表20。

4. 菌类制剂　本药具有抗菌作用，易降低菌类制剂疗效。

（四）小儿腹泻宁糖浆

【药物组成】党参、白术、茯苓、葛根、木香、广藿香、甘草。

【功能主治】健脾和胃，生津止泻。用于脾胃气虚所致的泄泻，症见大便泄泻、腹胀腹痛、食欲缺乏、呕吐、口干、倦怠乏力、舌淡苔白。

【用法用量】口服，10岁以上儿童1次10毫升，1日2次；10岁以下儿童酌减。

【不良反应】不详。

【联用西药注意事项】

1. 本品含有甘草，甘草与西药相互作用见附表1。

2. 本品含有茯苓，茯苓与西药相互作用见附表9。

3. 本品含有白术，白术与西药相互作用见附表19。

4. 维生素B_1、维生素B_6、红霉素　因木香对肠蠕动有明显抑制作用，可延长药物在小肠上部停留时间，与维生素B_1、维生素B_6、红霉素等同服，可使药物在胃内停留时间延长，被胃酸破坏而降低疗效。

（五）小儿腹泻外敷散

【药物组成】吴茱萸、丁香、白胡椒、肉桂。

【功能主治】温中散寒，止痛止泻。用于脾胃虚寒所致的泄泻，症见大便溏泄、脘腹疼痛、喜温喜按。

【用法用量】外用，用食醋调成糊状，敷于脐部，2岁以下1次1／4瓶，2岁以上1次1／3瓶。大便次数每日超过20次者，加敷涌泉穴，用量为1／4瓶，每24小时换药1次。

【不良反应】不详。

【联用西药注意事项】不详。

（六）抱龙丸

【药物组成】白术、山药、木香、天竺黄、厚朴、川芎、紫苏叶、广藿香、僵蚕、香附（四制）、诃子、赤石脂、白附子、砂仁、茯苓、陈皮、半夏（法）、独活、白芷、防风、薄荷、荜茇、天麻、荆芥等。

【功能主治】祛风健胃。用于小儿风痰吐乳腹泻。

【用法用量】口服，1岁以内1次1丸，1～2岁1次2丸，1日2～3次。

【不良反应】不详。

【联用西药注意事项】

1. 本品含有茯苓，茯苓与西药相互作用见附表9。

2. 本品含有陈皮，陈皮与西药相互作用见附表11。

3. 本品含有川芎，川芎与西药相互作用见附表14。

4. 本品含有白术，白术与西药相互作用见附表19。

5. 本品含有白芷，白芷与西药相互作用见附表23。

6. 本品含有半夏，半夏与西药相互作用见附表26。

7. 维生素B_1、维生素B_6、红霉素　因木香对肠蠕动有明显抑制作用，可延长药物在小肠上部停留时间，与维生素B_1、维生素B_6、红霉素等同服，可使药物在胃内停留时间延长，被胃酸破坏而降低疗效。

第七节　小儿厌食症

小儿厌食症是指3～6岁儿童长期食欲减退或食欲缺乏为主的症状，又称小儿消化功能紊乱，在小儿时期很常见，主要症状有食欲不振、呕吐、便秘、腹泻、腹痛、腹胀和便血等。微量元素缺乏、急性或慢性疾病、气候影响以及喂养不当均能引起小孩厌食。长期厌食可引起消瘦乏力、营养不良、体质虚弱，从而导致小儿免疫力低下，易并发其他病症。中医临床主要分辨运脾开胃是以运化功能失健为主，还是以脾胃气阴亏虚为主。以运脾开胃为治则。分为脾运失健证、脾胃气虚证、胃阴不足证，分别予以燥湿健脾、补脾益气、滋阴养胃治之。

一、常用西药

对症治疗药物。抑酸剂如西咪替丁、雷尼替丁、法莫替丁等；黏膜保护剂如硫酸铝等；口服胃酶合剂或干酵母片等助食剂；胃动力药如多潘立酮、莫沙必利等。

二、常用中成药

（一）小儿香橘丸

【药物组成】木香、陈皮、苍术（米泔炒）、白术（麸炒）、茯苓、甘草、白扁豆（去皮）、山药、莲子、薏苡仁（麸炒）、山楂（炒）、麦芽（炒）、六神曲（麸炒）、厚朴（姜炙）、枳实、香附（醋炙）、砂仁、半夏（制）、泽泻。

【功能主治】健脾和胃，消食止泻。用于小儿饮食不节，症见呕吐便泻、脾胃不和、身热腹胀、面黄肌瘦、不思饮食。

【用法用量】口服，1次1丸，1日3次。1周岁以内小儿酌减。

【不良反应】不详。

【联用西药注意事项】

1. 本品含有甘草，甘草与西药相互作用见附表1。

2. 本品含有茯苓，茯苓与西药相互作用见附表9。

3. 本品含有陈皮，陈皮与西药相互作用见附表11。

4. 本品含有白术，白术与西药相互作用见附表19。

5. 本品含有山楂，山楂与西药相互作用见附表22。

6. 本品含有半夏，半夏与西药相互作用见附表26。

7. 本品含有泽泻，泽泻与西药相互作用见附表24。

8. 碳酸氢钠等碱性药物　含有机酸类中药及制剂不宜与碳酸氢钠、氢氧化铝、复方氢氧化铝等联用，因容易发生中和反应而影响疗效。

9. 抗菌药物

（1）神曲、麦芽等含酶的中药及中药制剂不宜与抗菌药物同时服用，因为抗菌药物能抑制酶的活性，同服会使含酶类中药及其制剂药效降低，如需同时服用，服药时间建议间隔2~4小时。

（2）庆大霉素：枳实与含枳实类中药制剂与庆大霉素联用，由于枳实具有松弛胆道括约肌作用，有利于庆大霉素进入胆道，可增强其抗胆道感染作用。

（3）利福霉素、灰黄霉素：含木香、砂仁等中成药对胃肠道蠕动具有抑制作用，与利福霉素、灰黄霉素联用时，可延长利福霉素、灰黄霉素在小肠上部的停留时间，有利于药物吸收，可提高抗菌作用。

10. 酸性较强的药物　含有皂苷成分的甘草等中药及制剂不宜与酸性较强的药物联用。因为皂苷类成分在酸性或酶的作用下可发生脱水、双键转位、构型转化等水解反应而失效。

（二）化积口服液

【药物组成】鸡内金（炒）、三棱（醋制）、莪术（醋制）、槟榔、雷丸、茯苓（去皮）、海螵蛸、红花、鹤虱、使君子仁。

【功能主治】健脾导滞，化积除疳。用于脾胃虚弱所致的疳积，症见面黄肌瘦、腹胀腹痛、厌食、食欲不振、大便失调。

【用法用量】口服，5岁以内，1次5毫升，1日2次。2~5岁，1次10毫升，1日2次。5岁以上，1次10毫升，1日3次。或遵医嘱。

【不良反应】不详。

【联用西药注意事项】

1. 本品含有茯苓，茯苓与西药相互作用见附表9。

2. 抗肿瘤类药物　如5-氟尿嘧啶。服用5-氟尿嘧啶可出现食欲不振、恶心、呕吐、腹痛、腹泻等副作用，而加服海螵蛸及其中药制剂后，能起到止血、消肿、保护胃黏膜等作用，可有效减轻服用5-氟尿嘧啶后产生的副作用。

3. 酸性药物、四环素类　含海螵蛸等碱性相对较强的中药，与一些酸性西药如胃蛋白酶合剂、阿司匹林等联用，容易发生中和反应，影响两者疗效；海螵蛸中含有大量金属离子，当其与四环素类联用时，容易发生螯合反应，生成络合物，不易被肠道吸收，从而降低四环素类疗效。

（三）儿宝颗粒

【药物组成】太子参、北沙参、茯苓、山药、麦芽（炒）、陈皮、白芍（炒）、山楂（炒）、白扁豆（炒）、麦冬、葛根（煨）。

【功能主治】健脾益气，生津开胃。用于小儿面黄体弱、纳呆厌食、脾虚久泻、精神不振、口干渴、盗汗。

【用法用量】开水冲服，1～3岁1次5克，4～6岁1次7.5克，6岁以上1次10克，1日2～3次。

【不良反应】不详。

【联用西药注意事项】

1. 本品含有茯苓，茯苓与西药相互作用见附表9。
2. 本品含有葛根，葛根与西药相互作用见附表10。
3. 本品含有陈皮，陈皮与西药相互作用见附表11。
4. 本品含有山楂，山楂与西药相互作用见附表22。

（四）肥儿丸

【药物组成】肉豆蔻（煨）、木香、六神曲（炒）、麦芽（炒）、胡黄连、槟榔、使君子仁。

【功能主治】健胃消积，驱虫。用于小儿消化不良、虫积腹痛、面黄肌瘦、食少、腹胀泄泻。

【用法用量】口服，1次1～2丸，1日1～2次。3岁以内小儿酌减。

【不良反应】不详。

【联用西药注意事项】

1. 利福霉素、灰黄霉素　木香、砂仁中药对胃肠道具有抑制作用，与利福霉素、灰黄霉素联用时，可延长利福霉素、灰黄霉素在小肠上部的停留时间，有利于吸收，可提高抗菌作用。

2. 其他抗菌药物　神曲、麦芽等含酶的中药及中药制剂不宜与抗菌药物同时服用，因为抗菌药物能抑制酶的活性，同服会使含酶类中药及其制剂药效降低，如需同时服用，服药时间建议间隔2～4小时。

（五）小儿胃宝丸

【药物组成】山楂（炒）、山药（炒）、麦芽（炒）、六神曲（炒）、鸡蛋壳（焙）。

【功能主治】消食化积，健脾养胃，增进食欲，肥儿壮体。用于伤食伤乳，呕吐泄泻，脾虚胃弱，消化不良。

【用法用量】口服，1次2～3次，1日3次，3岁以上酌增。

【不良反应】不详。

【联用西药注意事项】

1. 本品含有山楂，山楂与西药相互作用见附表22。

2. 抗菌药物　神曲、麦芽等含酶的中药及中药制剂不宜与抗菌药物同时服用，因为抗菌药物能抑制酶的活性，同服会使含酶类中药及其制剂药效降低，如需同时服用，服药时间建议间隔2～4小时。四环素类抗生素、异烟肼等，与含钙中药同时服用时可生成不易被胃肠道吸收的络合物，使抗菌作用降低，疗效下降。

（六）醒脾养儿颗粒

【药物组成】一点红、毛大丁草、山栀茶、蜘蛛香。

【功能主治】醒脾开胃，养血安神，固肠止泻。用于脾气虚所致的儿童厌食，腹泻便溏，烦躁盗汗，遗尿夜啼。

【用法用量】温开水冲服，1岁以内1次1袋（2克），1日2次。1～2岁1次2袋（4克），1日2次。3～6岁1次2袋（4克），1日3次。7～14岁1次3～4袋（6～8克），1日2次。

【不良反应】不详。

【联用西药注意事项】不详。

（七）小儿肠胃康颗粒

【药物组成】鸡眼草、地肤草、谷精草、夜明砂、蚕沙、蝉蜕、谷芽、盐酸小檗碱、木香、党参、麦冬、玉竹、赤芍、甘草。

【功能主治】清热平肝，调理脾胃。用于小儿营养紊乱，症见食欲不振、面色无华、精神烦忧、夜寝哭啼、腹泻腹胀。

【用法用量】开水冲服，1次5～10克，1日3次。

【不良反应】不详。

【联用西药注意事项】

1. 本品含有甘草，甘草与西药相互作用见附表1。

2. 抗菌药物　谷芽等含酶的中药及中药制剂不宜与抗菌药物同时服用。含木香的制剂与利福霉素、灰黄霉素联用可提高抗菌作用。

3. 强心药 如洋地黄、地高辛等。含小檗碱的中药及其制剂在胃肠道中有很强的抑菌作用，肠道菌群的改变使强心苷被细菌代谢的部分减少，血中强心苷浓度升高，易发生中毒。

（八）儿康宁糖浆

【药物组成】党参、黄芪、白术、茯苓、山药、薏苡仁、麦冬、何首乌（制）、大枣、山楂（炒焦）、麦芽（炒）、桑枝。

【功能主治】益气健脾，消食开胃。用于脾胃气虚所致的厌食，症见食欲不振、消化不良、面黄身瘦、大便稀溏。

【用法用量】口服，1次10毫升，1日3次，20～30日为1个疗程。

【不良反应】不详。

【联用西药注意事项】

1. 本品含有黄芪，黄芪与西药相互作用见附表8。

2. 本品含有茯苓，茯苓与西药相互作用见附表9。

3. 本品含有白术，白术与西药相互作用见附表19。

4. 本品含有山楂，山楂与西药相互作用见附表22。

5. 抗菌药物 红霉素在碱性条件下抗菌力强，在pH <4的环境时几乎完全无效，所以红霉素一般以肠溶片或加碳酸氢钠用来避免胃酸对药物的破坏。若与含有机酸的中药及制剂同服，则红霉素可能被分解而失去抗菌作用。麦芽等含酶的中药及中药制剂不宜与抗生素类同时服用。

6. 碱性西药 两者联用，能发生酸碱中和反应而使疗效受影响。

（九）小儿七星茶颗粒

【药物组成】薏苡仁、稻芽、山楂、淡竹叶、钩藤、蝉蜕、甘草。

【功能主治】定惊消滞。用于小儿消化不良，不思饮食，二便不畅，夜寐不安。

【用法用量】开水冲服，1次0.5～1袋（3.5～7克），1日3次。

【不良反应】不详。

【联用西药注意事项】

1. 本品含有甘草，甘草与西药相互作用见附表1。

2. 本品含有山楂，山楂与西药相互作用见附表22。

3. 抗菌药物 稻芽等含酶的中药及中药制剂不宜与抗生素类同时服用。

（十）健儿消食口服液

【药物组成】黄芪（炙）、白术（麸炒）、麦冬、陈皮、莱菔子（炒）、山楂（炒）、黄芩。

【功能主治】健脾益胃，理气消食。用于小儿饮食不节损伤脾胃引起的纳呆食少，脘胀腹满，手足心热，自汗乏力，大便不调，以至厌食、恶食。

【用法用量】每支装10毫升，口服，3岁以内1次5～10毫升，3岁以上1次10～20毫升，1日2次，用时摇匀。

【不良反应】尚不明确。

【联用西药注意事项】

1. 本品含有黄芩，黄芩与西药相互作用见附表7。

2. 本品含有黄芪，黄芪与西药相互作用见附表8。

3. 本品含有陈皮，陈皮与西药相互作用见附表11。

4. 本品含有山楂，山楂与西药相互作用见附表22。

（十一）小儿化食丸（口服液）

【药物组成】六神曲（炒焦）、山楂（炒焦）、麦芽（炒焦）、槟榔（炒焦）、莪术（醋制）、三棱（制）、牵牛子（炒焦）、大黄。

【功能主治】消食化滞，泻火通便。用于食滞化热所致的积滞，症见厌食、烦躁、恶心呕吐、口渴、脘腹胀满、大便干燥。

【用法用量】丸剂：每丸重1.5克，口服，1岁以内1次1丸，1岁以上1次2丸，1日2次；口服液：每支装10毫升，口服，3岁以上1次10毫升，1日2次。

【不良反应】尚不明确。

【联用西药注意事项】

1. 本品含有大黄，大黄与西药相互作用见附表2。

2. 本品含有山楂，山楂与西药相互作用见附表22。

3. 本品含有槟榔，槟榔与西药相互作用见附表43。

4. 抗凝药物　本品含有三棱，大鼠实验显示三棱有效成分环-（酪氨酸-亮氨酸）、环-（苯丙氨酸-苯丙氨酸）和环-（苯丙氨酸-酪氨酸）均可使大鼠血浆凝血酶原时间（prothrombin time，PT）、活化部分凝血活酶时间（activated partial thromboplastin time，APTT）和凝血酶时间（thrombin time，TT）显著延长。提示三棱具有较强的抗凝活性，应避免与抗凝西药如肝素等联用，以免发生出血危险。

第八节　癫痫

癫痫是以持续存在的反复癫痫发作的易感性和由此引起的神经生物学、认知、心理学及社会方面的一种脑部疾病。癫痫发作是指大脑神经元过度异常放电引起的突然的、短暂的症状或体征，因累及脑部功能区不同，临床有多种发作表现，包括意识、运动、感觉异常，神经及自主神经异常癫痫发作可表现为惊厥性发作和非惊厥性发作，前者指伴有骨骼肌强烈收缩的痫性发作；而后者于发作过程中不伴有骨骼肌收缩，如典型失神、感觉性发作等。中医在治疗癫痫方面有着丰富的经验，中医认为癫痫病位在脑窍，在治疗上，中医将癫痫分为发作期与间歇期，对于间歇期的脾虚痰蕴证、肝肾阴虚证分别以健脾燥湿、滋养肝肾治之。对于发作期的风痫证、痰痫证、惊痫证、瘀血痫证分别以平肝息风、豁痰降气、镇惊安神、活血化瘀治之。

一、常用西药

癫痫治疗药物，如卡马西平、苯妥英钠、苯巴比妥、加巴喷丁、氨己烯酸、丙戊酸钠、乙琥胺等；癫痫持续状态治疗药物，如地西泮、硝西泮等。

二、常用中成药

（一）小儿抗痫胶囊

【药物组成】胆南星、天麻、太子参、茯苓、水半夏（制）、橘红、九节菖蒲、青果、琥珀、沉香、六神曲（麸炒）、枳壳（麸炒）、川芎、羌活。

【功能主治】豁痰息风，健脾理气。用于原发性全身性强直-阵挛发作型儿童癫痫属风痰闭阻证，症见四肢抽搐、口吐涎沫、二目上窜、甚至昏仆。

【用法用量】口服，3～6岁1次5粒，7～13岁1次8粒，1日3次。本品胶囊较大，患儿不习惯或吞服有困难者，可从胶囊中取出药粉冲服。

【不良反应】少数患儿服药后出现食欲不振、恶心呕吐、腹痛腹泻等消化道症状，饭后服用或继续服药1～3周后症状一般可自行消失。

【联用西药注意事项】

1. 本品含有茯苓，茯苓与西药相互作用见附表9。

2. 本品含有川芎，川芎与西药相互作用见附表14。

3. 庆大霉素　枳实、枳壳与含枳壳类中药制剂与庆大霉素联用，可增强后者抗胆道感染作用。

4. 中枢兴奋药　含天麻、僵蚕的制剂与中枢兴奋药（如尼可刹米、山梗菜碱等）联用时，前者的镇静作用能拮抗后者的中枢兴奋作用，因此，两者不宜同时使用。

（二）琥珀抱龙丸

【药物组成】琥珀、朱砂、天竺黄、胆南星、檀香、枳壳（炒）、茯苓、枳实（炒）、红参、山药（炒）、甘草。

【功能主治】清热化痰，镇静安神。用于饮食内伤所致的痰食型急惊风，症见发热抽搐、烦躁不安、痰喘气急、惊痫不安。

【用法用量】口服，1次1丸，1日2次，婴儿1次1/3丸，化服。

【不良反应】不详。

【联用西药注意事项】

1. 本品含有甘草,甘草与西药相互作用见附表1。

2. 本品含有茯苓,茯苓与西药相互作用见附表9。

3. 庆大霉素 枳实、枳壳与含枳壳类中药制剂与庆大霉素联用,可增强后者抗胆道感染作用。

4. 溴化钠、溴化钾、碘化钠、硫酸亚铁等 含汞的中药如朱砂等不宜与西药如溴化钠、溴化钾、碘化钠、硫酸亚铁等联用,因联用会产生溴化汞、碘化汞沉淀,可引起赤痢样大便,导致药源性肠炎。

(三)牛黄千金散

【药物组成】全蝎、僵蚕(制)、牛黄、朱砂、冰片、黄连、胆南星、天麻、甘草。

【功能主治】清热解毒,镇痉定惊。用于小儿惊风高热,手足抽搐,痰涎壅盛,神昏谵语。

【用法用量】口服,1次1~1.5瓶,1日2~3次。三岁以内小儿酌减。

【不良反应】不详。

【联用西药注意事项】

1. 本品含有甘草,甘草与西药相互作用见附表1。

2. 本品含有黄连,黄连与西药相互作用见附表6。

3. 中枢抑制药 牛黄及其制剂对中枢有抑制作用,不宜与吗啡、苯巴比妥等中枢抑制药并用,以防增强中枢抑制药的毒性,避免引起呼吸困难、昏睡、直立性低血压、昏厥等不良反应。

4. 溴化钠、溴化钾、碘化钠、硫酸亚铁等 含汞的中药如朱砂等不宜与西药如溴化钠、溴化钾、碘化钠、硫酸亚铁等联用。因联用会产生溴化汞、碘化汞沉淀,可引起赤痢样大便,导致药源性肠炎。

5. 中枢兴奋药 含天麻、僵蚕的制剂不宜与中枢兴奋药(如尼可刹米、山梗菜碱等)联用。

6. 强心药 如洋地黄、地高辛等。含小檗碱的中药及其制剂在胃肠道中有很强的抑菌作用,肠道菌群的改变使强心苷被细菌代谢的部分减少,血中强心苷浓度升高,易发生中毒。

(四)八宝惊风散

【药物组成】天麻(制)、黄芩、天竺黄、防风、全蝎(制)、沉香、丁香、钩藤、冰片、茯苓、麝香、薄荷、川贝母、金礞石(煅)、胆南星、人工牛黄、珍珠、龙齿、栀子。

【功能主治】祛风化痰,退热镇惊。用于小儿惊风,症见发烧咳嗽、呕吐痰涎。

【用法用量】口服，小儿1次0.52克，1日3次。1周岁以内遵医嘱酌减药量。

【不良反应】不详。

【联用西药注意事项】

1. 本品含有黄芩，黄芩与西药相互作用见附表7。

2. 本品含有茯苓，茯苓与西药相互作用见附表9。

3. 本品含有栀子，栀子与西药相互作用见附表30。

4. 本品含有珍珠，珍珠与西药相互作用见附表31。

5. 中枢兴奋药　含天麻、僵蚕的药物不宜与中枢兴奋药（如尼可刹米、山梗菜碱等）联用。

6. 中枢抑制药　牛黄及其制剂对中枢有抑制作用，不宜与吗啡、苯巴比妥等中枢抑制药并用，以防增强中枢抑制药的毒性，避免引起呼吸困难、昏睡、直立性低血压、昏厥等不良反应。

7. 硝酸甘油、硝酸异山梨酯　含挥发油的中药（如薄荷等）因具有还原性，不宜与具有氧化性的药物（如硝酸甘油、硝酸异山梨酯等）联用，否则会使后者失效。

8. 四环素类抗生素、异烟肼　龙齿、金礞石含钙等金属离子，与四环素类抗生素、异烟肼同服可生成不易被胃肠道吸收的络合物，使抗菌作用降低，疗效下降。

（五）牛黄抱龙丸

【药物组成】人工牛黄、胆南星、天竺黄、茯苓、琥珀、人工麝香、全蝎、僵蚕（炒）、雄黄、朱砂。

【功能主治】清热镇惊，祛风化痰。用于小儿风痰壅盛所致的惊风，症见高热神昏、惊风抽搐。

【用法用量】口服，1次1丸，1日1～2次，1周岁以内小儿酌减。

【不良反应】不详。

【联用西药注意事项】

1. 中枢抑制药　牛黄及其制剂对中枢有抑制作用，不宜与吗啡、苯巴比妥等中枢抑制药并用，以防增强中枢抑制药的毒性，避免引起呼吸困难、昏睡、直立性低血压、昏厥等不良反应。

2. 溴化钠、溴化钾、碘化钠、硫酸亚铁等　含汞的中药（如朱砂等）不宜与西药如溴化钠、溴化钾、碘化钠、硫酸亚铁等联用，因联用会产生溴化汞、碘化汞沉淀，可引起赤痢样大便，导致药源性肠炎。

3. 硫酸盐、亚硝酸盐类　雄黄与含雄黄的中成药不宜与硫酸盐、亚硝酸盐同服，因雄黄主要成分为硫化砷，联用可生成硫化砷酸盐、硝酸盐、硫酸盐，可在胃液中产生微量硝酸、硫酸，使雄黄所含的硫化砷氧化，增强毒性。

第九节　小儿注意力缺陷多动障碍

儿童注意力缺陷多动障碍是儿童期常见的一类心理障碍。表现为与年龄和发育水平不相称的注意力不集中和注意时间短暂、活动过度和冲动，常伴有学习困难、品行障碍和适应不良。目前发病机制不详，认为由遗传、神经递质失衡、脑部功能缺陷以及妊娠、成长环境因素不当所引起。本病在中医中多属于"脏躁"的范畴，治疗应以脏腑阴阳辨证为纲，调和阴阳为治疗大法。中医将儿童注意力缺陷多动障碍分为肝肾阴虚证、心脾不足证、痰火内扰证、气滞血瘀证，分别予以滋阴潜阳、养心健脾、清热化痰、活血化瘀法治之。

一、常用西药

中枢兴奋剂，如哌甲酯、匹莫林、三环素类抗抑郁药（如丙米嗪）；选择性去甲肾上腺素再摄取抑制剂（如托莫西汀等）。

二、常用中成药

（一）小儿智力糖浆

【药物组成】石菖蒲、雄鸡、龙骨、远志、龟甲。

【功能主治】调补阴阳，开窍益智。用于小儿轻微脑功能障碍综合征。

【用法用量】口服，1次10～15毫升，1日3次。

【不良反应】不详。

【联用西药注意事项】四环素类药物。含金属离子的中药（龙骨等）不宜与四环素类西药联用，因为金属离子容易与四环素类产生螯合反应，生成络合物，不易被肠道吸收，从而降低四环素类疗效。

（二）静灵口服液

【药物组成】熟地黄、山药、茯苓、牡丹皮、泽泻、远志、龙骨、女贞子、黄柏、知母（盐）、五味子、石菖蒲。

【功能主治】滋阴潜阳，宁神益智。用于儿童多动症属肾阴不足、肝阳偏旺证者，症见注意力涣散、多动多语、冲动任性、学习困难、舌质红、脉细数等。

【用法用量】口服，3～5岁，1次0.5瓶，1日2次。6～14岁，1次1瓶，1日2次。14岁以上，1次1瓶，1日3次。

【不良反应】不详。

【联用西药注意事项】

1. 本品含有茯苓，茯苓与西药相互作用见附表9。

2. 本品含有五味子，五味子与西药相互作用见附表13。

3. 本品含有黄柏，黄柏与西药相互作用见附表15。

4. 本品含有泽泻，泽泻与西药相互作用见附表24。

5. 螺内酯、氯化钾 含钾的中药（如泽泻等）不宜与螺内酯、氯化钾联用，否则容易出现药源性血钾过高症。

6. 强心药 如洋地黄、地高辛等。含小檗碱的中药及其制剂在胃肠道中有很强的抑菌作用，肠道菌群的改变使强心苷被细菌代谢的部分减少，血中强心苷浓度升高，易发生中毒。

第十节　病毒性心肌炎

病毒性心肌炎是指病毒感染引起的心肌局限性或弥漫性的急性或慢性炎症病变，属于感染性心肌疾病，病毒性心肌炎患者临床表现取决于病变的广泛程度和部位，轻者可无症状，重者可出现心力衰竭、心源性休克和猝死。其病因主要是由于病毒感染，其中引起肠道和上呼吸道感染的病毒感染最常见。本病多属"风温""心慌"的范畴，辨证要点为辨明虚实、轻重，治则以扶正祛邪为主。中医临床上将病毒性心肌炎分为风热烦心、湿热侵心、痰热阻络、心阳虚弱、气阴亏虚等，可分别予以清热解毒、清热化湿、化瘀通络、温振心阳、益气养阴为治法。

一、常用西药

（一）对因治疗药物

使用利巴韦林、阿昔洛韦、阿糖胞苷、干扰素、免疫核糖核酸等早期抗病毒治疗药物。

（二）辅助治疗药物

1. 抗菌药物 使用青霉素等消除链球菌及其他敏感细菌。

2. 保护心肌药 抗氧化剂如维生素C、辅酶Q、1，6-二磷酸果糖等及心肌营养药物如能量合剂、极化液。

3. 肾上腺皮质激素。

4. 作为心源性休克、心力衰竭、心律失常的对症治疗药物。

二、常用中成药

（一）玉丹荣心丸

【药物组成】玉竹、丹参、五味子、降香、苦参、蓼大青叶、山楂、甘草（炙）。

【功能主治】益气养阴，活血解毒。用于气阴两虚或气阴两虚兼心脉瘀阻，症见胸闷、心悸、气短、乏力、头晕、多汗、心前区不适或疼痛；轻、中型病毒性心肌炎见上述证候者。

【用法用量】口服，儿童1～3岁1次2丸，3～6岁1次3丸，6岁以上1次4丸，1日3次。成人1次6丸，1日3次，或遵医嘱。

【不良反应】偶见食欲缺乏、恶心，不影响治疗。

【联用西药注意事项】

1. 本品含有甘草，甘草与西药相互作用见附表1。

2. 本品含有丹参，丹参与西药相互作用见附表4。

3. 本品含有五味子，五味子与西药相互作用见附表13。

4. 本品含有山楂，山楂与西药相互作用见附表22。

5. 强心药　如洋 地黄、地高辛等。含小檗碱的中药及其制剂在胃肠道中有很强的抑菌作用，肠道菌群的改变使强心苷被细菌代谢的部分减少，血中强心苷浓度升高，易发生中毒。

（二）人参养荣丸

【药物组成】人参、白术（土炒）、茯苓、黄芪（炙）、当归、熟地黄、白芍（麸炒）、陈皮、远志（制）、肉桂、五味子（酒蒸）、甘草（炙）。

【功能主治】温补气血。用于心脾不足、气血两亏，症见形瘦神疲、食少便溏、病后虚弱。

【用法用量】口服，水蜜丸1次6克，1日1～2次。大蜜丸1次1丸，1日2次。

【不良反应】不详。

【联用西药注意事项】

1. 本品含有甘草，甘草与西药相互作用见附表1。

2. 本品含有当归，当归与西药相互作用见附表5。

3. 本品含有黄芪，黄芪与西药相互作用见附表8。

4. 本品含有茯苓，茯苓与西药相互作用见附表9。

5. 本品含有陈皮，陈皮与西药相互作用见附表11。

6. 本品含有人参，人参与西药相互作用见附表12。

7. 本品含有五味子，五味子与西药相互作用见附表13。

8. 本品含有白术，白术与西药相互作用见附表19。

9. 酸性较强的药物　如维生素C、烟酸、谷氨酸、胃酶合剂、稀盐酸合剂等。本品含有皂苷类中药远志、白芍等，皂苷类成分在酸性环境与酶的作用下，极易水解失效。

10. 含有金属离子的盐类药物　如硫酸亚铁、碱式碳酸铋等。本品含远志、白芍等，其主要成分为皂苷类成分，含皂苷的中药及其制剂，与含有金属离子的盐类药物同服后可形成沉淀，致使机体难以吸收而降低疗效。

第十一节　手足口病

手足口病是由肠道病毒引起的传染性疾病，其中最常见的是柯萨奇病毒A_{16}型及肠道病毒71型。主要通过消化道、呼吸道和密切接触等途径传播。多发生于5岁以下儿童，表现为低热、口腔和四肢末端出现斑丘疹、疱疹，重者可出现心肌炎、肺水肿、无菌性脑膜脑炎、循环障碍等并发症，致死原因主要为脑干脑炎及神经源性肺水肿。手足口病患者和隐性感染者均为传染源，主要通过粪-口途径传播，亦可通过接触患者呼吸道分泌物、疱疹液及污染的物品而感染，疾病流行季节医源性传播也不容忽视。本病在中医上多属"温病"范畴，有轻症、重症之分，以八纲辨证为纲，治则以清热祛湿解毒为主。一般分为邪犯肺脾、湿热蒸盛，可分别予以清热化湿、宣肺解表，清热凉营、解毒祛湿的治法。在急性期以解毒凉血，清热泻脾为主，恢复期则以理气健脾，助运清化为主。

一、常用西药

1. 抗病毒类药物　如利巴韦林、阿昔洛韦等。

2. 抗菌药物　适当应用抗菌药物如青霉素、哌拉西林、第二代头孢菌素等。

3. 对症治疗药物　治疗发热、呕吐、腹泻、口腔疱疹、皮疹等症状，可选用对乙酰氨基酚、布洛芬、蒙脱石散、炉甘石洗剂、复方地芬诺酯等。

4. 静脉注射用免疫球蛋白。

二、常用中成药

（一）小儿热速清口服液

【药物组成】柴胡、黄芩、板蓝根、葛根、金银花、水牛角、连翘、大黄。

【功能主治】清热解毒，泻火利咽。用于小儿外感风热所致的感冒，症见发热、头痛、咽喉肿痛、鼻塞流涕、咳嗽、大便干结。

【用法用量】口服，1岁以内，1次2.5～5毫升。1～3岁，1次5～10毫升。3～7岁，

1次10～15毫升。7～12岁，1次15～20毫升。1日3～4次。

【不良反应】不详。

【联用西药注意事项】

1. 本品含有大黄，大黄与西药相互作用见附表2。

2. 本品含有黄芩，黄芩与西药相互作用见附表7。

3. 本品含有葛根，葛根与西药相互作用见附表10。

4. 本品含有柴胡，柴胡与西药相互作用见附表20。

5. 本品含有连翘，连翘与西药相互作用见附表25。

6. 本品含有金银花，金银花与西药相互作用见附表27。

（二）蒲地蓝消炎口服液

【药物组成】蒲公英、苦地丁、板蓝根、黄芩。

【功能主治】清热解毒，抗炎消肿。用于疖肿、腮腺炎、咽炎、扁桃体炎等。

【用法用量】口服，1次10毫升，1日3次，小儿酌减。如有沉淀，摇匀后服用。

【不良反应】不详。

【联用西药注意事项】

1. 本品含有黄芩，黄芩与西药相互作用见附表7。

2. 雷贝拉唑、克拉霉素、盐酸左氧氟沙星　曾有报道，蒲地蓝消炎口服液、雷贝拉唑肠溶胶囊、克拉霉素缓释片、盐酸左氧氟沙星片联用，在根除幽门螺杆菌的疗效上有协同作用。蒲地蓝消炎口服液中的蒲公英、黄芩具有直接抑杀幽门螺杆菌的作用，此外蒲地蓝消炎口服液能增加血液中白细胞数量，提高白细胞吞噬能力，达到间接抑杀幽门螺杆菌的作用。

（三）小儿豉翘清热颗粒

【药物组成】连翘、淡豆豉、薄荷、荆芥、栀子（炒）、大黄、青蒿、赤芍、槟榔、厚朴、黄芩、半夏、柴胡、甘草。

【功能主治】疏风解表，清热导滞。用于小儿感冒风热挟滞证，症见发热咳嗽、鼻塞流涕、咽红肿痛、纳呆口渴、脘腹胀满、便秘或大便酸臭、大便溲黄等。

【用法用量】开水冲服，6个月～1岁1次1～2克。1～3岁1次2～3克。4～6岁1次3～4克。7～9岁1次4～5克。10岁以上1次6克。1日3次。

【不良反应】不详。

【联用西药注意事项】

1. 本品含有甘草，甘草与西药相互作用见附表1。

2. 本品含有大黄，大黄与西药相互作用见附表2。

3. 本品含有黄芩，黄芩与西药相互作用见附表7。

4. 本品含有柴胡，柴胡与西药相互作用见附表20。

5. 本品含有连翘，连翘与西药相互作用见附表25。

6. 本品含有半夏，半夏与西药相互作用见附表26。

7. 本品含有栀子，栀子与西药相互作用见附表30。

8. 硝酸甘油、硝酸异山梨酯　含挥发油的中药如薄荷等因具有还原性，不宜与具有氧化性的药物如硝酸甘油、硝酸异山梨酯等联用，否则会使后者失效。

第十二节　儿科通用药物

一、常用中成药

（一）安宫牛黄丸（胶囊、散）

【药物组成】体外培育牛黄、水牛角浓缩粉、人工麝香、珍珠、朱砂、雄黄、黄连、黄芩、栀子、郁金、冰片。

【功能主治】清热解毒，镇惊开窍。用于热病，邪入心包，高热惊厥，神昏谵语；中风昏迷及脑炎、脑膜炎、中毒性脑病、脑出血、败血症见上述证候者。

【用法用量】蜜丸：口服，1次1丸，1日1次；小儿3岁以内1次1／4丸，4～6岁1次1／2丸，1日1次；或遵医嘱；胶囊剂：口服，1次2粒，1日3次，小儿酌减；散剂：1次1.6克，1日1次；小儿3岁以内1次0.4克，4～6岁1次0.8克，1日1次；或遵医嘱。

【不良反应】

1. 有报道不当使用本品致体温过低，亦有个别患者发生过敏反应。表现为憋气心慌，上腹部隐痛不适，并有恐惧感，精神烦躁不安，面部明显浮肿，口唇发青，全身皮肤渐发青，皮疹增多。

2. 有报道称使用本品引起汞毒性肾病或过敏反应等不良反应。

【联用西药注意事项】

1. 本品含有黄连，黄连与西药相互作用见附表6。

2. 本品含有黄芩，黄芩与西药相互作用见附表7。

3. 本品含有栀子，栀子与西药相互作用见附表30。

4. 本品含有珍珠，珍珠与西药相互作用见附表3。

5. 中枢神经抑制药　如水合氯醛、吗啡、苯巴比妥、异丙肾上腺素、戊巴比妥钠、硫喷妥钠等。牛黄能增强水合氯醛、吗啡、苯巴比妥的中枢神经抑制作用，可能出现急性中毒，如昏睡、呼吸中枢抑制、低血压等。麝香能缩短苯巴比妥引起的睡眠时间，但大剂量则反能延长睡眠时间。冰片能兴奋中枢神经系统，并可提高交感神经的敏感性，影响心肌的功能，异丙肾上腺素为β受体兴奋剂，既能兴奋支气管平滑肌的β₂

受体，同时也能兴奋心肌的 β_1 受体，在平喘的同时兴奋心脏。若这两类药联用，强心作用陡然加强，极易引发心律失常，故不宜联用。

安宫牛黄丸可显著增强戊巴比妥钠或硫喷妥钠对中枢神经系统的抑制作用，明显延长小鼠的睡眠时间，故联用时应慎重。

6. 亚硝酸盐、亚铁盐类、硫酸盐及硝酸盐　安宫牛黄丸含有雄黄，因为雄黄的主要成分是硫化砷，与亚铁盐、亚硝酸盐联用后，雄黄可生成硫代砷酸盐沉淀物，使疗效降低；也不宜与硝酸盐、硫酸盐联用，因为这些西药所产生的微量硝酸、硫酸可使雄黄含的四价砷氧化，增强毒性。

7. 新霉素　新霉素硫酸盐在胃肠道分解产生少量硫酸，使安宫牛黄丸中所含的硫化砷氧化，增强毒性。

8. 还原性的西药　如溴化物（咖溴合剂）、碘化物（碘化钾）、硫酸亚铁、亚硝酸钾等。朱砂主要成分为硫化汞，与具有还原性的西药如碘化钾、咖溴合剂、硫酸亚铁、亚硝酸钾等联用，会产生具有毒性的溴化汞或碘化汞沉淀物。轻者引起腹痛，重者可能引起赤痢样大便，产生药源性肠炎，特别是长期联用可能出现不良后果

9. 水合氯醛、乌拉坦、吗啡、苯巴比妥等　不宜与水合氯醛、乌拉坦、吗啡、苯巴比妥等联用，因为牛黄与水合氯醛等作用抑制中枢神经。

10. 四环素类抗生素　朱砂主要含硫化汞，雄黄主要含硫化砷。四环素类抗生素都是氢化并四苯的衍生物，其分子中含酰胺基和多个酚羟基，能与钙离子、镁离子、亚铁离子等金属离子形成溶解度小、不易被吸收的螯合物，相互降低吸收率，疗效降低。喹诺酮类抗菌药物可螯合二价和三价离子，不能与含钙离子、镁离子的药物联用，否则钙离子与该药物可形成喹诺酮–钙合物，使吸收减少，血药浓度下降，并增强对胃肠道的刺激，故不宜联用，如确需联用时，可将二者服药时间间隔2～3小时。

11. 抗结核药　如异烟肼。雄黄和朱砂中均含有金属离子，异烟肼结构中的肼功能团遇到金属离子会产生螯合反应，使异烟肼生物效应降低。

12. 左旋多巴胺　雄黄和朱砂中均含有金属离子，多巴胺中的游离酚羟基遇到金属离子会产生络合反应，生成络合物，影响药物的吸收。

13. 泼尼松　泼尼松为治疗特发性血小板减少性紫癜的糖皮质激素首选药物，与水牛角联用有协同作用，治疗难治性特发性血小板减少性紫癜效果显著且不易复发。

（二）紫雪

【药物组成】石膏、寒水石、滑石、磁石、玄参、木香、沉香、升麻、水牛角浓缩粉、羚羊角、麝香、朱砂等。

【功能主治】用于热病，症见高热烦躁、神昏谵语、惊风抽搐、斑疹吐衄、尿赤、便秘。

【用法用量】口服，1次1.5～3克，1日2次。1周岁小儿1次0.3克，5岁以内小儿，

年龄每增1岁，服药量递增0.3克，1日1次。5岁以上小儿酌情服用。

【不良反应】不详。

【联用西药注意事项】

1. 本品含有石膏，石膏与西药相互作用见附表18。

2. 抗结核药 如异烟肼。寒水石、磁石、滑石和朱砂中均含有金属离子，异烟肼结构中的肼功能团遇到金属离子会产生螯合反应，使异烟肼生物效应降低。

3. 左旋多巴胺 寒水石、磁石、滑石和朱砂中含有金属离子，多巴胺中的游离酚羟基遇到金属离子会产生络合反应，生成络合物，影响药物的吸收。

4. 具有还原性的西药 如溴化物（咖溴合剂）、碘化物（碘化钾）、硫酸亚铁。朱砂主要成分为硫化汞，当与还原性西药如溴化物（咖溴合剂）、碘化物（碘化钾）、硫酸亚铁等联用时，会生产具有毒性的溴化汞或碘化汞沉淀物。

（三）知柏地黄丸

【药物组成】知母、黄柏、熟地黄、山药、山茱萸（制）、牡丹皮、茯苓、泽泻。

【功能主治】滋阴清热。用于潮热盗汗、口干咽痛、耳鸣遗精。

【用法用量】口服，1次6克（30粒），1日2次。

【不良反应】不详。

【联用西药注意事项】

1. 本品含有茯苓，茯苓与西药相互作用见附表9。

2. 本品含有黄柏，黄柏与西药相互作用见附表15。

3. 本品含有泽泻，泽泻与西药相互作用见附表24。

4. 本品含有山茱萸，山茱萸与西药的相互作朋见附表28。

5. 磺胺类西药 磺胺类药物在体内部分转化成乙酰化合物，乙酰化合物在酸性条件下溶解度较低，容易在肾小管内酸性尿中析出结晶，造成肾及尿路损害而产生血尿、结晶尿，引起尿痛、尿闭、肾功能衰竭。

6. 红霉素 红霉素在酸性环境下抗菌作用减弱，在强酸性环境中其化学结构可遭破坏，从而丧失药效。

7. 碱性西药 如氨茶碱、复方氢氧化铝、乳酸钠等。因山茱萸、牡丹皮等含有有机酸，而碱性药物与有机酸易发生中和反应而失去药效，故不宜联用。

8. 呋喃妥因、利福平、阿司匹林、吲哚美辛等 因山茱萸、牡丹皮等含有有机酸，而有机酸会增加这些药物存肾脏的重吸收，从而加重对肾脏的毒性。

（四）小儿化毒散（胶囊）

【药物组成】人工牛黄、珍珠、雄黄、大黄、黄连、甘草、天花粉、川贝母、赤芍、乳香（制）、没药（制）、冰片。

【功能主治】清热解毒，活血消肿。用于热毒内蕴、毒邪未尽所致的口疮肿痛、疮疡溃烂、烦躁口渴、大便秘结。

【用法用量】散剂：每袋装0.6克，外用，敷于患处；胶囊剂：每粒装0.6克，口服，1次0.6克，1日1～2次，3岁以内小儿酌减。

【不良反应】尚不明确。

【联用西药注意事项】

1. 本品含有甘草，甘草与西药相互作用见附表1。

2. 本品含有大黄，大黄与西药相互作用见附表2。

3. 本品含有黄连，黄连与西药相互作用见附表6。

4. 本品含有牛黄，牛黄与西药相互作用见附表41。

5. 本品含有雄黄，雄黄与西药相互作用见附表45。

6. 抗生素 急性化脓性扁桃体炎的治疗以抗菌消炎为主，尤以青霉素效果较好，然而临床观察发现此类患儿多已产生了耐药性。小儿化毒散对小儿急性化脓性扁桃体炎疗效尤为显著，二者联用可达到清热解毒、消肿利咽的目的。

第三章 骨伤科用药

第一节 腰肌劳损

腰肌劳损是指因腰部软组织慢性或损害性病变所引起的腰腿痛等一系列症状。其病因有反复多次的腰部急性扭伤因未及时彻底治愈而转成慢性损伤；腰部受寒、受潮后，引起慢性腰部肌肉软组织损伤；长期工作姿势不良，或呈特殊工作体位，而形成累积性劳损变性。该症多见于曾有过劳、损伤或腰部外伤病史的青壮年人。疼痛的特点是持续性隐痛、酸痛、钝痛，活动过度、劳累后疼痛加剧，休息后减轻，尤其是保持弯腰姿势稍久即引起疼痛，甚至不能直腰。疼痛范围多不局限，常出现在两侧腰肌、腰骶部，有时涉及臀上部和下肢。中医认为可归属于"腰痛""痹证"范畴，辨证首先宜分辨表里虚实寒热。大抵感受外邪所致者，其证多属表、属实，发病骤急，治宜祛邪通络，根据寒湿、湿热不同，分别施治。由肾精亏损所致者，其证多属里、属虚，常见慢性反复发作，治宜以补肾益气为主。

一、常用西药

1. 解热镇痛抗炎药　阿司匹林、吲哚美辛、布洛芬、芬必得、扶他林等。
2. 激素类药物　地塞米松、醋酸泼尼松。
3. 维生素及营养药　维生素B_1、维生素B_{12}、维生素E、维生素C、肌酐、三磷酸腺苷。

二、常用中成药

（一）壮腰健肾丸

【药物组成】狗脊、黑老虎、千斤拔、桑寄生（蒸）、女贞子（蒸）、鸡血藤、金樱子、牛大力、菟丝子（盐水制）。

【功能主治】壮腰健肾，养血，祛风湿。用于肾亏腰痛，症见膝软无力、小便频数、遗精梦泄、风湿骨痛、神经衰弱。

【用法用量】口服，大蜜丸1次1丸，1日2～3次。水蜜丸1次3.5克，1日2～3次。

【不良反应】个别患者用药后出现过敏反应。

【联用西药注意事项】

1. 洛贝林、士的宁、麻黄碱、维生素B$_1$等 狗脊、金樱子及其中成药因具有鞣质，故与洛贝林、士的宁、麻黄碱、维生素B$_1$等药物联用时容易产生沉淀，降低药物疗效。

2. 酸性药物 如磺胺类、大环内酯类药物、阿司匹林等。女贞子等含有机酸成分的中药及制剂，与磺胺类、大环内酯类药物、阿司匹林等酸性药物联用后，因尿液酸化，可使磺胺和大环内酯类药物的溶解性降低，增强磺胺类药物的肾毒性，导致尿中析出结晶，引起结晶尿或血尿，同时增强大环内酯类药物的肝毒性，甚至可引起听觉障碍。可使利福平和阿司匹林的排泄减少，加重对肾脏的不良反应。

（二）苁蓉益肾颗粒

【药物组成】五味子（酒制）、肉苁蓉（酒制）、菟丝子（酒炒）、茯苓、车前子（盐制）、巴戟天（制）。

【功能主治】补肾填精。用于肾气不足，症见腰膝酸软、记忆减退、头晕耳鸣、四肢无力。

【用法用量】口服，1次1袋，1日2次。

【不良反应】不详。

【联用西药注意事项】

1. 本品含有茯苓，茯苓与西药相互作用见附表9。

2. 本品含有五味子，五味子与西药相互作用见附表13。

3. 左氧氟沙星和坦洛新 苁蓉益肾颗粒具有填精益髓、滋阴壮阳、补肾健脾、养心安神、收敛固涩之功效，在与左氧氟沙星、α-受体阻断药坦洛新联用治疗慢性前列腺炎的基础上，可明显提高性功能障碍的治疗效果。

4. 西地那非 苁蓉益肾颗粒能增强机体应激状态的反应，增强患者的体力，增强患者的性欲及对性刺激的反应，增加性快感。而西地那非的作用原理是需要在性刺激下，副交感神经末梢释放一氧化氮（NO）后才起作用。因此，苁蓉益肾颗粒和西地那非联合治疗男性勃起功能障碍时有协同作用，苁蓉益肾颗粒可提高西地那非的疗效。

5. 环孢素A 苁蓉益肾颗粒联合环孢素A治疗纯红细胞再生障碍的疗效与环孢素A联合雄激素治疗相比，疗效相似，但前者不良反应明显减少。苁蓉益肾颗粒治疗纯红细胞再生障碍可能有两方面作用：

（1）促进睾酮分泌，从而刺激内源性红细胞生成素，使红细胞生成增加。

（2）增强环孢素A的免疫调节功能。

6. 盐酸曲唑酮 苁蓉益肾颗粒中的五味子、肉苁蓉、巴戟天、菟丝子均有抗疲劳、恢复体力、提高机体免疫力作用。盐酸曲唑酮联合苁蓉益肾颗粒治疗由抗精神病药物引起的性功能障碍时，可以增强盐酸曲唑酮的作用，疗效显著。

（三）金天格胶囊

【药物组成】人工虎骨粉。

【功能主治】具有健骨作用。用于腰背疼痛、腰膝酸软、步履艰难等症状的改善。

【用法用量】口服，1次3粒，1日3次，1个疗程为3个月。

【不良反应】未发现明显不良反应，偶见个别患者服药后出现口干。

【联用西药注意事项】

1. 钙尔奇D　金天格胶囊与钙尔奇D联用能很好地缓解腰椎融合术术后下腰痛的程度，同时显著提升腰椎后外侧植骨融合手术的融合率。

2. 塞来昔布、硫酸氨基葡萄糖胶囊　金天格胶囊联合塞来昔布、硫酸氨基葡萄糖胶囊治疗膝骨性关节炎临床效果显著，可控制症状，改善关节功能，同时解决关节软骨及骨质退行性病变问题，更有效地治疗膝关节炎，减少复发率。另外，能使隐形性类风湿、类风湿关节炎患者症状明显改善。

（四）虎力散胶囊

【药物组成】草乌（制）、三七、断节参、白云参。

【功能主治】祛风除湿，舒筋活络，行瘀，消肿定痛。用于风湿麻木，筋骨疼痛，跌打损伤，创伤流血。

【用法用量】口服，1次1粒，1日1~2次，开水或温酒服。外用时，将内容物撒于伤口处。

【不良反应】手脚发麻、全身发紧、胃痛、头昏头痛等症状。

【联用西药注意事项】

1. 酸性较强药物　含有皂苷成分的三七等中药及制剂不宜与酸性较强的药物联用。因为皂苷类成分在酸性或酶的作用下可发生脱水、双键转位、构型转化等水解反应而失效。

2. 肾上腺素类　乌头碱可增强肾上腺素对心肌的直接作用，联用易产生被动异位心律。

3. 强心苷类、普萘洛尔、硝苯地平　联用会加重对心肌的毒性。普萘洛尔、硝苯地平可对抗草乌的强心作用。

4. 嘌呤类利尿剂　草乌可抑制嘌呤类利尿剂的效应。

第二节　腰椎间盘突出症

腰椎间盘突出症是指腰椎间盘发生退行性改变以后，在外力作用下，纤维环部分或全部破裂，单独或者连同髓核、软骨终板向外突出，刺激或压迫窦椎神经和神经根引起的以腰腿痛为主要症状的一种病变。腰椎间盘突出症是骨科的常见病和多发病，是引起腰腿痛的最常见原因。腰椎间盘退变、损失、妊娠、遗传因素、发育异常是腰椎间盘突出症的主要病因。临床表现为腰痛、坐骨神经痛、马尾综合征。腰椎间盘突出症属中医学中"腰痛"或"腰腿痛""痹证"范畴。一般分为风湿痹阻、寒湿痹阻、湿热痹阻、气滞血瘀、肾阳虚衰、肝肾阴虚。风湿痹阻以祛风除湿、益痹止痛为治法。寒湿痹阻以温经散寒、祛湿通络为治法。湿热痹阻以清利湿热、通络止痛为治法。气滞血瘀以行气活血、通络止痛为治法。肾阳虚衰以温补肾阳、温阳通痹为治法。肝肾阴虚以滋阴补肾、强筋壮骨为治法。

一、常用西药

（一）非甾体类消炎镇痛药

吲哚美辛、扶他林、芬必得、英太青、西乐葆等，为减轻药物对胃肠道的损害、延长其作用时间，可选用肠溶剂、缓释剂、药物前体等制剂。

（二）肌肉松弛剂

腰痛伴有持续性腰肌紧张的患者，可应用肌肉松弛剂，如氯唑沙宗、盐酸乙哌立松、巴氯芬等。

（三）镇静及抗焦虑药物

腰腿痛严重影响睡眠并且精神焦虑者，可应用镇静及抗焦虑药物，如安定、多虑平等，该类药物与非甾体消炎镇痛药联用可加强镇痛效果。

（四）糖皮质激素类药物

处于急性期脊神经根水肿引起的下肢剧烈疼痛，可口服糖皮质激素类药物，如地塞米松等，以消除神经根水肿。

（五）神经营养药

维生素B_1、维生素B_{12}、谷维素等神经营养药对神经损伤有一定恢复作用，也常在一些复方中使用。

二、常用中成药

（一）腰痹通胶囊

【药物组成】三七、川芎、延胡索、白芍、牛膝、狗脊、熟大黄、独活。

【功能主治】活血化瘀，祛风除湿，行气止痛。用于血瘀气滞、脉络闭阻所致腰痛，症见腰腿疼痛，痛有定处，痛处拒按，轻者俯仰不便，重者剧痛不能转侧；腰椎间盘突出症见上述证候者。

【用法用量】口服，1次3粒，1日3次，宜饭后服用，30日为1个疗程。

【不良反应】偶见恶心、胃部不适等胃肠道不良反应。

【联用西药注意事项】

1. 本品含有大黄，大黄与西药相互作用见附表2。

2. 本品含有川芎，川芎与西药相互作用见附表14。

3. 本品含有延胡索，延胡索与西药相互作用见附表16。

4. 酸性较强药物　含有皂苷成分的三七等中药及制剂不宜与酸性较强的药物联用。

5. 螺内酯、氯化钾等　牛膝及其中成药不宜与螺内酯、氯化钾同服，否则容易出现药源性血钾过高。

6. 洛贝林、士的宁、麻黄碱、维生素B_1等　狗脊及其中成药与洛贝林、士的宁、麻黄碱、维生素B_1等药物联用时容易产生沉淀，降低药物疗效。

（二）根痛平颗粒

【药物组成】白芍、葛根、桃仁、红花、乳香（醋炙）、没药（醋炙）、续断、狗脊（烫）、伸筋草、牛膝、地黄、甘草。

【功能主治】活血，通络，止痛。用于风寒阻络所致颈、腰椎病，症见肩颈疼痛、活动受限、上肢麻木。

【用法用量】开水冲服，1次1袋，1日2次，饭后服用，或遵医嘱。

【不良反应】对胃肠有轻度刺激作用，宜餐后服。

【联用西药注意事项】

1. 本品含有甘草，甘草与西药相互作用见附表1。

2. 本品含有葛根，葛根与西药相互作用见附表10。

3. 醋氯芬酸、甲钴胺　醋氯芬酸、根痛平颗粒及甲钴胺联合治疗下腰痛的效果明确，能明显改善患者的症状，同时副作用较小，可以提高患者的生活质量。醋氯芬酸与甲钴胺联用治疗颈椎病可明显提高疗效。

4. 吗啡、哌替啶、磷酸可待因等　桃仁及其中成药不宜与吗啡、哌替啶、磷酸可待因等麻醉、镇静、止咳药同服，因为两者共同的毒性作用，可导致呼吸抑制作用过强。

5. 洛贝林、士的宁、麻黄碱、维生素B_1等　狗脊及其中成药与洛贝林、士的宁、麻黄碱、维生素B_1等药物联用时容易产生沉淀，降低药物疗效，故不宜联用。

（三）通迪胶囊

【药物组成】三七、紫金莲、大青木香、七叶莲、鸡矢藤、细辛。

【功能主治】活血行气，散瘀止痛。用于气滞血瘀、经络阻滞所致的癌症疼痛、术后疼痛、跌打疼痛、肩颈痹痛以及胃脘疼痛、头痛、痛经等。

【用法用量】口服，1次2粒，1日3次，剧痛时加服1粒。

【不良反应】本品含马兜铃科植物细辛，应在医生指导下使用，定期复查肾功能。

【联用西药注意事项】

1. 本品含有三七，三七与西药相互作用见附表29。

2. 普萘洛尔　细辛具有兴奋β-肾上腺素能受体的效应，使心率加快，心肌收缩力增强。普萘洛尔能阻断细辛的作用。

3. 巴比妥类、水合氯醛　细辛挥发油具有中枢神经抑制作用，会加强巴比妥类、水合氯醛的镇静作用，联用易引起毒性反应。

（四）活血通脉胶囊

【药物组成】水蛭。

【功能主治】破血逐瘀，活血散瘀，通经，通脉止痛。用于癥瘕痞块，血瘀闭经，跌打损伤及高脂血症，用于眩晕、胸闷、心痛、体胖等属于痰瘀凝聚者。

【用法用量】口服，1次2~4粒，1日3次，或遵医嘱。

【不良反应】不详。

【联用西药注意事项】

1. 钙尔奇D咀嚼片　活血通脉胶囊与钙尔奇D咀嚼片联用能够提高老年性骨质疏松症患者的骨代谢水平，提高骨矿含量和骨密度，促进骨形成，从而提高钙制剂的药物吸收效率，改善老年性骨质疏松症患者的临床症状。

2. 阿司匹林肠溶片、酒石酸美托洛尔、单硝酸异山梨酯、氟伐他汀、低分子肝素等　活血通脉胶囊联合阿司匹林肠溶片、酒石酸美托洛尔、单硝酸异山梨酯、氟伐他汀、低分子肝素进行西医常规治疗可明显提高不稳定性心绞痛临床疗效，未发现其有明显毒副作用。与阿司匹林肠溶片联用治疗腔隙性脑梗死可有效提高治疗效果。活血通脉胶囊中的水蛭素是强烈的特异性凝血酶抑制剂，能阻止纤维蛋白原凝固，阻止凝血酶催化的进一步血瘀反应，抑制凝血酶同血小板的结合，并能使凝血酶同血小板解离。

3. 辛伐他汀　活血通脉胶囊和辛伐他汀联合治疗高脂血症，总有效率明显提高，并有较强的活血化瘀、逐瘀通络作用，能调节血脂，改善血液流变学及血液循环。

第三节　骨性关节炎

骨性关节炎是一种以关节软骨退行性变和继发性骨质增生为特征的慢性关节疾病。疾病累及关节软骨或整个关节，包括软骨下骨、关节囊、滑膜和关节周围肌肉。多见于中老年人，女性多于男性。好发于负重较大的膝关节、髋关节、脊柱及远侧指间关节等部位。骨性关节炎的病因一般认为是多种致病因素包括机械性和生物学因素的相互作用所致。其中年龄是主要高危因素，其他包括软骨营养、代谢异常；生物力学方面的应力平衡失调；生物化学的改变；酶对软骨基质的异常降解作用；累积性微小创伤；肥胖、关节负载增加等因素。女性发病率较高，在绝经后明显增加，可能与关节软骨中雌激素受体有关。临床表现主要是疼痛，活动多时疼痛加剧，休息后好转。中医将该病归属于"痹病"中的"骨痹"范畴。按证型分为风寒湿痹证、瘀血痹阻证、肝肾亏损证、阴虚内热证。风寒湿痹证以散寒除湿、祛风通络为治法。瘀血痹阻证以活血化瘀、通络止痛为治法。肝肾亏损证以滋补肝肾、强壮筋骨，兼以祛风散寒除湿为治法。阴虚内热证以滋阴补肾、活血通络为治法。

一、常用西药

（一）控制症状药物

非甾体类消炎药如阿司匹林、吲哚美辛、布洛芬、曲马朵、辣椒碱乳剂等。

（二）改善病情药物及软骨保护剂

透明质酸、氨基葡萄糖、硫酸软骨素、双醋瑞因等。

二、常用中成药

（一）金匮肾气丸

【药物组成】地黄、茯苓、山药、山茱萸（酒炙）、牡丹皮、泽泻、桂枝、牛膝（去头）、车前子（盐炙）、附子（炙）。

【功能主治】温补肾阳，化气行水。用于肾虚水肿，腰膝酸软，小便不利，畏寒肢冷。

【用法用量】口服，水蜜丸1次4～5克（20～25粒），大蜜丸1次1丸，1日2次。

【不良反应】文献报道，1例患者服用本品后出现皮疹等过敏反应。

【联用西药注意事项】

1. 本品含有茯苓，茯苓与西药相互作用见附表9。

2. 本品含有泽泻，泽泻与西药相互作用见附表24。

88

3. 本品含有山茱萸，山茱萸与西药相互作用见附表28。

4. 特拉唑嗪、非那雄胺　特拉唑嗪、非那雄胺与金匮肾气丸联合用药治疗前列腺增生症，能减少夜尿次数和改善临床症状。

5. 美卡素　金匮肾气丸具有改善糖、脂代谢异常和抗过氧化的作用，对糖尿病及其并发症（糖尿病肾病等）具有明显的治疗作用。美卡素与金匮肾气丸联用可明显增强在降低尿蛋白排泄率方面的能力，有效控制尿蛋白水平。

6. 葡萄糖酸钙　金匮肾气丸联合葡萄糖酸钙可显著改善骨代谢，抑制高骨转换过程，使骨形成与骨吸收趋于耦联，并使破骨细胞的分化增殖功能减弱，减少骨吸收，对骨质疏松具有较好的防治作用。

7. 普米克气雾剂、硫酸特布他林气雾剂　金匮肾气丸联合普米克气雾剂、硫酸特布他林气雾剂可明显改善支气管哮喘稳定期患者机体的炎症反应，提高患者生活质量，其作用机制可能与金匮肾气丸抑制患者肺组织炎症反应、增强机体免疫力有关。

8. 泼尼松　金匮肾气丸具有激素协同治疗作用，例如联用泼尼松治疗类天疱疮，能减少激素不良反应。两药联用在临床症状的控制、减少疾病的复发等方面取得了较好的疗效，并减少了糖皮质激素大剂量应用现象，具有安全性高、不良反应小的特点。

9. 依那普利　金匮肾气丸与依那普利联用不影响降压效果，不增强肾功能损害，但可以明显减少微量白蛋白尿的排泄，保护肾功能。其作用机制可能是金匮肾气丸药物本身对肾脏血流动力学、动脉弹性改变及其他方面的调节作用，而不是血压下降的直接结果，但具体的机制还需要进一步研究。

10. 螺内酯、氯化钾等　牛膝及其中成药不宜与螺内酯、氯化钾同服。

11. 左旋咪唑　金匮肾气丸与左旋咪唑联用对支气管哮喘的治疗起协同作用，能够增强免疫功能，提高对细菌感染及病毒感染的抵抗力，远期疗效较满意。

12. 透明质酸钠　金匮肾气丸联合关节腔内注射透明质酸钠的方法治疗早、中期肝肾亏虚型膝关节骨性关节炎能明显改善患者症状及体征。透明质酸钠是一种具有特殊黏性及润滑作用的物质，具有改善软骨代谢，抑制软骨变性，抑制滑膜炎症，改善病理关节液性状，抑制疼痛，防止软组织粘连，改善润滑，改善关节可动范围等作用，能有效缓解膝关节骨性关节炎的症状，有助功能恢复。金匮肾气丸的组方配伍具有补益肝肾、改善经脉闭阻的作用。针对该病的根本病机即肝肾亏虚，从肝肾论治，疏通肝肾两经气血。临床研究表明金匮肾气丸联合透明质酸钠关节腔内注射治疗肝肾亏虚型膝关节骨性关节炎时，将辨因、辨病、辨证相结合，比单纯应用透明质酸钠关节腔内注射疗效要高，安全性相对较好，无明显副作用。

13. 巴比妥类　牡丹皮及其制剂中含有丹皮酚，丹皮酚有镇静、催眠、抗惊厥作用，能使中枢神经受到抑制，当与巴比妥类药物联用时，会增强巴比妥类药物的中枢抑制作用，出现昏睡、言语不清、眼球震颤、共济失调症状。严重者可出现血压降低、昏迷和呼吸暂停等。因此，牡丹皮及其制剂不宜与巴比妥类药物联用。

14. 抗凝药 牡丹皮提取物能显著抑制二磷酸腺苷（adenosine diphosphate, ADP）、胶原和肾上腺素诱导的健康人血小板聚集，明显减少血栓素A$_2$的生成，另外，牡丹皮及其制剂中的丹皮酚在体内和体外均能抑制凝血酶诱导的血小板聚集，当与抗凝药联用时，可使抗凝药作用增强，具有潜在出血风险。因此，牡丹皮及其制剂不宜与抗凝药联用。

15. 酸性药物 如维生素C、烟酸片、谷氨酸片等。牡丹皮中含有牡丹酚苷、芍药苷等苷类成分，在酸性过强的条件下，可分解成苷元和糖，因此，本品若与维生素C、烟酸片、谷氨酸片等酸性西药联用，会因成分分解而影响疗效。

16. 强心苷 附子具有强心作用，能增强心肌收缩力，加快心率，增加心排血量，当附子及其制剂与强心苷联用时，会增强强心药的作用，同时还增强强心苷对心肌的毒性，引起心律失常。因此，附子及其制剂不能与强心苷联用。

17. 奎尼丁、肾上腺素 附子有显著的抗缓慢型心律失常作用，与奎尼丁、肾上腺素联用，可增强后者对心肌的直接作用，产生被动性异位心律。因此，二者不能联用。

18. 普鲁卡因 附子有镇痛、麻醉作用，当与普鲁卡因联用时，可能会加重麻醉效果，抑制呼吸。

（二）知柏地黄丸（颗粒、胶囊）

【药物组成】熟地黄、山茱萸（制）、山药、知母、黄柏、茯苓、泽泻、牡丹皮。

【功能主治】滋阴降火。用于阴虚火旺，症见潮热盗汗、口干咽痛、耳鸣遗精、小便短赤。

【用法用量】丸剂：口服，水蜜丸1次6克，1日2次。小蜜丸1次9克，1日2次。大蜜丸1次9克，1日2次。浓缩丸1次8丸，1日3次；颗粒剂：口服，1次8克，1日2次；胶囊剂：口服，1次1粒，1日2次。

【不良反应】有口服本品出现肛门周围瘙痒、刺痛、痔疮发作、大便带血、鼻腔黏膜渗血的个案报道。

【联用西药注意事项】

1. 本品含有茯苓，茯苓与西药相互作用见附表9。

2. 本品含有黄柏，黄柏与西药相互作用见附表15。

3. 本品含有泽泻，泽泻与西药相互作用见附表24。

4. 本品含有山茱萸，山茱萸与西药相互作用见附表28。

5. 盐酸米诺环素软膏、氟化钠甘油糊剂、表皮生长因子喷雾剂、派丽奥软膏、甘草锌 知柏地黄丸联合盐酸米诺环素软膏治疗慢性牙周炎疗效好于单用西药。知柏地黄联合氟化钠甘油糊剂治疗牙本质过敏的疗效好于单用西药。知柏地黄丸联合表皮生长因子喷雾剂治疗复发性口腔溃疡疗效好于单用西药。知柏地黄丸联合派丽奥软膏治疗慢性牙周炎疗效好于牙周袋内应用碘甘油及口服罗红霉素、替硝唑。知柏地黄丸与甘草锌联合治疗老年复发性口腔溃疡疗效优于单用知柏地黄丸。

6. 达那唑、曲普瑞林 达那唑联合知柏地黄丸治疗轻中度女孩特发性性早熟，可减慢骨骼生长，延缓骨龄成熟，改善最终身高，并且减轻患者的经济负担。联用与单用曲普瑞林比较，知柏地黄丸联合曲普瑞林治疗女性患儿特发性性早熟，可有效抑制第二性征提前发育，改善下丘脑-垂体-性腺轴功能，抑制成熟提前，还可在一定程度上缓解骨质的过分流失，且总疗程缩短。

7. 泼尼松、己烯雌酚、三苯氧胺、达那唑、甲地孕酮 知柏地黄丸可减轻大剂量激素应用后的不良反应。在用大剂量激素治疗肾病综合征时，加用知柏地黄丸可明显减少激素的不良反应。服用大剂量激素，往往引起医源性肾上腺皮质激素功能亢进症，具体表现为面色潮红、五心烦热、情绪激动、盗汗、口干咽燥、舌红少苔、脉细数等阴虚火旺证的表现，加用知柏地黄丸可滋阴降火，能改善医源性肾上腺皮质激素功能亢进症，从而降低激素不良反应的发生率。

泼尼松配合知柏地黄丸治疗男性免疫性不育和女性免疫性不孕。泼尼松可以阻止细胞因子和淋巴因子释放，减少抗体产生，弱化抗原抗体结合，阻碍炎性细胞的趋化性，影响细胞免疫和体液免疫。两药联用无论在抗体转阴率方面，还是妊娠率方面均优于单独应用泼尼松，疗效显著。

知柏地黄汤联合己烯雌酚治疗月经先期疗效优于单纯应用己烯雌酚。

知柏地黄丸配合三苯氧胺治疗乳腺癌，能够改善潮热汗出、失眠、疲乏及情绪异常等毒副作用，提高生活质量。

达那唑或甲地孕酮联合知柏地黄丸治疗女孩特发性性早熟，可以抑制丘脑-垂体-性腺轴功能，抑制黄体生成素的合成和分泌以及抑制性激素的分泌，从而减慢骨骼生长，延缓骨龄成熟，改善最终身高。

8. 胰岛素、维格列汀、瑞格列奈 知柏地黄丸联合诺和灵30R和糖尿病教育治疗阴虚发热型糖尿病的临床疗效显著，能缩短血糖恢复正常所需的时间，提高C-肽的水平，减少胰岛素的用量。加味知柏地黄汤联合维格列汀能显著降低2型糖尿病患者的血糖、血脂及糖化血红蛋白，且还可减轻胰岛素抵抗，降低中医证候积分。知柏地黄汤联合瑞格列奈可有效提高治疗糖尿病肾病的蛋白尿的临床疗效。

9. 丝裂霉素C 用丝裂霉素C（mitomycin C，MMC）联合知柏地黄丸治疗复发性翼状胬肉，具有方法简便、对组织损伤小、服用方便、患者痛苦小、副作用少的优点，是治疗早期复发性翼状胬肉的一种有效方法。

10. 格列本脲 格列本脲联合知柏地黄丸治疗2型糖尿病效果好。格列本脲（优降糖）口服后几乎全部吸收，适用于2型糖尿病患者，临床使用较安全，副作用少，能比较好地控制血糖。

11. 坦索罗辛 知柏地黄丸与坦索罗辛联合应用治疗老年良性前列腺增生，无明显毒副作用，可有效改善患者的主观症状与客观指标，提高患者的生活质量。

12. 四环素类 如美他环素、米诺环素。用盐酸美他环素片、西咪替丁片、维生素B₆片、维胺酯维E乳膏等联合知柏地黄丸治疗寻常性痤疮，诸药联合治疗，针对痤疮发病的各个环节，取得了很好疗效，且服用较汤药方便，患者易于接受。米诺环素是螯合剂，与知柏地黄丸联用治疗慢性牙周炎，在牙周基础治疗的基础上加用知柏地黄丸辅助治疗，标本兼治，能显著降低患者炎性因子的水平，效果更确切。

13. 丙硫氧嘧啶 知柏地黄丸联合丙硫氧嘧啶治疗甲亢能够更好地改善患者的临床症状、血清甲状腺素的水平以及血清抗氧化指标的活性。

14. 泛昔洛韦 知柏地黄丸加泛昔洛韦联合治疗复发性生殖器疱疹，疗程短，起效迅速，能显著降低复发性生殖器疱疹的复发次数，对复发性生殖器疱疹具有明显的远期疗效，且治疗费用相对较低，无明显副作用，患者易于接受。

15. 表皮生长因子喷雾剂 表皮生长因子作用于口腔溃疡局部，促进溃疡愈合，只能治标，不能治本，若加上知柏地黄丸，则可以标本兼治，降低患者的复发率，延长发病的间歇期，取得满意效果。

16. 维生素B₂ 知柏地黄丸联合维生素B₂治疗复发性口腔溃疡，显效率、复发率显著，且远期疗效更佳。

17. 甘草锌 知柏地黄丸与甘草锌联合应用治疗老年人口腔溃疡无明显副作用，且价格便宜，宜推广使用。

18. 骨瓜提取物注射液 知柏地黄丸联合骨瓜提取物注射液治疗绝经后骨质疏松症临床疗效得到肯定，且安全性好，值得推广。

19. 氧氟沙星 知柏地黄丸联合氧氟沙星治疗慢性细菌性前列腺炎、老年女性复发性尿路感染可显著提高疗效，且复发率低。

20. 维生素C、葡萄糖酸锌 知柏地黄丸联合维生素C及葡萄糖酸锌，可有效提高精子的密度、活力，并可治疗抗精子抗体阳性引起的免疫性不育，对治疗男性精液异常有良好的临床疗效。

21. 氨基糖苷类 知柏地黄丸可改善氨基糖苷类药物引起的眩晕、耳鸣、听力减退及耳聋等耳毒性症状，因为知柏地黄丸具有滋补肾阴、养阴潜阳的功能，所以能治肾阴不足、虚阳上亢、阴虚火旺诸证。因此，凡氨基糖苷类药物致耳毒症患者按中医辨证，症见头昏目眩、耳鸣耳聋、腰膝酸软、心烦盗汗、潮热、舌红少苔、脉细数者，联用知柏地黄丸治疗有较好的疗效。

22. 利福平、异烟肼 有研究表明，知柏地黄丸可治疗因服用利福平、异烟肼等抗结核药导致的肝功能损害及持续低热，可使患者体温恢复正常，谷丙转氨酶值下降至正常。因利福平、异烟肼等抗结核药易耗伤肝肾阴液，导致肝肾阴虚，而知柏地黄丸具有滋阴降火的功效，主治阴虚火旺、潮热骨蒸，故对利福平、异烟肼引起的肝功能损害等不良反应时宜联用知柏地黄丸。

23. 酶制剂、金属盐类西药 知柏地黄丸含生物碱成分，与酶类制剂如多酶片、胃蛋白酶配伍时，两者可产生沉淀，使药效降低。知柏地黄丸与金属盐类联用亦能产生沉淀，影响药物吸收。

24. 巴比妥类药物　牡丹皮及其制剂中含有丹皮酚，丹皮酚有镇静催眠及抗惊厥作用，能使中枢神经受到抑制，当与巴比妥类药物联用时，会增强巴比妥类药物的中枢抑制作用，从而出现昏睡、言语不清、眼球震颤、共济失调等现象。严重者可出现血压降低、昏迷和呼吸暂停等。因此，牡丹皮及其制剂不宜与巴比妥类药物联用。

25. 抗凝药　牡丹皮提取物能显著抑制腺苷二磷酸、胶原和肾上腺素诱导的健康人血小板聚集，明显减少血栓素 A_2 的生成。另外，牡丹皮及其制剂中的丹皮酚在体内和体外均能抑制凝血酶诱导的血小板聚集，当与抗凝药联用时，可使抗凝药作用增强，增加潜在出血风险。因此，牡丹皮及其制剂不宜与抗凝药联用。

26. 酸性药物　如维生素C、烟酸片、谷氨酸片等。知母及其制剂与维生素C、烟酸片、谷氨酸片等酸性药物联用时，其中的知母皂苷在酸性过强的条件下，有可能使苷分解成苷元和糖，影响疗效。因此，知母及其制剂不宜与酸性药物联用。

（三）风湿骨痛胶囊

【药物组成】川乌（制）、草乌（制）、红花、木瓜、乌梅、麻黄、甘草。

【功能主治】温经散寒，通络止痛。用于寒湿闭阻经络所致的痹病，症见腰脊疼痛、四肢关节冷痛；风湿性关节炎见上述证候者。

【用法用量】口服，1次2～4粒，1日2次。

【不良反应】服药后少数可见胃脘不舒。

【联用西药注意事项】

1. 本品含有甘草，甘草与西药相互作用见附表1。

2. 本品含有麻黄，麻黄与西药相互作用见附表3。

3. 盐酸氨基葡萄糖　风湿骨痛胶囊对膝关节疼痛、屈伸不利、形寒肢冷、肢体困重麻木、行走困难等症状的改善作用明显且起效快，配合修复软骨的盐酸氨基葡萄糖治疗膝骨关节炎，起到中西药协同增效作用，可以较快地缓解症状、改善关节功能，从而标本兼治，作用平稳而持久，安全有效。

4. 双氯芬酸钠　风湿骨痛胶囊与双氯芬酸钠联用有标本兼治的作用，扶他林含双氯芬酸钠，起消炎止痛治"标"。风湿骨痛胶囊祛风湿、温经散寒治"本"，从根本上延缓膝关节退行性关节病的退变进程，发挥其持久作用。二者配合使用能提高显效率，防止症状复发，且不良反应并没有增强。

5. 磺胺类、大环内酯类药物、阿司匹林等酸性药物。女贞子等含有机酸成分的中药及制剂，与磺胺类、大环内酯类药物、阿司匹林等酸性药物联用后，因尿液酸化，可使磺胺和大环内酯类药物的溶解性降低，增强磺胺类药物的肾毒性，导致尿中析出结晶，引起结晶尿或血尿，同时增强大环内酯类药物的肝毒性，甚至可引起听觉障碍。可使利福平和阿司匹林的排泄减少，加重对肾脏的不良反应。

（四）健步虎潜丸

【药物组成】熟地黄、龟板、锁阳、枸杞子、菟丝子、补骨脂、杜仲炭、人参、黄芪、秦艽、防风、当归、白芍、木瓜。

【功能主治】用于腰腿疼痛，关节作痛，筋骨无力，四肢麻木，血少风多，偏正头风，头痛脑涨，神经衰弱，以及因水土或风湿所引起的大骨节和关节炎等症。用于四肢疼痛，筋骨酸软，腰酸腿疼，肾囊寒湿；用于下元虚损，筋骨酸软，足膝无力，步履艰难；用于筋骨无力，行步艰难，下部虚损，腿酸腰软，四肢无力，阳事痿弱，阴囊湿汗。

【用法用量】成人1次4~6粒，1日3次，16岁以下儿童药量减半，饭后用温水吞服或遵医嘱。

【不良反应】不详。

【联用西药注意事项】

1. 本品含有当归，当归与西药相互作用见附表5。

2. 本品含有黄芪，黄芪与西药相互作用见附表8。

3. 本品含有人参，人参与西药相互作用见附表12。

（五）小活络丸

【药物组成】川乌（制）、地龙、草乌（制）、乳香（炒）、胆南星（制）、没药（炒）。

【功能主治】祛风除湿，活络通痹。用于风寒湿痹，肢体疼痛，麻木拘挛。

【用法用量】每丸重3克，黄酒或温开水送服。1次1丸，1日2次。

【不良反应】尚不明确。

【联用西药注意事项】地高辛。本品含有乳香，乳香中含有地高辛成分，当与地高辛联用时应适当减量，以防剂量过高而引起中毒。

（六）仙灵骨葆胶囊（片）

【药物组成】淫羊藿、续断、丹参、知母、补骨脂、地黄。

【功能主治】滋补肝肾，接骨续筋，强身健骨。用于骨质疏松症、骨折、骨关节炎、骨无菌性坏死等。

【用法用量】胶囊：每粒装0.5克，口服，1次3粒，1日2次，4~6周为1个疗程，或遵医嘱；片剂：每片重0.3克，口服，1次3片，1日2次，4~6周为1个疗程。

【不良反应】偶见皮疹；消化系统的损害：腹痛、恶心、欲呕、胃脘不适、食欲减退、大便秘结、口干、咽痛等。少数严重病例出现肝功能异常。

【联用西药注意事项】

1. 本品含有丹参，丹参与西药相互作用见附表4。

2. 本品含有地黄，地黄与西药相互作用见附表40。

3. 本品含有淫羊藿，淫羊藿与西药相互作用见附表51。

4. 本品含有续断，续断与西药相互作用见附表52。

5. 本品含有知母，知母与西药相互作用见附表53。

6. 本品含有补骨脂，补骨脂与西药相互作用见附表54。

7. 柳氮磺胺吡啶　仙灵骨葆联合柳氮磺胺吡啶用药治疗强直性脊柱炎能在短时间内控制患者症状，患者依从性好，用药安全，短期疗效确切，是目前短期治疗强直性脊柱炎的较理想的中西医联合用药选择，但其远期疗效及具体机制尚待进一步研究。

8. 阿伦膦酸钠　仙灵骨葆联合阿伦膦酸钠治疗肾阳亏虚型骨质疏松症的疗效优于单独用仙灵骨葆或阿伦膦酸钠治疗，是一种中西医并重、疗效确切、标本兼顾、毒副作用少、治法简便的治疗手段。二者联合治疗绝经后骨质疏松症，使降钙素的水平明显升高，骨钙素水平明显降低，对绝经后骨质疏松症有明显的疗效。

（七）骨康胶囊

【药物组成】芭蕉根、酢浆草、补骨脂、续断、三七。

【功能主治】滋补肝肾，强筋健骨，通络止痛。用于骨折、骨性关节炎、骨质疏松症属肝肾不足、经络瘀阻者。

【用法用量】每粒装0.4克，口服，1次3～4粒，1日3次。

【不良反应】药物性肝炎，症见乏力、食欲差、尿黄、恶心、呕吐、发热。

【联用西药注意事项】

1. 本品含有三七，三七与西药相互作用见附表29。

2. 本品含有续断，续断与西药相互作用见附表52。

3. 本品含有补骨脂，补骨脂与西药相互作用见附表54。

4. 本品含有芭蕉根，芭蕉根与西药相互作用见附表55。

5. 鲑鱼降钙素　骨康胶囊联合鲑鱼降钙素可降低老年性骨质疏松症的骨转换率，增加骨密度，有效缓解骨痛，较好地防治骨质疏松症。

6. 骨瓜提取物注射液　骨瓜提取物注射液联合骨康胶囊治疗骨性关节炎（包括膝关节、腰椎、颈椎、肘关节等），疗效确切，安全，值得临床推广使用。

（八）壮骨关节丸

【药物组成】狗脊、淫羊藿、续断、独活、骨碎补、补骨脂、熟地黄、鸡血藤、木香、乳香、没药、桑寄生。

【功能主治】补益肝肾，养血活血，舒筋活络，理气止痛。用于肝肾不足、血瘀气滞、脉络痹阻所致的骨性关节炎、腰肌劳损，症见关节肿胀、疼痛、麻木、活动受限。

【用法用量】口服，1次6克，1日2次。早、晚饭后服用。

【不良反应】偶有肝功能异常、皮疹、瘙痒、恶心、呕吐、腹痛、腹泻、胃痛、血压升高等不良反应报告。肝损伤多为胆汁瘀积型肝炎，肝功能异常的临床表现较为一致，主要为乏力、食欲缺乏、尿黄、皮肤瘙痒、大便颜色灰白、皮肤巩膜黄染，个别病例（2例）出现肝脏增大，部分病例肝脏酶学指标异常。所有已报告的不良反应病例经停药、对症治疗，患者预后情况良好。

【联用西药注意事项】

1. 本品含有地黄，地黄与西药相互作用见附表40。

2. 本品含有淫羊藿，淫羊藿与西药相互作用见附表51。

3. 本品含有续断，续断与西药相互作用见附表52。

4. 本品含有补骨脂，补骨脂与西药相互作用见附表54。

5. 本品含有骨碎补，骨碎补与西药相互作用见附表56。

6. 本品含有鸡血藤，鸡血藤与西药相互作用见附表57。

7. 本品含有木香，木香与西药相互作用见附表58。

8. 本品含有没药，没药与西药相互作用见附表59。

9. 降血压药、抗心律失常药　本品含有独活和桑寄生，独活有调节 α-肾上腺素能受体、血管紧张素Ⅱ受体及拮抗钙通道阻滞剂受体等的活性作用，这些活性作用分别与降血压和抗心律不齐有关。独活的活性成分 γ-氨基丁酸具有抗心律失常的作用。桑寄生兴奋循环系统的内感受器。通过迷走神经传入纤维抑制血管运动中枢而产生降压作用；切断迷走神经，即不再引起降压。因此，本品与降血压药联用，须注意用量，以免发生低血压反应；与抗心律失常药具有协同作用。

10. 抗炎药　本品含有乳香，小鼠口服乳香酸50～200毫克／千克，可以抑制醋酸诱导的炎症，抑制率为32%～44%。乳香及其制剂与抗炎药联用时，会产生协同作用。

（九）大活络胶囊（丸）

【药物组成】蕲蛇、乌梢蛇、威灵仙、两头尖、麻黄、贯众、甘草、羌活、肉桂、广藿香、乌药、黄连、熟地黄、大黄、木香、沉香、细辛、赤芍、没药（制）、丁香、乳香（制）、僵蚕（炒）、天南星（制）、青皮、骨碎补（烫、去毛）、豆蔻、安息香、黄芩、香附（醋制）、玄参、白术（麸炒）、防风、龟甲（醋淬）、葛根、豹骨（油酥）、当归、血竭、地龙、水牛角浓缩粉、人工麝香、松香、体外培育牛黄、冰片、红参、草乌（制）、天麻、全蝎、何首乌。

【功能主治】祛风止痛，除湿豁痰，舒筋活络。用于中风痰厥引起的瘫痪、足痿痹痛、筋脉拘急、腰腿疼痛及跌打损伤、行走不便、胸痹等症。

【用法用量】胶囊剂：每粒装0.25克，口服，1次4粒，1日3次；丸剂：每丸重3.5克，温黄酒或温开水送服，1次1丸，1日1～2次。

【不良反应】尚不明确。

【联用西药注意事项】

1. 本品含有甘草,甘草与西药相互作用见附表1。

2. 本品含有大黄,大黄与西药相互作用见附表2。

3. 本品含有麻黄,麻黄与西药相互作用见附表3。

4. 本品含有当归,当归与西药相互作用见附表5。

5. 本品含有黄连,黄连与西药相互作用见附表6。

6. 本品含有黄芩,黄芩与西药相互作用见附表7。

7. 本品含有葛根,葛根与西药相互作用见附表10。

8. 本品含有人参,人参与西药相互作用见附表12。

9. 本品含有地黄,地黄与西药相互作用见附表40。

10. 本品含有牛黄,牛黄与西药相互作用见附表41。

11. 本品含有制草乌,制草乌与西药相互作用见附表60。

12. 本品含有何首乌,何首乌与西药相互作用见附表61。

13. 地高辛 本品含有羌活、威灵仙、肉桂、丁香、乳香、沉香,它们均含有地高辛成分,当与地高辛联用时应适当减量,以防剂量过高而引起中毒。

14. 小剂量激素、氨甲喋啶 大活络丸中的红参、当归可清除氧自由基,减轻氧化应激,预防或降低骨组织破坏,提高抗氧化能力及免疫力。动物实验证明药物中所含的活血化瘀药物可改善微循环障碍,抑制炎症反应。与小剂量激素和氨甲喋啶联用治疗早期类风湿关节炎疗效确切,显著改善关节疼痛、关节压痛、肿胀评分、晨僵时间、疾病活动度评分等。

(十)尪痹颗粒(胶囊、片)

【药物组成】地黄、熟地黄、续断、附子(制)、独活、骨碎补、桂枝、淫羊藿、防风、威灵仙、皂角刺、羊骨、白芍、狗脊(制)、知母、伸筋草、红花。

【功能主治】补肝肾,强筋骨,祛风湿,通经络。用于久痹体虚,关节疼痛,局部肿大、僵硬畸形,屈伸不利;类风湿关节炎见上述证候者。

【用法用量】颗粒剂:每袋装6克,开水冲服,1次6克,1日3次;胶囊剂:每粒装0.55克,口服,1次5粒,1日3次;片剂:薄膜衣片每片重0.5克,口服,1次4片,1日3次。

【不良反应】尚不明确。

【联用西药注意事项】

1. 本品含有红花,红花与西药相互作用见附表34。

2. 本品含有白芍,白芍与西药相互作用见附表38。

3. 本品含有地黄,地黄与西药相互作用见附表40。

4. 本品含有附子,附子与西药相互作用见附表62。

5. 地高辛　本品含有独活、威灵仙，独活、威灵仙中含有地高辛成分，临床合并用药时应适当减少地高辛用量，以防止过量而引起中毒反应。

第四节　坐骨神经痛

坐骨神经痛是指坐骨神经通路及其分布区的疼痛综合征。即疼痛位于臀部、大腿后侧、小腿后外侧和足外侧。按病因分为原发性和继发性坐骨神经痛，前者即坐骨神经炎，临床上少见，往往与体内感染源有关；继发性坐骨神经痛，最常见的病因是腰椎间盘突出，还有椎管狭窄、肿瘤、结核、妊娠子宫压迫、蛛网膜炎等。坐骨神经痛系中医痹证范畴，可有风寒湿痹、气血瘀滞、肝肾不足三类。风寒湿痹证应以祛风散寒、温经活络、除湿止痛为治则。气血瘀滞证应在风寒湿痹证用药之外，再添活血化瘀之药。肝肾不足证应以补肝肾、强腰膝、通经络为主。

一、常用西药

可口服止痛药物，如非甾体抗炎药；配合服用维生素B类药物、神经营养药、短程类固醇皮质激素、降钙素等。

二、常用中成药

（一）复方夏天无片

【药物组成】安痛藤、冰片、苍术、赤芍、川芎、丹参、当归、独活、防风、骨碎补、广防己、鸡矢藤、鸡血藤、僵蚕、麻黄、马钱子、没药、木香、牛膝、蕲蛇、羌活、秦艽、全蝎、乳香、三七、山楂叶、麝香、威灵仙、五加皮、豨莶草、夏天无、夏天无总碱、草乌（制）。

【功能主治】祛风逐湿，舒筋活络，活血止痛。用于风湿性关节肿痛，坐骨神经痛，脑血栓形成之肢体麻木，脚屈伸不灵，步履艰难及小儿麻痹后遗症等。

【用法用量】口服，1次2片，1日3次，小儿酌减。

【不良反应】不详。

【联用西药注意事项】

1. 本品含有麻黄，麻黄与西药相互作用见附表3。

2. 本品含有丹参，丹参与西药相互作用见附表4。

3. 本品含有当归，当归与西药相互作用见附表5。

4. 本品含有川芎，川芎与西药相互作用见附表14。

5. 柳氮磺吡啶、塞来昔布　复方夏天无片、柳氮磺吡啶、塞来昔布三者联用可能有协同治疗作用，可能与加强了逆转脊柱关节的炎症过程及其引起的结构损害作用有关。三者联用治疗强直性脊柱炎，可以缓解症状，控制炎症，在有效的治疗剂量范围内，减少了西药的剂量，提高了疗效，降低了副作用。复方夏天无片联合塞来昔布治疗腰椎间盘突出症效果优良，不良反应少，是治疗此病的理想药物。

6. 尼群地平片、双嘧达莫 复方夏天无片联合尼群地平片、双嘧达莫治疗雷诺氏病，既突出了中医辨证论治、整体调节、活血通脉的特点，又体现西药扩张血管、缓解血管平滑肌痉挛、增加血流量，改善微循环的作用，其临床效果显著。

7. 螺内酯、氯化钾等 牛膝及其中成药不宜与螺内酯、氯化钾同服，否则容易出现药源性血钾过高。

8. 酸性较强药物 含有皂苷成分的三七等中药及制剂不宜与酸性较强的药物联用。因为皂苷类成分在酸性或酶的作用下可发生脱水、双键转位、构型转化等水解反应而失效。

（二）扎冲十三味丸

【药物组成】诃子、草乌（制）、石菖蒲、木香、人工麝香、珊瑚（制）、珍珠（制）、丁香、肉豆蔻、沉香、禹余粮、磁石（煅）、甘草。

【功能主治】祛风通窍，舒筋活血，镇静安神。用于半身不遂，左瘫右痪，口眼歪斜，四肢麻木，腰腿不利，言语不清，筋骨疼痛，神经麻痹，风湿，关节疼痛。

【用法用量】口服，1次5～9粒，1日1次。晚间临睡前服，或遵医嘱。

【不良反应】头部、面部、四肢麻木，伴胸闷、乏力、恶心、呕吐、气悸、室性心律失常等。

【联用西药注意事项】

1. 本品含有甘草，甘草与西药相互作用见附表1。

2. 本品含有珍珠，珍珠与西药相互作用见附表31。

3. 氟西汀 氟西汀联合扎冲十三味丸治疗脑梗死后抑郁症疗效肯定。两药有协同增强抗抑郁作用，同时可促进神经功能恢复，且不良反应轻。

4. 丁咯地尔 扎冲十三味片可减轻局灶性缺血大鼠脑水肿，对缺血性血脑屏障有保护作用。盐酸丁咯地尔与扎冲十三味丸两药联用，可显著改善脑血管血流量，明显改善老年慢性脑供血不足患者症状，无明显不良反应。

5. 谷维素、维生素B_1、维生素B_{12} 谷维素、维生素B_1、维生素B_{12}联合扎冲十三味丸治疗化疗药物所致的周围神经毒性损害，可以取得较好的临床效果。

6. 四环素类 含金属离子的中药（磁石等）不宜与四环素类西药联用，因为金属离子容易与四环素类产生螯合反应，生成络合物，不易被肠道吸收，从而降低四环素类疗效。

7. 酸性较强药物 含有皂苷成分的三七等中药及制剂不宜与酸性较强的药物联

用。因为皂苷类成分在酸性或酶的作用下可发生脱水、双键转位、构型转化等水解反应而失效。

（三）通滞苏润江胶囊

【药物组成】秋水仙、司卡摩尼亚脂、西红花、番泻叶、诃子肉、盒果藤、巴旦仁。

【功能主治】开通阻滞，消肿止痛。用于关节骨痛，风湿病，类风湿关节炎，坐骨神经痛。

【用法用量】口服，1次5～7粒，1日2次。

【不良反应】腹泻、腹部不适、严重皮疹。

【联用西药注意事项】头孢硫脒。头孢硫脒可以抑制敏感菌的细胞壁合成而产生杀菌作用，与通滞苏润江胶囊联用可增强注射用头孢硫脒杀菌能力，可有效控制细菌感染，恢复关节各种功能，消除肿胀和疼痛。二者联用既能有效杀灭细菌，又能同时舒筋活络，疗效好。

第四章　泌尿科用药

第一节　肾小球肾炎

肾小球肾炎分为急性肾小球肾炎和慢性肾小球肾炎。急性肾小球肾炎简称急性肾炎，是以急性肾炎综合征为主要临床表现的一组疾病，其特点为起病急，患者出现血尿、蛋白尿、水肿和高血压，并可伴有一过性氮质血症。多见于链球菌感染后，而其他细菌、病毒及寄生虫感染亦可引起。仅有极少数患者出现急性肾功能衰竭。慢性肾小球肾炎简称慢性肾炎，系指蛋白尿、血尿、高血压、水肿为基本临床表现，起病方式各有不同，病情迁延，病变缓慢进展，可有不同程度的肾功能减退，最终发展为慢性肾衰竭的一组肾小球疾病。慢性肾炎可发生于任何年龄，但以中青年为主，男性多见。临床表现呈多样性，蛋白尿、血尿、高血压、水肿为基本临床表现，可有不同程度肾功能减退，病情时轻时重、迁延，渐进性发展为慢性肾衰竭。本病中医归属"水肿"范畴。具体治疗视阴阳虚实不同而异，阳水以祛邪为主，应与发汗、利水或攻逐，同时配合理气化湿、清热解毒等法。阴水当以扶正为主，健脾温肾，同时配以利水、养阴、活血、祛瘀等法。对于虚实夹杂者，则当兼顾，或先攻后补，或攻补兼施。

一、常用西药

（一）利尿消肿

对于水肿明显，限钠限水后仍不能消肿者可适当选用利尿剂。如襻利尿剂呋塞米、噻嗪类利尿剂氢氯噻嗪、保钾利尿剂螺内酯等，严重水肿且伴明显低白蛋白血症者可适度补充白蛋白减轻水肿症状。

（二）降压治疗

肾病综合征患者应严格控制血压，降压的靶目标应低于130 / 80mmHg。常用的降压药物有血管紧张素转换酶抑制剂（angiotensin converting enzyme inhibitor，ACEI）、血管紧张素 II 受体拮抗剂（angiotonin receptor blocker，ARB）、长效钙通道阻滞剂（calcium channel blocker，CCB）、利尿剂、β 受体阻滞剂等。由于ACEI与ARB除具有降低血压作用外，还有减少尿蛋白和延缓肾功能恶化的肾保护作用，应优选。

（三）糖皮质激素

原发性肾病综合征治疗的最基本药物仍为糖皮质激素。目前常用的激素是泼尼松，有肝功能损害的患者选用泼尼松龙或甲泼尼龙口服。

（四）免疫抑制剂

1. 烷化剂　环磷酰胺、苯丁酸氮芥、盐酸氮芥。
2. 嘌呤抑制剂　硫唑嘌呤、吗替麦考酚酯。
3. 嘧啶抑制剂　来氟米特。
4. 钙调磷酸酶抑制剂　环孢素（cyclosporine，CSA）、FK506。

（五）其他

抗血小板聚集药、抗凝药、他汀类降脂药等。

二、常用中成药

（一）肾炎解热片

【药物组成】白茅根、连翘、荆芥、苦杏仁（炒）、陈皮、大腹皮、泽泻（盐制）、茯苓、桂枝、车前子（炒）、赤小豆、生石膏、蒲公英、蝉蜕。

【功能主治】疏解风热，宣肺利水。用于急性肾炎属风热证者，症见发热不恶寒或热重寒轻、头面眼睑浮肿、咽喉肿痛或口干咽燥、肢体酸痛、小便短赤，舌苔薄黄、脉浮数等。

【用法用量】口服，1次4～5片，1日3次。

【不良反应】不详。

【联用西药注意事项】

1. 本品含有茯苓，茯苓与西药相互作用见附表9。
2. 本品含有陈皮，陈皮与西药相互作用见附表11。
3. 本品含有石膏，石膏与西药相互作用见附表18。
4. 本品含有苦杏仁，苦杏仁与西药相互作用见附表21。
5. 本品含有泽泻，泽泻与西药相互作用见附表24。
6. 本品含有连翘，连翘与西药相互作用见附表25。
7. 抗凝药　如华法林、肝素等。本品中白茅根能够显著缩短出血和凝血时间，体外凝血实验表明，白茅根对凝血第二阶段（凝血酶生成）有促进作用。因此，本药与华法林、肝素等抗凝药联用可能会拮抗抗凝药的药效，因此白茅根不宜与抗凝药联用，或联合应用时须密切监测出血时间及国际标准化比值（international standard ratio，INR）。
8. 活菌类制剂　如乳酶生、整肠生等。本品中桂枝、车前子具有较强的抗菌作用，乳酶生为活的乳酸杆菌的干燥制剂，在肠内分解糖类产生乳酸，使肠内酸性增高而抑制腐败菌的繁殖及防止蛋白质发酵，故常用于消化不良、腹泻、小儿消化不良性腹泻。若服用具有抗菌活性的中药，则能抑制或降低西药微生态活菌制剂的活性。

9. 胃蛋白酶　本品中大腹皮有兴奋胃肠道平滑肌、促胃肠动力作用。胃蛋白酶在酸性条件下作用最强，与胃动力中药联用时，因能增强胃肠蠕动使胃蛋白酶迅速到达肠腔失去了适宜的疗效环境而失效。因此要避免联用，或调整两药的服用时间。

10. 镇静催眠药　本品中蝉蜕具有明显的镇静作用，能够显著减少正常小鼠的自发活动，延长异戊巴比妥钠的睡眠时间。因此与镇静催眠药联用时应注意可能引起的镇静药效增强。

（二）肾炎消肿片

【药物组成】桂枝、泽泻、陈皮、香加皮、苍术、茯苓、姜皮、大腹皮、黄柏、椒目、冬瓜皮、益母草。

【功能主治】健脾渗湿，通阳利水。用于急慢性肾炎、脾虚湿肿证候，症见肢体浮肿，晨起面肿甚，午后腿肿较重，按之凹陷，身体困重，尿少，脘胀食少，舌苔白腻，脉沉缓。

【用法用量】口服，1次4~5片，1日3次。

【不良反应】不详。

【联用西药注意事项】

1. 本品含有茯苓，茯苓与西药相互作用见附表9。

2. 本品含有陈皮，陈皮与西药相互作用见附表11。

3. 本品含有黄柏，黄柏与西药相互作用见附表15。

4. 本品含有泽泻，泽泻与西药相互作用见附太24。

5. 强心苷类、地高辛　香加皮具有明显的强心苷样作用，机制为抑制心肌细胞膜上的Na^+-K^+-ATP酶。含有强心苷的中药与地高辛联用可使地高辛的血药浓度增高，增强其毒性，不宜联用。

6. 胃蛋白酶　大腹皮有兴奋胃肠道平滑肌、促胃肠动力作用。胃蛋白酶在酸性条件下作用最强，与促胃动力中药联用时，因能增强胃肠蠕动使胃蛋白酶迅速到达肠腔失去了适宜的疗效环境而失效。因此要避免联用，或调整两药的服用时间。

7. 降压药　本品中桂枝、益母草具有改善循环、扩张血管的作用，因此本药与降压药联用时可能会发生血压过低，需密切监测血压。

8. 活菌制剂　如乳酶生、整肠生等。乳酶生为活的乳酸杆菌的干燥制剂，在肠内分解糖类产生乳酸，使肠内酸性增高而抑制腐败菌的繁殖及防止蛋白质发酵，故常用于消化不良、腹泻、小儿消化不良性腹泻。且本品中桂枝具有广谱抗菌作用，会抑制乳酶生药效发挥。

（三）复方石韦片

【药物组成】石韦、萹蓄、苦参、黄芪。

【功能主治】清热燥湿，利尿通淋。用于下焦湿热所致的热淋，症见小便不利、尿频、尿急、尿痛、下肢浮肿。急性肾小球肾炎见上述证候者。

【用法用量】口服，1次5片，1日3次，15日为1个疗程，可连服2个疗程。

【不良反应】不详。

【联用西药注意事项】

1. 本品含有黄芪，黄芪与西药相互作用见附表8。

2. 含金属离子药物 如含铝、镁、钙、锡、亚铁盐类西药。本品中石韦、萹蓄含槲皮素等成分。含有槲皮素成分的药物不宜与含有铝、镁、钙、锡、亚铁盐类西药（如硫糖铝、氢氧化铝、铝碳酸镁、碳酸钙、硫酸亚铁等）配伍。因为槲皮素为五羟基黄酮类，而多羟基黄酮可与上述金属离子形成螯合物，使吸收减少、疗效降低。

3. 泻药、止泻药 本品中萹蓄、苦参均有止泻的作用。苦参碱能够显著延长小鼠排便时间并减少排粪量。因此，服用本药可能有导致便秘的作用，需考虑如果同时联用止泻药，可能导致便秘；联用泻药，可能会降低泻药的药效。

（四）肾炎四味片

【药物组成】细梗胡枝子、黄芩、石韦、黄芪。

【功能主治】清热利尿，补气健脾。用于湿热内蕴兼气虚所致的水肿，症见浮肿、腰痛、乏力、小便不利；慢性肾炎上述证候者。

【用法用量】口服，1次8片，1日3次。

【不良反应】不详。

【联用西药注意事项】

1. 本品含有黄芩，黄芩与西药相互作用见附表7。

2. 本品含有黄芪，黄芪与西药相互作用见附表8。

3. 含有金属离子的药物 如含有铝、镁、钙、锡、亚铁盐类西药。本品中细梗胡枝子含槲皮素等成分。含有槲皮素成分的药物不宜与含有铝、镁、钙、锡、亚铁盐类西药（如硫糖铝、氢氧化铝、铝碳酸镁、碳酸钙、硫酸亚铁等）配伍。因为槲皮素为五羟基黄酮类，而多羟基黄酮可与上述金属离子形成螯合物，使吸收减少、疗效降低。

4. 活菌制剂 如乳酶生、整肠生等。乳酶生为活的乳酸杆菌的干燥制剂，在肠内分解糖类产生乳酸，使肠内酸性增高而抑制腐败菌的繁殖及防止蛋白质发酵，故常用于消化不良、腹泻、小儿消化不良性腹泻。本品中石韦也有一定的抑菌效应，因此本药与乳酶生等活菌制剂联用，可能会抑制乳酶生药效发挥。如若确需联用，建议间隔一定的给药时间。

（五）肾炎灵胶囊

【药物组成】旱莲草、女贞子、地黄、山药、当归、川芎、赤芍、狗脊（烫）、茯苓、猪苓、车前子（盐炒）、茜草、大蓟、小蓟、栀子、马齿苋、地榆。

【功能主治】清热凉血，滋阴养肾。用于慢性肾小球肾炎。

【用法用量】口服，1次6～7粒，1日3次。

【不良反应】不详。

【联用西药注意事项】

1. 本品含有当归，当归与西药相互作用见附表5。

2. 本品含有茯苓，茯苓与西药相互作用见附表9。

3. 本品含有川芎，川芎与西药相互作用见附表14。

4. 本品含有栀子，栀子与西药相互作用见附表30。

5. 抗凝药　如华法林、肝素等。本药中具有明显抗凝血作用的成分有旱莲草、狗脊、茜草、大蓟、小蓟、地榆；本药中赤芍也具有抗凝血作用，因此，本药与华法林、肝素等抗凝药联用可能会影响抗凝药的药效，联用时需密切监测出血时间及国际标准化比值（internationalnormalizedratio，INR）。

6. 碱性药物　如抗酸药、氨茶碱、碱性抗菌药（红霉素、氨基糖苷类、磺胺类）、硝苯地平、咖啡因、东莨菪碱等。本品中女贞子含有齐墩果酸、熊果酸等有机酸，会在胃液中中和碱性药物，降低疗效，或直接抑制碱性抗菌药的吸收与药效发挥，如抗酸药、氨茶碱、红霉素、氨基糖苷类等。有机酸也可以酸化尿液，影响某些西药在肾小管内的重吸收和排泄，如与弱碱性药物硝苯地平、咖啡因、东莨菪碱联用，会使肾小管对这些药物的重吸收减少，排泄增多，药效降低。与磺胺类药物联用时，磺胺溶解度大大降低，易在肾小管中析出，形成结晶，损伤肾小管及尿道上皮细胞，引起结晶尿、血尿等。

7. 口服降糖药、胰岛素　本品中女贞子、地黄、山药、马齿苋均具有明显的降血糖作用，均可以降低四氧嘧啶糖尿病大鼠（或小鼠）的血糖。因此，与口服降糖药、胰岛素联用，要密切监测血糖，避免引起低血糖现象。

8. 强心苷类　如地高辛。本品中山药、赤芍（主要是芍药苷的作用）均有抑制胃肠蠕动的作用，促进胃与小肠的吸收。地高辛主要在小肠上部吸收，因此本药与地高辛联用，可能会增加心衰患者地高辛的血药浓度而引起洋地黄中毒。

9. 易引起高血钾的药物　如醛固酮受体拮抗剂、氯化钾、ACEI等药物。本品中马齿苋可能升高血钾。马齿苋中钾的含量较高，干品中可达1.7%。因此，本药与醛固酮受体拮抗剂螺内酯以及氯化钾、ACEI类药物联用时要注意监测血钾，避免引起药源性高血钾。

（六）五苓散（片）

【药物组成】泽泻、茯苓、猪苓、白术（炒）、肉桂。

【功能主治】温阳化气，利湿行水。用于小便不利、水肿腹胀、呕逆泄泻、渴不思饮。

【用法用量】散剂：口服，1次6～9克，1日2次；片剂：口服，1次4～5片，1日3次。

【不良反应】不详。

【联用西药注意事项】

1. 本品含有茯苓，茯苓与西药相互作用见附表9。

2. 本品含有白术，白术与西药相互作用见附表19。

3. 本品含有泽泻，泽泻与西药相互作用见附表24。

（七）济生肾气丸

【药物组成】熟地黄、山茱萸（制）、牡丹皮、山药、茯苓、泽泻、肉桂、附子（制）、牛膝、车前子。

【功能主治】温肾化气，利水消肿。用于肾阳不足、水湿内停所致的肾虚水肿、腰膝疲重、小便不利、痰饮咳喘。

【用法用量】口服，水蜜丸1次6克，小蜜丸1次9克，大蜜丸1次1丸，1日2～3次。

【不良反应】有文献报道，治疗糖尿病性神经病变一年的临床观察中，对肝肾功能及炎症相关的检查（血沉、唾液酸）、血液检查（红细胞、白细胞、血红蛋白、血细胞比容和纤维蛋白原）给药前后均未见明显差异，可见长期应用是安全的。35例中，胃肠道症状1例，服用困难1例（恶心），合计2例（5.7%），考虑为药物副作用，但均轻微，通过减量、逐渐增量得到改善。

【联用西药注意事项】

1. 本品含有茯苓，茯苓与西药相互作用见附表9。

2. 本品含有泽泻，泽泻与西药相互作用见附表24。

3. 本品含有山茱萸，山茱萸与西药相互作用见附表28。

4. 口服降糖药、胰岛素　地黄低聚糖可明显降低四氧嘧啶糖尿病大鼠高血糖水平，增加肝糖原含量，降低肝葡萄糖-6-磷酸酶活性；牡丹皮中的有效成分丹皮多糖及丹皮多糖2b也可降低多种糖尿病动物模型的血糖水平，丹皮多糖2b可有效地控制实验性高血糖；山药也具有降低血糖的作用，膳食摄入山药与胰岛素联合应用明显降低空腹血糖浓度、餐后2小时血糖浓度，优于单纯胰岛素控制措施；肉桂提取物能够明显提高血浆胰岛素水平，显著降低糖尿病小鼠血糖；另外，附子、牛膝也有降低血糖的作用。因此，本药可能具有较明显的降糖作用，与口服降糖药、胰岛素联用，要密切监测血糖，避免引起低血糖现象。

5. 洋地黄类药物　如地高辛等。本品含有附子，其主要成分为乌头碱，具有显著的强心作用，其主要机制是兴奋和激动β受体，释放儿茶酚胺而产生强心作用。附子能增强洋地黄的毒性作用，联用可能致心律失常。本品中山药有促进胃肠蠕动的作用，促进胃与小肠对药物的吸收。地高辛主要在小肠上部吸收，因此山药可能会增加心衰患者

106

地高辛的血药浓度而引起洋地黄中毒。本药与地高辛联用，可能增强地高辛毒性。

6. 碘化物、酶类及重金属盐类西药　本品含附子，主要为生物碱类成分，与如下几类西药联用，会发生沉淀反应而影响人体对药物的吸收，减弱治疗效果。具体药物包括：碘及碘化物类，如碘化钾、碘化钠、碘喉片等；酶制剂，如胃蛋白酶、乳酶、胰酶、多酶、淀粉酶等；金属盐类，如碳酸钙、氯化钾、硫酸亚铁、碱式碳酸铋、枸橼酸铁铵糖浆等。

7. 生物碱类西药　如士的宁、阿托品、麻黄素等。本品中附子含有生物碱类成分，与生物碱类西药联用，易引起同类药物毒副作用相加，毒副作用增强。

8. 碱性较强的西药　如碳酸氢钠等。碱性较强的西药能影响本品中生物碱类成分的解离度，妨碍吸收，引发疗效降低。

（八）强肾颗粒（片）

【药物组成】鹿茸、山药、山茱萸、熟地黄、枸杞子、丹参、补骨脂、牡丹皮、桑葚子、益母草、杜仲（炙）、茯苓、泽泻、人参茎叶总皂苷。

【功能主治】补肾填精，益气壮阳，扶正固本。用于肾虚水肿、腰痛、遗精、阳痿、早泄等症。亦可用于属肾虚证的慢性肾炎和久治不愈的肾盂肾炎。

【用法用量】口服，颗粒剂：1次1袋，1日3次，或遵医嘱；片剂：1次4～6片，1日3次。

【不良反应】不详。

【联用西药注意事项】

1. 本品含有丹参，丹参与西药相互作用见附表4。
2. 本品含有茯苓，茯苓与西药相互作用见附表9。
3. 本品含有人参，人参与西药相互作用见附表12。
4. 本品含有泽泻，泽泻与西药相互作用见附表24。
5. 本品含有山茱萸，山茱萸与西药相互作用见附表28。
6. 口服降糖药、胰岛素　地黄低聚糖可明显降低四氧嘧啶糖尿病大鼠高血糖水平，增加肝糖原含量，降低肝葡萄糖-6-磷酸酶活性；牡丹皮中的有效成分丹皮多糖及丹皮多糖2b也可降低多种糖尿病动物模型的血糖水平，丹皮多糖2b可有效地控制实验性高血糖，其降糖机制可能与改善机体对胰岛素的敏感性，促进外周组织对葡萄糖的利用有关；山药也具有降低血糖的作用，膳食摄人山药与胰岛素联合应用明显降低空腹血糖浓度、餐后2小时血糖浓度，优于单纯胰岛素控制措施；杜仲中的黄酮醇糖苷、杜仲多糖可降低糖尿病小鼠的血糖值，其机制可能与其提高小鼠的免疫力与体内抗氧化能力有关。因此，本药可能具有较明显的降糖作用，与口服降糖药、胰岛素联用，要密切监测血糖，避免引起低血糖现象。

（九）肾炎舒颗粒

【药物组成】苍术、茯苓、白茅根、防己、生晒参（去芦）、黄精、菟丝子、枸杞子、金银花、蒲公英。

【功能主治】益肾健脾，利水消肿。用于治疗脾肾阳虚型肾炎引起的浮肿、腰痛、头晕、乏力等症。

【用法用量】口服，1次5克，1日3次。

【不良反应】不详。

【联用西药注意事项】

1. 本品含有茯苓，茯苓与西药相互作用见附表9。

2. 本品含有金银花，金银花与西药相互作用见附表27。

3. 抗凝药　如华法林、肝素等。白茅根能够显著缩短出血和凝血时间，体外凝血实验表明，白茅根对凝血第二阶段（凝血酶生成）有促进作用。因此，本药与华法林、肝素等抗凝药联用可能会拮抗抗凝药的药效，因此白茅根不宜与抗凝药联用，或联用时需密切监测出血时间及国际标准化比值。

4. 口服降糖药、胰岛素　黄精多糖可显著降低实验性糖尿病鼠血糖和血清糖化血红蛋白浓度，并明显升高血浆胰岛素及C肽水平；菟丝子多糖灌胃糖尿病模型小鼠后血糖值明显下降、肝糖原的含量增加，显示其有抗糖尿病的作用；蒲公英多糖也可以降低四氧嘧啶糖尿病小鼠的血糖，机制可能与抗氧化有关。因此本药可能影响血糖水平，与降糖药或胰岛素联用要注意监测血糖。

（十）肾康宁片

【药物组成】黄芪、淡附片、益母草、锁阳、丹参、茯苓、泽泻、山药。

【功能主治】温肾，益气。用于肾气亏损所致的腰酸、疲乏、畏寒及夜尿增多。

【用法用量】口服，1次5片，1日3次。

【不良反应】部分患者有口干现象，停药后即消失。偶见一过性心律失常，但不影响继续治疗，停药后恢复正常。

【联用西药注意事项】

1. 本品含有丹参，丹参与西药相互作用见附表4。

2. 本品含有黄芪，黄芪与西药相互作用见附表8。

3. 本品含有茯苓，茯苓与西药相互作用见附表9。

4. 本品含有泽泻，泽泻与西药相互作用见附表24。

5. 洋地黄类药物　如地高辛等。附子的主要成分为乌头碱，具有显著的强心作用，其主要机制是兴奋和激动β受体，释放儿茶酚胺而产生强心作用。附子能增强洋地黄的毒性作用，联用可能导致心律失常。本药与地高辛联用，可能增强地高辛毒性。

6. 异烟肼、维生素B$_1$、胃蛋白酶　锁阳中含有大量鞣质。鞣质与异烟肼结合，形成鞣酸盐沉淀，使吸收减少而影响疗效。鞣质与维生素B₁联用，两者可以永久地结合，使其从体内排出，失去疗效。鞣质也可以与蛋白质类药物如胃蛋白酶等结合而影响后者活性。

第二节　肾病综合征

肾病综合征是一组多种原因引起的临床综合征。它不是一种独立的病，而是在许多致病因素下，肾小球毛细血管滤过膜的通透性受到了损伤，而以大量蛋白尿为主要特征之一的一个综合征。诊断标准是：①尿蛋白大于3.5g／d；②血浆白蛋白低于30g／L；③水肿；④血脂升高。其中①②两项为诊断所必须。本综合征根据病因可分为原发性和继发性两大类，可由多种病理类型的肾小球疾病所引起。中医归属"水肿""虚痨""腰痛"范畴。发汗、利尿、泻下逐水为治疗水肿的三条基本原则，具体应用根据阴阳虚实的不同而异。临床多见于脾肾两虚证候，当治以健脾补肾利水。

一、常用西药

他克莫司、硫唑嘌呤、甲氨蝶呤、6-巯嘌呤、氢氯噻嗪、呋塞米、布美他尼、螺内酯、氨苯蝶啶、白蛋白、糖皮质激素、泼尼松、泼尼松龙、类固醇激素、甲泼尼龙、细胞毒类药环磷酰胺、氮芥及苯丁酸氮芥、环孢素A、霉酚酸酯、甘露醇、低分子右旋糖酐、高渗葡萄糖。

二、常用中成药

（一）雷公藤总贰

【药物组成】雷公藤总贰

【功能主治】祛风解毒，除湿消肿，舒筋活络。有抗炎及抑制细胞免疫和体液免疫等作用。用于风湿热瘀、毒邪阻滞所致的类风湿性关节炎、肾病综合征、白塞综合征、麻风反应、自身免疫性肝炎等。

【用法用量】口服，饭后服用，按体重1次每千克0.3～0.5毫克，1日3次，或遵医嘱。

【不良反应】皮肤黏膜和消化系统主要表现为食欲不振、上腹不适、恶心、腹泻、腹痛，这与药物刺激胃肠黏膜有关。生殖系统女性表现为月经减少、闭经，男性表现为精子减少，停药后3～6个月内可恢复。造血系统表现为骨髓抑制，红细胞、白细胞、血小板减少，停药后可消失。

【联用西药注意事项】

1. 地塞米松　口腔扁平苔藓（oral lichen planus，OLP）是一种慢性炎症病变，病损反复发作，糜烂不易愈合，是一种癌前病变。OLP既与全身免疫功能紊乱密切相关，同时局部免疫也发挥了重要作用。辅助性T细胞及其因子在OLP的发病机制上起重要作用，Th1／Th2细胞是免疫应答调节中的关键环节，Th1细胞和Th2细胞的相互平衡直接影响机体的免疫功能，且与疾病的状态密切相关。

糖皮质激素是目前治疗OLP的主要药物，有研究表明，地塞米松可同时抑制OLP患者的Th1、Th2细胞因子，使Th1／Th2达到平衡，从而迅速减轻炎症反应，缓解OLP急性症状，临床证实其对充血糜烂性OLP的疗效明显。

雷公藤总甙是从雷公藤的根中提取的一种非特异性机体免疫功能药物，具有较强的抗炎和免疫作用，对免疫系统T淋巴细胞代谢有影响，可以调节稳定T细胞CD3、CD4、CD8数量的平衡，调节机体免疫功能，也可直接作用于黏膜表面，对血管通透性增强、炎症细胞的趋化、前列腺素和其他炎症介质的产生和释放等都有明显的抑制作用。有研究提示，在治疗OLP时需加用其他免疫调节剂，促使Th0细胞向Th1细胞转化，增加Th1细胞因子的合成与释放，抑制Th2细胞因子，从而纠正OLP患者Th1／Th2的免疫失衡。这与本研究联合用药能明显提高总有效率相吻合。

2. 甲氨蝶呤、来氟米特　类风湿关节炎（rheumatic arthritis，RA）是一种以累及周围关节为主的多系统性炎症性自身免疫性疾病。甲氨蝶呤是近年来国际上公认的治疗RA有效的免疫抑制剂，但肝毒性和骨髓抑制比较常见，且达到一定累积剂量可产生严重毒性，限制了其长期大量应用。雷公藤治疗免疫系统疾病具有免疫调节、抗炎止痛等作用，除拮抗和抑制炎症介质的释放及实验性炎症和关节炎的反应程度，还能抑制分裂原及抗原刺激的T细胞分裂与繁殖。来氟米特是一种新型相对低毒的免疫抑制剂，可选择性地阻止嘧啶的从头合成途径，干扰嘧啶代谢，从而阻断B细胞和T细胞的增殖和活化过程，减少自身抗体的产生，同时还可抑制酪氨酸激酶的活性，阻断细胞炎症信号的级联传导过程。三种药物作用机制不同，且能起到协同作用。

本实验说明甲氨蝶呤、来氟米特与雷公藤总甙片小剂量联用对控制类风湿关节炎患者的病情有很好的疗效，且毒副作用小，患者耐受能力强。

3. 贝那普利　糖尿病肾病是糖尿病最主要的微血管并发症之一，以持续蛋白尿、高血压进行性肾功能丧失为特征。ACEI类药物贝那普利目前已经被公认为是除控制血压外还具有降低尿蛋白达到肾脏保护作用的药物，雷公藤总甙是一类常见的中药提取物，是目前市场上使用较多的非甾体类免疫抑制剂，对细胞免疫及体液免疫均有抑制作用。

雷公藤联用贝那普利治疗可在一定程度上降低糖尿病肾病患者的蛋白尿水平，这可能与雷公藤具有抑制淋巴细胞与单核细胞增殖，减少抗体生成，抑制补体生成、活化及细胞表面黏附分子合成的作用，从而减轻了糖尿病肾病的肾组织病变，阻止肾间质纤维细胞增生及细胞外基质积聚等有关，其中雷公藤甲素是最重要的免疫抑制成分，具有抑制白细胞介素-2（IL-2）的产生及其受体效应的作用；诱导淋巴细胞凋亡，作用于已活化的淋巴细胞；干扰淋巴细胞的生殖周期，影响其增生；抑制核因子κB（NFκB）

的活性，有一定的抗炎作用。

同时有研究认为糖尿病肾病大量蛋白尿的形成不仅与血流动力学、肾小球基底膜（glomerular basement membrane，GBM）增厚有关，足细胞病变也在其中起重要的作用，而雷公藤甲素对足细胞有直接保护作用，从而达到了降低尿蛋白的效果。本研究结果提示在综合治疗的基础上，给予雷公藤总甙片治疗有助于减少蛋白尿，延缓肾脏疾病进展，为糖尿病肾病的治疗提供了一种新的方法。

4. 复方甘草酸单铵 雷公藤总甙具有抗炎及抑制细胞免疫和体液免疫等作用。甘草酸单铵具有明显的类固醇皮质激素样效应，而无明显皮质激素样副作用，还具有多方面的免疫调节作用。此两种药物的药理作用特点与银屑病的发病机制中的某些环节相吻合。复方甘草酸单铵联合雷公藤总甙片是治疗寻常型银屑病可选择的疗法，特别对进展期寻常型银屑病患者更有效，且具有经济、副作用小等优点，值得临床推广普及。

5. 地氯雷他定 应用抗组胺药物治疗慢性特发性荨麻疹（chronic idiopathic urticaria，CIU）疗效欠佳，病情易反复发作。地氯雷他定是一种非镇静性的长效组胺拮抗剂，具有强效的抗过敏、抗组胺及抗炎作用。口服后，地氯雷他定不能进入中枢神经系统（central nervous system，CNS），可选择性地阻断外周组胺H_1受体。地氯雷他定除抗组胺作用外，还显示出抗过敏和抗炎作用，可以抑制过敏性炎症初期及进展期的多个环节，国内外临床已用于过敏性鼻炎和慢性荨麻疹治疗。雷公藤具有以下作用。

（1）免疫调节作用：雷公藤总甙抑制树突状细胞的成熟和转运，对免疫系统T、B淋巴细胞的激活有影响，它抑制细胞免疫和体液免疫异常中的亢进方面，影响反馈机制，从而对免疫系统起调节作用。

（2）抗炎作用：雷公藤总甙抗炎作用不仅由于其阻断了免疫病理环节及其引起的炎症反应，而且对炎症本身亦有直接的对抗作用，对炎症血管通透性的增强、炎症细胞的趋化、前列腺素及其他炎症介质的产生和释出、血小板聚集及炎症后期的纤维增生等都有明确的抑制作用。

雷公藤总甙片联合地氯雷他定治疗慢性特发性荨麻疹具有疗效高、副作用少、复发少、起效快的特点，可作为临床上治疗慢性特发性荨麻疹发生抗组胺药物治疗抵抗时的备选药物，值得在临床中推广使用。

6. 泼尼松 寻常型天疱疮是天疱疮中最常见、严重、难治的一种类型。雷公藤总甙片为中药雷公藤提取物，其主要成分为雷公藤总苷。药理上主要利用其免疫抑制作用，可抑制亢进的B淋巴细胞系统，也有抑制T细胞作用，对抗非特异性炎症，能抑制迟发性变态反应，故在治疗天疱疮方面有一定的疗效，本研究证实雷公藤总甙片联用皮质类固醇治疗能达到中西药联合疗法疗效，且该疗法的副作用比西药联合疗法少，从而减少用药风险。

7. 咪唑斯汀 慢性特发性荨麻疹是皮肤科常见病之一，常规抗组胺药物治疗效果欠佳，易反复发作。雷公藤总甙片具有抗炎、免疫抑制、抗菌、抗肿瘤、抗凝等作用，是一种高效低毒治疗免疫性疾病的纯天然药物。

咪唑斯汀为强效、高选择性H_1受体拮抗剂，还具有抑制中性粒细胞趋化、抑制肥大细胞释放组胺及抑制5-脂氧合酶活性的作用，所以咪唑斯汀具有抗组胺、抗炎的双重作用。

雷公藤总甙片联合咪唑斯汀治疗慢性特发性荨麻疹疗效明显优于单一使用咪唑斯汀，且安全、价廉，适合临床选用。

（二）肾炎康复片

【药物组成】西洋参、人参、地黄、杜仲（炒）、山药、白花蛇舌草、黑豆、土茯苓、益母草、丹参、泽泻、白茅根、桔梗。

【功能主治】益气养阴，补肾健脾，清解余毒。用于慢性肾小球肾炎属于气阴两虚、脾肾不足、毒热未清证者，症见神疲乏力、腰酸腿软、面浮肢肿、头晕耳鸣、蛋白尿、血尿等。

【用法用量】口服，1次8片，1日3次，小儿酌减或遵医嘱。

【不良反应】不详。

【联用西药注意事项】

1. 本品含有丹参，丹参与西药相互作用见附表4。

2. 本品含有人参，人参与西药相互作用见附表12。

3. 本品含有桔梗，桔梗与西药相互作用见附表17。

4. 本品含有泽泻，泽泻与西药相互作用见附表24。

5. 贝那普利 血管紧张素转化酶抑制剂（angiotensin converting enzyme inhibitor，ACEI）为一种常用的治疗糖尿病肾病的药物，其治疗机制除了降低血压以改善肾脏灌注以外，还存在非血压依赖性保护机制。ACEI可通过抑制ACEI的合成及其活性，扩张出球微动脉，降低肾小球内压，有效减少尿蛋白的排出，减少对基膜和系膜的刺激，阻止系膜细胞的肥大增生，延缓肾小球的硬化；阻断肾小球滤过屏障结构和电荷异常，降低滤过屏障通透性；抑制脂质过氧化，阻断其氧化糖基化过程。所以ACEI为临床糖尿病肾病的一种重要的保护药物。

肾炎康复片主要成分为生地黄、白花蛇舌草、丹参、土茯苓、西洋参等，西洋参具有显著的调脂和降糖作用；生地黄、土茯苓、丹参具有改善血液循环、增加肾血流的作用，可减少蛋白尿、延缓肾功能恶化。近年来，肾炎康复片广泛用于治疗肾小球肾炎等各种肾病。肾炎康复片联用贝那普利能有效保护糖尿病肾病肾脏损伤，降低血糖，改善肾功能。

6. 前列地尔 前列地尔的主要成分为前列腺素E1，可抑制血小板凝集，改善微循环，从而达到减少蛋白尿排出的目的。其机制主要是通过增加肾脏血流量，抑制肾素-血管紧张素-醛固酮系统的活性，降低动脉阻力和肾小球内压，而使糖尿病肾病高灌注、高滤过的状态得以改善，同时抑制血栓素A_2的合成，减少免疫复合物的沉积，防止肾小球内血栓的亢进，抑制细胞因子的炎性作用，最终减少蛋白尿的排出。

肾炎康复片具有益气养阴、化瘀祛湿、补肾解毒等功效。现代药理学研究表明，肾炎康复片可减少肾病模型大鼠肾脏细胞外基质的增多，抑制肾小球系膜细胞增殖，减轻细胞外基质的积聚，延缓肾小球硬化，从而减少肾纤维化的损伤。

肾炎康复片联用前列地尔对糖尿病肾病患者疗效较好、症状改善明显，可明显降低糖尿病肾病患者24小时尿蛋白的水平，延缓病情进展和糖尿病终末期肾衰竭的发生。

7. 低分子肝素钙　低分子肝素钙是通过化学或酶促解聚生成的肝素片段，平均分子质量4000～6500，有较强的抗凝血因子和抗凝血酶活性，能快速和持续地抗血栓形成，与普通肝素比较，具有抗血栓作用强、生物利用度高、对血小板功能影响小、自发性出血及血小板减少等不良反应少等优点，低分子肝素钙还具有抑制系膜细胞增殖，促进纤溶，抑制炎症反应的作用，可使患者尿蛋白减少，有利于原发性肾病综合征（primary nephrotic syndrome，PNS）早期缓解，而且出血危险小，无须特殊监护，便于长期应用。

肾炎康复片具有益气养阴、补肾解毒、化瘀祛湿、利尿消肿之功效。诸药合用标本兼顾，扶正祛邪，脾肾双补，阴阳协调，使脏腑气血恢复平衡。现代药理学研究证实丹参、益母草、白花蛇舌草可降低血液黏度、抗血小板及红细胞积聚、增加肾血流量、清除氧自由基、改善肾脏微循环、防止血栓形成。同时临床实验表明，该药能降低毛细血管通透性，抗炎，消肿，利尿，改善微循环，从而增加肾血流量，减轻尿蛋白，保护肾功能。

在PNS的治疗中，低分子肝素钙与肾炎康复片的作用机制既互补又协同，能更好地改善患者高凝状态，降低血黏度，减轻蛋白尿，减轻肾小球高滤过状态与细胞外基质过度聚积，延缓肾小球硬化。

8. 甲泼尼龙、硫唑嘌呤　狼疮肾炎的发病机制主要是物理、化学、生物损害因子在具有易感基因人体内发生异常的免疫应答，辅助性T淋巴细胞（Th）激活B细胞，连续产生致病性的抗DNA抗体及免疫复合物而导致肾脏损伤。应用硫唑嘌呤，以直接抑制B细胞功能，耗竭辅助性T淋巴细胞，从而减少致病性抗DNA抗体及免疫复合物的产生与在肾脏的沉积并直接产生抗炎作用。

避免长期大剂量使用糖皮质激素，可大大减少并发症的风险。甲泼尼龙的抗炎作用强，起效快速，肝脏负担轻，对机体糖皮质激素自身分泌影响小。

肾炎康复片具有增强免疫功能，益气养阴，滋补脾肾，扶正祛邪的作用，能改善红细胞膜的稳定性，修复受损肾小球足细胞，阻止蛋白丢失，并减少肾小管对钠的重吸收，从而发挥其清热解毒、利水除湿、消肿抗炎、降低血压、改善肾功能、增加肝脏蛋白质合成、抵抗糖皮质激素的副作用之功效。

肾炎康复片联用小剂量甲泼尼龙与硫唑嘌呤的中西联合疗法治疗狼疮肾炎显效率

高，复发极少。由于激素剂量小，以及肾炎康复片的特殊作用，故感染、肥胖等副作用小，不失为值得进一步研究与推广应用之新疗法。

9. 缬沙坦　血管紧张素受体拮抗剂（angiotonin receptor blocker，ARB）可通过降低系统血压以外的机制减少尿白蛋白含量，具有较好的减轻肾组织增生、减轻肾肥大作用，延缓糖尿病肾病（diabetic nephropathy，DN）的进展，是目前治疗DN的首选药物。不同剂量的缬沙坦均能抑制肾间质纤维化，减少尿蛋白，保持肾功能。还能明显降低DN的尿蛋白，治疗后尿蛋白下降，且尿素氮及肌酐水平也有所下降。

肾炎康复片中的生地、土茯苓有显著的降糖作用，能改善微循环，从而增加肾血流，改善糖代谢，减少尿蛋白，保护肾功能，西洋参中的人参皂苷能明显地降低血糖，又有调脂作用；还可通过减少血清C反应蛋白，改善糖尿病肾病的微炎性反应状态而起到治疗糖尿病肾病的作用。使用肾炎康复片治疗糖尿病肾病，血糖控制更有效，蛋白尿下降更明显，血浆蛋白上升更有效，肾功能得到改善，且没有出现特殊的不良反应。

缬沙坦与肾炎康复片联用具有协同作用，能较单用更加有效地减少临床糖尿病肾病的尿蛋白的排泄、减轻肾小球损害，且在保护肾脏的同时能更好地加强对血糖、血压及血脂的调节，起到延缓糖尿病肾病、保护肾功能的作用，且未发现特殊不良反应，安全可行。

10. 厄贝沙坦　血管紧张素Ⅱ受体拮抗剂（ARB）类药物能有效地降低慢性肾脏病的蛋白尿，但是临床控制率不高，进一步降低蛋白尿而加大ARB剂量后易出现低血压反应。肾炎康复片临床上广泛应用于肾小球肾炎的治疗。同等血压水平下，厄贝沙坦联用肾炎康复片可以更有效降低地肾脏24小时蛋白尿的排泄，临床控制率亦明显高于对照组。综上所述，厄贝沙坦联用肾炎康复片对减少慢性肾炎患者蛋白尿是一种有效的治疗手段。

11. 来氟米特　IgA肾病是一组以IgA为主的免疫球蛋白颗粒状弥漫沉积在肾小球系膜区及毛细血管襻的临床综合征，是最常见的原发性肾小球疾病，也是终末期肾病最常见的病因之一。

中医认为，IgA肾病本证属虚证，以脾肾俱虚、气阴两虚为主要机制。肾阴亏损，水不涵木，可致肝阴不足。脾肾俱虚又常导致脏腑功能失调，从而生湿化热，气滞血瘀。若外感风热或外邪入里化热，热邪与水湿相互蕴结，则可出现湿热证候。因此，IgA肾病虽以本虚为主，但常是本虚标实、邪实夹杂，尤其是湿热、风热、瘀血之邪是血尿、蛋白尿病程迁延、反复难愈的重要原因。

肾炎康复片为中药复方制剂，方中西洋参益气养阴；人参、生地、杜仲、山药健脾补肾；土茯苓、白花蛇舌草清解瘀毒；丹参、益母草、白茅根、泽泻、桔梗活血化瘀、利水消肿、凉血止血。全方补而不燥不腻，清利而不伤不损，标本兼顾、扶正祛邪兼施、攻补并举。肾炎康复片能修复受损肾小球足细胞，阻止蛋白丢失；降低毛细血管通透性，利水消肿抗炎，降低高血压，改善肾功能；调节机体免疫功能；增加肝脏蛋白合成；拮抗糖皮质激素的副作用等。

新型免疫抑制剂来氟米特对减少尿蛋白和提高血浆白蛋白的疗效较好。来氟米特作为新型抑制嘧啶合成的免疫抑制剂，有着和抑制腺苷合成的环磷酰胺等药物不同的独特的作用机制：

（1）能选择性、可逆性抑制二氢乳清酸脱氢酶的活性而阻断嘧啶的从头合成途径，影响RNA和DNA的合成，使增生活跃的细胞（如T淋巴细胞、B淋巴细胞等）受到抑制。

（2）抑制酪氨酸激酶而阻断蛋白酪氨酸磷酸化和IgG的生成，抑制中性粒细胞的黏附、趋化和表达。

（3）阻断NF-κB的活化。

来氟米特广泛用于狼疮性肾炎和原发性肾病综合征等疾病的治疗，明显减轻蛋白尿和肾脏的炎细胞浸润，逆转肾小球的病理改变。

肾炎康复片和来氟米特联合治疗IgAN尿检异常型较单独应用来氟米特，总有效率明显提高，各项观察指标显著改善，并能减少不良反应，拓宽了临床治疗IgAN的手段。

第三节　尿路感染

尿路感染简称尿感，是指各种病原微生物在尿路中生长、繁殖而引起的尿路感染性疾病。多见于育龄期妇女、老年人、免疫力低下及尿路畸形者。根据感染发生部位可分为上尿路感染（主要是肾盂肾炎）和下尿路感染（主要是膀胱炎）。根据有无尿路结构或功能的异常，又可分为复杂性和非复杂性尿感。中医归属于"淋证"范畴，治则为实则清利，虚则补益。以膀胱湿热为主者，以清热利湿；以热灼血络为主者，治以凉血止血；以砂石结聚为主者，治以通淋排石；以气滞不利为主者，治以理气疏导；虚证以脾虚为主者，治以健脾益气；以肾虚为主者，治以补虚益肾。

一、常用西药

单纯性尿路感染的药物治疗主要为抗菌药。

急性单纯性膀胱炎可选用呋喃妥因、喹诺酮类、第二代或第三代头孢菌素抗菌药物。一般给药3日后，尿细菌培养结果可转阴性，但必须于治疗后4~7日复查。绝经后女性急性单纯性膀胱炎也可在妇科医师指导下加用雌激素替代疗法。

慢性膀胱炎的治疗，抗菌药的选药应在尿细菌培养和药敏试验的基础上选用有效的抗菌药物，要足量、足疗程使用，可交替使用2~3种抗菌药物，应用2周以上或更长时间。

急性单纯性肾盂肾炎的治疗应口服有效抗菌药物14日。如果用药后48~72小时仍未见效，则应根据药敏试验选用有效药物治疗。治疗后应追踪复查，如用药14日后仍有菌尿，则应根据药敏试验改药，再治疗6周。药物选择包括第三代喹诺酮类如左氧氟沙星等；半合成广谱青霉素，如哌拉西林、磺苄西林等对铜绿假单胞菌有效；第三代头孢菌素类，如头孢他啶、头孢哌酮等对铜绿假单胞菌有较好的疗效；氨基糖苷类抗菌药物，但应严格注意其副作用。

二、常用中成药

（一）八正合剂

【药物组成】瞿麦、车前子（炒）、萹蓄、大黄、滑石、川木通、栀子、甘草、灯心草。

【功能主治】清热，利尿，通淋。用于湿热下注，小便短赤，淋漓涩痛，口燥咽干。

【用法用量】口服，1次15~20毫升，1日3次，用时摇匀。

【不良反应】不详。

【联用西药注意事项】

1. 本品含有甘草，甘草与西药相互作用见附表1。

2. 本品含有大黄，大黄与西药相互作用见附表2。

3. 本品含有栀子，栀子与西药相互作用见附表30。

4. 含金属离子药物　如含铝、镁、钙、锡、亚铁盐类西药。萹蓄中含槲皮素等成分。含有槲皮素成分药物不宜与含有铝、镁、钙、锡、亚铁盐类西药（如硫糖铝、氢氧化铝、铝碳酸镁、碳酸钙、硫酸亚铁等）配伍。因为槲皮素为五羟基黄酮类，而多羟基黄酮可与上述金属离子形成螯合物，使吸收减少，疗效降低。

5. 可能发生络合反应的药物　如四环素、异烟肼、左旋多巴。滑石中富含金属镁离子，可与四环素的酚羟基、酚氨基发生络合；也可与异烟肼发生络合；也可与左旋多巴中的游离羟基形成溶解度小的络合物，最终影响药物的吸收，降低药效。

6. 胃蛋白酶　瞿麦有兴奋胃肠道平滑肌、促胃肠动力作用。胃蛋白酶在酸性条件下作用最强，与胃动力中药联用时，因能增强胃肠蠕动使胃蛋白酶迅速到达肠腔失去了适宜的疗效环境而失效。因此要避免联用，或调整两药的服用时间。

（二）导赤丸

【药物组成】连翘、黄连、栀子（姜炒）、木通、玄参、天花粉、赤芍、大黄、黄芩、滑石。

【功能主治】清热泻火，利尿通便。用于火热内盛所致的口舌生疮、咽喉疼痛、心胸烦热、小便短赤、大便秘结。

【用法用量】口服，1次1丸，1日2次。

【不良反应】不详。

【联用西药注意事项】

1. 本品含有大黄，大黄与西药相互作用见附表2。

2. 本品含有黄连，黄连与西药相互作用见附表6。

3. 本品含有黄芩，黄芩与西药相互作用见附表7。

4. 本品含有连翘，连翘与西药相瓦作用见附表25。

5. 本品含有栀子，栀子与西药相互作用见附表30。

（三）三金片

【药物组成】菝葜、羊开口、积雪草、金沙藤、金樱根。

【功能主治】清热解毒，利湿通淋，益肾。用于下焦湿热所致的热淋、小便短赤、淋漓涩痛、尿急频数；急慢性肾盂肾炎、膀胱炎、尿路感染见上述证候者。

【用法用量】口服，1次3片，1日3~4次。

【不良反应】不详。

【联用西药注意事项】不详。

（四）癃清片

【药物组成】金银花、黄连、黄柏、白花蛇舌草、败酱草、牡丹皮、赤芍、泽泻、车前子、仙鹤草。

【功能主治】清热解毒，凉血通淋。用于下焦湿热所致的热淋，症见尿频、尿急、尿痛、尿短、腰痛，小腹坠胀；亦用于慢性前列腺炎湿热蕴结兼瘀血证，症见小便频急、尿后余沥不尽、尿道灼热、会阴少腹腰骶部疼痛或不适等。

【用法用量】口服，1次6片，1日2次；重症者1次8片，1日3次。

【不良反应】不详。

【联用西药注意事项】

1. 本品含有黄连，黄连与西药相互作用见附表6。

2. 本品含有黄柏，黄柏与西药相互作用见附表15。

3. 本品含有泽泻，泽泻与西药相互作用见附表24。

4. 本品含有金银花，金银花与西药相互作用见附表27。

5. 口服降糖药与胰岛素　牡丹皮中的有效成分丹皮多糖及丹皮多糖2b也可降低多种糖尿病动物模型的血糖水平，丹皮多糖2b可有效地控制实验性高血糖，其降糖机制可能与改善机体对胰岛素的敏感性、促进外周组织对葡萄糖的利用有关。

6. 华法林　赤芍有显著的抗血小板聚集、抗凝血作用。因此应避免联用，或适当减少华法林用量。

7. 活菌制剂　如乳酶生、整肠生等。乳酶生为活的乳酸杆菌的干燥制剂，在肠内分解糖类产生乳酸，使肠内酸性增高而抑制腐败菌的繁殖及防止蛋白质发酵，故常用于消化不良、腹泻、小儿消化不良性腹泻。车前子也有一定的抑菌作用，因此本品可能会抑制乳酶生药效发挥。

（五）复方石韦片

见本章第一节"复方石韦片"。

（六）复肾宁片

【药物组成】车前子、萹蓄、知母（盐）、益母草、大黄（制）、栀子、黄柏（盐）、牡丹皮、甘草、附子（炙）。

【功能主治】清热解毒，渗湿利尿。用于湿热下注所致的急慢性尿路感染，急慢性膀胱炎以及急慢性肾盂肾炎等，症见尿频、尿急、尿痛、腰痛等。

【用法用量】口服，1次4片，1日3次。

【不良反应】不详。

【联用西药注意事项】

1. 本品含有甘草，甘草与西药相互作用见附表1。

2. 本品含有大黄，大黄与西药相互作用见附表2。

3. 本品含有黄柏，黄柏与西药相互作用见附表15。

4. 本品含有栀子，栀子与西药相互作用见附表30。

5. 含金属离子药物　如含铝、镁、钙、锡、亚铁盐类西药。萹蓄中含槲皮素等成分。含有槲皮素成分药物不宜与含有铝、镁、钙、锡、亚铁盐类西药（如硫糖铝、氢氧化铝、铝碳酸镁、碳酸钙、硫酸亚铁等）配伍。因为槲皮素为五羟基黄酮类，而多羟基黄酮可与上述金属离子形成螯合物，使吸收减少、疗效降低。

6. 口服降糖药与胰岛素　牡丹皮中的有效成分丹皮多糖及丹皮多糖2b也可降低多种糖尿病动物模型的血糖水平，丹皮多糖2b可有效地控制实验性高血糖，其降糖机制可能与改善机体对胰岛素的敏感性、促进外周组织对葡萄糖的利用有关；大黄素具有良好的降血糖、降低胰岛素水平和提高胰岛素敏感度作用，其机制可能与PI3-K、GIUT4基因有关；知母多糖可剂量依赖性地降低四氧嘧啶型糖尿病家兔血糖，其降血糖作用机制可能与增加葡萄糖的利用有关；另外，附子也有降低血糖的作用。因此本药与口服降糖药、胰岛素联用，要密切监测血糖，避免引起低血糖现象。

7. 洋地黄类药物　如地高辛等。附子的主要成分为乌头碱，具有显著的强心作用，其主要机制是兴奋和激动β受体，释放儿茶酚胺而产生强心作用。附子能增强洋地黄的毒性作用，联用可导致心律失常。本药与地高辛联用，可能增强地高辛毒性。

8. 活菌制剂　如乳酶生、整肠生等。乳酶生为活的乳酸杆菌的干燥制剂，在肠内分解糖类产生乳酸，使肠内酸性增高而抑制腐败菌的繁殖及防止蛋白质发酵，故常用于消化不良、腹泻、小儿消化不良性腹泻。车前子也有一定的抑菌作用，因此本药可能会抑制乳酶生药效发挥。

（七）荷叶丸

【药物组成】荷叶、藕节、大蓟（炭）、小蓟（炭）、知母、黄芩（炭）、地黄（炭）、棕榈（炭）、栀子（焦）、白茅根（炭）、玄参、白芍、当归、香墨。

【功能主治】凉血止血。用于血热所致的咯血、衄血、尿血、便血、崩漏。

【用法用量】口服，1次1丸，1日2～3次。

【不良反应】不详。

【联用西药注意事项】

1. 本品含有当归，当归与西药相互作用见附表5。

2. 本品含有黄芩，黄芩与西药相互作用见附表7。

3. 本品含有栀子，栀子与西药相互作用见附表30。

4. 酶类、生物碱、抗生素、磺胺类、强心苷类药物、阿司匹林等 荷叶丸含有大蓟炭、小蓟炭、茅根炭、棕榈炭、黄芩炭等成分，由于含碳的中药具有吸附作用，当与酶类、生物碱、抗生素、磺胺类、强心苷类、阿司匹林等药物联用时，会因吸附作用而减少这些药物在胃肠道的吸收，降低疗效，因此荷叶丸不宜与上述药物联用。

5. 酸性药物 如维生素C、烟酸片、谷氨酸片等。白芍、知母及其制剂含有苷类成分，当与维生素C、烟酸片、谷氨酸片等酸性药物联用时，由于苷类成分在酸性过强的条件下，有可能使苷分解成苷元和糖，影响疗效，因此白芍、知母及其制剂不宜与酸性药物联用。

6. 抗凝药及抗血小板药 如华法林、肝素、阿司匹林等。本药具有强烈的止血作用。尤其是多种炭品更是加强凝血活性。藕节促凝血作用机制可能是通过激活内源性凝血系统和外源性凝血系统中的多种凝血因子起作用；大蓟炒炭后，生品的止血药效成分柳穿鱼叶苷含量明显下降，但产生了新的药效更强的止血物质柳穿鱼黄素；小蓟炭较生品止血活性更强；白茅根能够显著缩短出血和凝血时间，体外凝血实验表明，白茅根对凝血第二阶段（凝血酶生成）有促进作用。因此，本药应避免与抗凝药、抗血小板药联用，以免影响药效。

（八）尿感宁颗粒

【药物组成】海金沙藤、连钱草、凤尾草、紫花地丁、葎草。

【功能主治】清热解毒，利尿通淋。用于膀胱湿热所致淋症，症见尿频、尿急、尿道涩痛、尿色偏黄、小便淋漓不尽等；急慢性尿路感染见上述证候者。

【用法用量】开水冲服，1次1袋，1日3～4次。

【不良反应】不详。

【联用西药注意事项】

1. 碱性药物 如抗酸药、氨茶碱、碱性抗菌药（红霉素、氨基糖苷类、磺胺类）、硝苯地平、咖啡因、东莨菪碱等。连钱草中富含三萜类化合物齐墩果酸与熊果酸，以及多种有机酸如咖啡酸、芥子酸、阿魏酸等，酸性很强。紫花地丁中含有软脂酸、对羟基苯甲酸等16种有机酸。有机酸会在胃液中中和碱性药物，降低疗效，或直接抑制碱性抗菌药的吸收与药效发挥，如抗酸药、氨茶碱、红霉素、氨基糖苷类等。有机酸也可以酸化尿液，影响某些西药在肾小管内的重吸收和排泄，如与弱碱性药物硝苯地平、咖啡因、东莨菪碱联用，会使肾小管对这些药物的重吸收减少，排泄增多，药效降低。与磺胺类药物联用时，磺胺溶解度大大降低，易在肾小管中析出，形成结晶，损伤肾小管及尿道上皮细胞，引起结晶尿、血尿等。

2. 口服降糖药、胰岛素 连钱草能够降低链脲佐菌素导致的小鼠高血糖，原因可能与连钱草抗氧化、保护胰岛β细胞功能有关。因此与口服降糖药、胰岛素联用，要密切监测血糖，避免引起低血糖现象。

3. 华法林、肝素 紫花地丁中含有双香豆素类物质（抗凝药华法林也为双香豆素类物质），有研究发现其中七叶内酯、双七叶内酯等三种成分具有明显的抗凝血作用。因此，本药与华法林或肝素联用时应注意慎用，密切监测凝血时间与国际标准化比值（international standard ratio，INR）。

（九）强肾颗粒（片）

见本章第一节"强肾颗粒（片）"。

（十）荡涤灵颗粒

【药物组成】黄连、琥珀、赤芍、知母、地黄、地龙、黄芪、甘草。

【功能主治】清热利湿，利尿通淋。用于湿热蕴结下焦所致的热淋，症见小便不利，小便短数，灼热刺痛，溺色黄赤，少腹拘急胀痛，或有寒热口苦，呕恶，或有腰痛拒按，或大便秘结，舌苔黄腻，脉濡数。本品主要用于肾盂肾炎、膀胱炎、泌尿系统感染。

【用法用量】开水冲服，每包20克，1次1小包，1日3次。

【不良反应】不详。

【联用西药注意事项】

1. 本品含有甘草，甘草与西药相互作用见附表1。

2. 本品含有黄连，黄连与西药相互作用见附表6。

3. 本品含有黄芪，黄芪与西药相互作用见附表8。

（十一）金钱草片

【药物组成】金钱草。

【功能主治】清利湿热，通淋，消肿。用于热淋，沙淋，尿涩作痛，黄疸尿赤，痈肿疔疮，毒蛇咬伤，肝胆结石，尿路结石。

【用法用量】口服，1次4~8片，1日3次。

【不良反应】不详。

【联用西药注意事项】

1. 含金属离子药物 如含铝、镁、钙、锡、亚铁盐类西药。金钱草全草含酚性成分、黄酮苷、鞣质、甾醇等。黄酮类化合物有槲皮素、山柰酚等。含有槲皮素成分药物不宜与含有铝、镁、钙、锡、亚铁盐类西药（如硫糖铝、氢氧化铝、铝碳酸镁、碳酸钙、硫酸亚铁等）配伍。因为槲皮素为五羟基黄酮类，而多羟基黄酮可与上述金属离子形成螯合物，使吸收减少、疗效降低。

2. 异烟肼、维生素B$_1$、胃蛋白酶 金钱草中含有较多鞣质。鞣质与异烟肼结合，形成鞣酸盐沉淀，使吸收减少而影响疗效。鞣质与维生素B$_1$联用，两者可以永久地结合，使维生素B$_1$从体内排出，失去疗效。鞣质也可以与蛋白质类药物如胃蛋白酶等结合而影响后者活性。

3. 苯妥英钠、华法林 金钱草中含有槲皮素，有体外试验认为槲皮素对CYP2 C9有强烈的抑制作用。由于本药成分只含有金钱草，其主要成分包括槲皮素，因此，本药应避免与经CYP2C9代谢且治疗窗窄的药物如苯妥英钠和华法林联用，以免升高后者的血药浓度导致药物过量。如必须使用需监测血药浓度或INR，密切监视可能出现的相应临床症状。

（十二）泌尿宁颗粒

【药物组成】柴胡、五味子、萹蓄、黄柏、白芷、续断、桑寄生、茼麻子、甘草。

【功能主治】清热通淋，利尿止痛，补肾固本。用于热淋，小便赤涩热痛及泌尿系感染。

【用法用量】开水冲服，1次12克，1日3次，小儿酌减。

【不良反应】不详。

【联用西药注意事项】

1. 本品含有甘草，甘草与西药相互作用见附表1。

2. 本品含有五味子，五味子与西药相互作用见附表13。

3. 本品含有黄柏，黄柏与西药相互作用见附表15。

4. 本品含有柴胡，柴胡与西药相互作用见附表20。

5. 本品含有白芷，白芷与西药相互作用见附表23。

（十三）清淋颗粒

【药物组成】瞿麦、萹蓄、木通、车前子（盐炒）、滑石、栀子、大黄、甘草

（炙）。

【功能主治】清热泻火，利水通淋。用于膀胱湿热所致的淋症、癃闭，症见尿频涩痛、淋漓不畅、小腹胀满、口干咽燥。

【用法用量】开水冲服。1次1袋，1日2次，小儿酌减。

【不良反应】不详。

【联用西药注意事项】

1. 本品含有甘草，甘草与西药相互作用见附表1。

2. 本品含有大黄，大黄与西药相互作用见附表2。

3. 本品含有栀子，栀子与西药相互作用见附表30。

4. 胃蛋白酶　瞿麦、木通等有兴奋胃肠道平滑肌、促胃肠动力作用。胃蛋白酶在酸性条件下作用最强，与促胃动力中药联用时，因能增强胃肠蠕动使胃蛋白酶迅速到达肠腔失去了适宜的疗效环境而失效。因此要避免联用，或调整两药的服用时间。

5. 含金属离子药物　如含铝、镁、钙、锡、亚铁盐类西药。萹蓄中含槲皮素等成分。含有槲皮素成分药物不宜与含有铝、镁、钙、锡、亚铁盐类西药（如硫糖铝、氢氧化铝、铝碳酸镁、碳酸钙、硫酸亚铁等）配伍。因为槲皮素为五羟基黄酮类，而多羟基黄酮可与上述金属离子形成螯合物，使吸收减少、疗效降低。

6. 可能发生络合反应的药物　如四环素、异烟肼、左旋多巴。滑石中富含金属镁离子，可与四环素的酚羟基、酚氨基发生络合；可与异烟肼发生络合；也可与左旋多巴中的游离羟基形成溶解度小的络合物，最终影响药物的吸收，降低药效。

（十四）热淋清颗粒

【药物组成】头花蓼。

【功能主治】清热泻火，利尿通淋。用于下焦湿热所致的热淋，症见尿频、尿急、尿痛；尿路感染、肾盂肾炎见上述证候者。

【用法用量】开水冲服，1次1~2袋，1日3次。

【不良反应】不详。

【联用西药注意事项】

1. 碱性药物　如抗酸药、氨茶碱、碱性抗菌药（红霉素、氨基糖苷类、磺胺类）、硝苯地平、咖啡因、东莨菪碱等。头花蓼含乙酸、没食子酸等有机酸。有机酸会在胃液中中和碱性药物，降低疗效，或直接抑制碱性抗菌药的吸收与药效发挥。如抗酸药、氨茶碱、红霉素、氨基糖苷类药物等。有机酸也可以酸化尿液，影响某些西药在肾小管内的重吸收和排泄，如与弱碱性药物硝苯地平、咖啡因、东莨菪碱联用，会使肾小管对这些药物的重吸收减少，排泄增多，药效降低。与磺胺类药物联用时，磺胺溶解度大大降低，易在肾小管中析出，形成结晶，损伤肾小管及尿道上皮细胞，引起结晶尿、血尿等。

2. 含金属离子药物　如含铝、镁、钙、锡、亚铁盐类西药。头花蓼中含槲皮素等成分。含有槲皮素成分药物不宜与含有铝、镁、钙、锡、亚铁盐类西药（如硫糖铝、氢氧化铝、铝碳酸镁、碳酸钙、硫酸亚铁等）配伍。因为槲皮素为五羟基黄酮类，而多羟基黄酮可与上述金属离子形成螯合物，使多羟基黄酮的吸收减少，疗效降低。

（十五）五淋丸

【药物组成】海金沙、木通、栀子（姜制）、黄连、石韦（去毛）、茯苓皮、琥珀、地黄、白芍、川芎、当归、甘草。

【功能主治】清热利湿，分清止淋。用于下焦湿热引起的尿频尿急、小便涩痛、浑浊不清。

【用法用量】口服，1次6克，1日2次。

【不良反应】不详。

【联用西药注意事项】

1. 本品含有甘草，甘草与两药相互作用见附表1。

2. 本品含有当归，当归与西药相互作用见附表5。

3. 本品含有黄连，黄连与西药相互作用见附表6。

4. 本品含有川芎，川芎与西药相互作用见附表14。

5. 本品含有栀子，栀子与西药相互作用见附表30。

第四节　泌尿系结石

泌尿系结石又称尿石症，包括肾结石、输尿管结石、膀胱结石和尿道结石。前两者和后两者分别有上尿路结石和下尿路结石之称。通常上尿路结石以磷酸钙、草酸钙为主，下尿路结石以尿酸钙结石、磷酸镁铵结石为主。影响结石形成的因素很多，年龄、性别、种族、遗传、环境因素、饮食习惯和职业对结石的形成影响很大。身体的代谢异常、尿路的梗阻、感染、异物和药物的使用是结石形成的常见病因。本病中医归属于"石淋"范畴，应以清热利湿，排石通淋为治法。

一、常用西药

（一）缓解肾绞痛药物

1. 非甾体类镇痛抗炎药物　常用药物有双氯芬酸钠和吲哚美辛等。

2. 阿片类镇痛药　常用药物有氢吗啡酮、哌替啶、布桂嗪和曲马朵等。阿片类药物在治疗肾绞痛时不应单独使用，一般需要配合阿托品、654-2等解痉类药物一起使用。

3. 解痉药 M型胆碱受体阻断剂，常用药物有硫酸阿托品和654-2，可以松弛输尿管平滑肌，缓解痉挛；黄体酮可以抑制平滑肌的收缩而缓解痉挛，对止痛和排石有一定的疗效；钙离子阻滞剂，硝苯地平10mg口服或舌下含化，对缓解肾绞痛有一定的作用；α受体阻滞剂（坦索罗辛），近期国内外的一些临床报道显示，α受体阻滞剂在缓解输尿管平滑肌痉挛，治疗肾绞痛中具有一定的效果。

（二）排石治疗

1. 双氯芬酸钠栓剂肛塞 双氯芬酸钠能够减轻输尿管水肿，减少疼痛发作风险，促进结石排出，推荐应用于输尿管结石。

2. 口服α受体阻滞剂（坦索罗辛）或钙离子通道拮抗剂 坦索罗辛是一种高选择性α肾上腺素能受体阻滞剂，使输尿管下段平滑肌松弛，促进输尿管结石排出。

（三）溶石治疗

推荐应用于尿酸结石和胱氨酸结石。

1. 尿酸结石 口服别嘌醇，根据血、尿的尿酸值调整药量；口服枸橼酸氢钾钠或碳酸氢钠片，以碱化尿液维持尿液pH值在6.5～6.8。

2. 胱氨酸结石 口服枸橼酸氢钾钠或碳酸氢钠片，以碱化尿液，维持尿液pH值在7.0以上。

二、常用中成药

（一）复方石淋通片

【药物组成】广金钱草、石韦、海金沙、滑石粉、忍冬藤。

【功能主治】清热利湿，通淋排石。用于膀胱湿热，石淋涩痛，尿路结石，泌尿系统感染属肝胆膀胱湿热证者。

【用法用量】口服，1次6片，1日3次。

【不良反应】不详。

【联用西药注意事项】

1. 碱性药物 如抗酸药、氨茶碱、碱性抗菌药（红霉素、氨基糖苷类、磺胺类）、硝苯地平、咖啡因、东莨菪碱等。广金钱草、忍冬藤中含有机酸。广金钱草中含有香草酸、阿魏酸、乙二酸等酸性物质。忍冬藤中富含绿原酸、异绿原酸、咖啡酸等有机酸类化合物。有机酸会在胃液中中和碱性药物，降低疗效，或直接抑制碱性抗菌药的吸收与药效发挥。如抗酸药、氨茶碱、红霉素、氨基糖苷类等。有机酸也可以酸化尿液，影响某些西药在肾小管内的重吸收和排泄，如与弱碱性药物硝苯地平、咖啡因、东莨菪碱联用，会使肾小管对这些药物的重吸收减少，排泄增多，药效降低。与磺胺类药物联用时，磺胺溶解度大大降低，易在肾小管中析出，形成结晶，损伤肾小管及尿道上皮细胞，引起结晶尿、血尿等。

2. 可能发生络合反应的药物 如四环素、异烟肼、左旋多巴。滑石中富含金属镁离子，可与四环素的酚羟基、酚氨基发生络合；可与异烟肼发生络合；也可与左旋多巴中的游离羟基形成溶解度小的络合物，最终影响药物的吸收，降低药效。

（二）金钱草片

见本章第三节"金钱草片"。

（三）排石颗粒

【药物组成】连钱草、车前子（盐炒）、木通、徐长卿、石韦、忍冬藤、滑石、瞿麦、茼麻子、甘草。

【功能主治】清热利水，通淋排石。用于下焦湿热所致的石淋，症见腰腹疼痛、排尿不畅或伴有血尿；泌尿系结石见上述证候者。

【用法用量】开水冲服，1次1袋，1日3次或遵医嘱。

【不良反应】不详。

【联用西药注意事项】

1. 本品含有甘草，甘草与西药相互作用见附表1。

2. 碱性药物 如抗酸药、氨茶碱、碱性抗菌药（红霉素、氨基糖苷类、磺胺类）、硝苯地平、咖啡因、东莨菪碱等。连钱草与忍冬藤中富含有机酸。连钱草中含有三萜类物质齐墩果酸与熊果酸，以及咖啡酸、芥子酸、阿魏酸等多种有机酸。忍冬藤中富含绿原酸、异绿原酸、咖啡酸等有机酸类化合物。有机酸会在胃液中中和碱性药物，降低疗效，或直接抑制碱性抗菌药的吸收与药效发挥。如抗酸药、氨茶碱、红霉素、氨基糖苷类等。有机酸也可以酸化尿液，影响某些西药在肾小管内的重吸收和排泄，如与弱碱性药物硝苯地平、咖啡因、东莨菪碱联用，会使肾小管对这些药物的重吸收减少，排泄增多，药效降低。与磺胺类药物联用时，磺胺溶解度大大降低，易在肾小管中析出，形成结晶，损伤肾小管及尿道上皮细胞，引起结晶尿、血尿等。

3. 口服降糖药、胰岛素 连钱草能够降低链脲佐菌素导致的小鼠高血糖，原因可能与连钱草抗氧化、保护胰岛B细胞功能有关。因此，与口服降糖药、胰岛素联用，要密切监测血糖，避免引起低血糖现象。

（四）五淋化石丸

【药物组成】广金钱草、鸡内金、泽泻、沙牛、琥珀、黄芪、石韦、海金沙、车前子、甘草、延胡索（醋制）。

【功能主治】通淋利湿，化石止痛。用于淋证，癃闭，尿路感染，尿路结石，前列腺炎，膀胱炎，肾盂肾炎，乳糜尿。

【用法用量】口服，1次5丸，1日3次。

【不良反应】不详。

【联用西药注意事项】

1. 本品含有甘草，甘草与西药相互作用见附表1。

2. 本品含有黄芪，黄芪与西药相互作用见附表8。

3. 本品含有延胡索，延胡索与西药相互作用见附表16。

4. 本品含有泽泻，泽泻与西药相互作用见附表24。

5. 口服降糖药、胰岛素。鸡内金作为传统中药，历代本草皆记载其有治疗消渴的功效；现代药理研究发现鸡内金可以降低高糖饲养的兔血清中葡萄糖与甘油三酯的含量。因此与口服降糖药、胰岛素联用，要密切监测血糖，避免引起低血糖现象。

6. 镇静催眠药，如巴比妥类、地西泮等。琥珀、延胡索具有明显的镇静催眠作用。琥珀具有明显的中枢抑制作用，能明显减少小鼠自主活动，延长戊巴比妥钠的睡眠时间；延胡索的有效成分四氢帕马丁有显著的镇痛、催眠、镇静与安定作用，延胡索甲素和延胡索丑素的镇痛作用也较为明显，并有一定的镇静、催眠、安定作用。因此本药本身即具有明显镇静、催眠、镇痛作用，与镇静催眠类药物联用时极易增强后者药效。

（五）净石灵胶囊

【药物组成】广金钱草、黄芪、茯苓、萹蓄、海金沙、淫羊藿、夏枯草、滑石、延胡索（醋制）、当归、巴戟天、赤芍、冬葵子、车前子、桃仁、鸡内金、甘草。

【功能主治】补肾，利尿，排石。用于治疗肾结石、输尿管结石、膀胱结石以及由结石引起的肾盂积水、尿路感染等。

【用法用量】口服，1次5粒，1日3次，饭后1小时饮水300～500毫升，并做跳跃运动10～15次，体弱者酌减。每次排尿注意结石排出情况。

【不良反应】不详。

【联用西药注意事项】

1. 本品含有甘草，甘草与西药相互作用见附表1。

2. 本品含有当归，当归与西药相互作用见附表5。

3. 本品含有黄芪，黄芪与西药相互作用见附表8。

4. 本品含有茯苓，茯苓与西药相互作用见附表9。

5. 本品含有延胡索，延胡索与西药相互作用见附表16。

6. 口服降糖药与胰岛素 淫羊藿总黄酮具有降糖作用，其机制可能与增加肝糖原和肌糖原含量，以及抗氧化、清除自由基有关；夏枯草醇提物可降低正常小鼠和四氧嘧啶糖尿病模型小鼠血糖水平，其机制可能与促进胰岛素分泌或增加组织对糖的转化利用有关；鸡内金作为传统中药，历代本草皆记载其有治疗消渴的功效；现代药理研究发现鸡内金可以降低高糖饲养的兔血清中葡萄糖与甘油三酯的含量。因此，本药可能会降低血糖，与口服降糖药、胰岛素联用，要密切监测血糖，避免引起低血糖现象。

7. 降压药 淫羊藿苷可以通过对冠脉血管、股动脉血管及脑血管的扩张，发挥降压作用；夏枯草可以对抗肾上腺素引起的家兔血压上升，具有降压作用；元胡也具有扩张冠脉的作用。因此，本药可能引起血压下降，与降压药联用会增强后者疗效，需监测血压变化。

8. 抗凝与抗血小板药　如华法林、肝素、阿司匹林等。赤芍、桃仁均具有抗凝血的作用；桃仁的醋酸乙酯和乙醇提取物均能缩短二磷酸腺苷诱导的血小板聚集所致肺栓塞引起的呼吸喘促时间，且醋酸乙酯提取物有显著的抗血栓作用。因此，本药与抗凝药华法林、肝素等或抗血小板药阿司匹林联用可能会增强后者的药效，因此联用时需密切监测出血时间及INR以及相关临床症状。

9. 易引起高血钾的药物　如醛固酮受体拮抗剂、氯化钾、ACEI等药物。夏枯草、萹蓄可能升高血钾。夏枯草、萹蓄中钾的含量较高。因此，本药与醛固酮受体拮抗剂螺内酯以及氯化钾、ACEI类药物联用时要注意监测血钾，避免引起药源性高血钾。

10. 麻醉、镇静、止咳药　如吗啡、哌替啶、可待因等。桃仁中含有苦杏仁苷。苦杏仁苷内服后，可在体内分解为氢氰酸和苯甲醛，对呼吸中枢可产生一定的抑制作用，使呼吸运动趋于安静而达到镇咳平喘的作用。当与具有呼吸抑制作用的药物如麻醉、镇静及部分止咳药等联用时，就会产生药理作用的叠加，从而导致呼吸抑制过强。

（六）复方金钱草颗粒

【药物组成】广金钱草、车前草、石韦、玉米须。

【功能主治】清热祛湿，利尿排石，消炎止痛。用于泌尿系结石、尿路感染属湿热下注证者。

【用法用量】用开水冲服，1次1~2袋，1日3次。

【不良反应】不详。

【联用西药注意事项】

1. 口服降糖药与胰岛素　车前草中富含熊果酸，可以显著降低血糖水平，缓和和抑制肠道吸收葡萄糖，同时刺激胰岛素的分泌；玉米须水煎剂可明显降低四氧嘧啶糖尿病小鼠血糖，可能具有双胍类的降糖作用。因此，本药可能具有明显的降糖作用，与口服降糖药、胰岛素联用，要密切监测血糖，避免引起低血糖现象。

2. 碱性药物　如抗酸药、氨茶碱、碱性抗菌药（红霉素、氨基糖苷类、磺胺类）、硝苯地平、咖啡因、东莨菪碱等。广金钱草中含有香草酸、阿魏酸、乙二酸等酸性物质；车前草中含有熊果酸、齐墩果酸、阿魏酸、乌索酸等有机酸；玉米须中富含多种有机酸，甲酸、乙酸、软脂酸、油酸和亚油酸等。有机酸会在胃液中中和碱性药物，降低疗效，或直接抑制碱性抗菌药的吸收与药效发挥。如抗酸药、氨茶碱、红霉素、氨基糖苷类等。有机酸也可以酸化尿液，影响某些西药在肾小管内的吸收和排泄，如与弱碱性药物硝苯地平、咖啡因、东莨菪碱联用，会使肾小管对这些药物的重吸收减少，排泄增多，药效降低。与磺胺类药物联用时，磺胺溶解度大大降低，易在肾小管中析出，形成结晶，损伤肾小管及尿道上皮细胞，引起结晶尿、血尿等。

（七）肾石通颗粒

【药物组成】金钱草、王不留行（炒）、萹蓄、延胡索（醋制）、鸡内金（烫）、丹参、木香、瞿麦、牛膝、海金沙。

【功能主治】清热利湿，活血止痛，化石，排石。用于肾结石，肾盂结石，膀胱结石，输尿管结石。

【用法用量】温开水冲服，1次1袋，1日2次。

【不良反应】不详。

【联用西药注意事项】

1. 本品含有丹参，丹参与西药相互作用见附表4。

2. 本品含有延胡索，延胡索与西药相互作用见附表16。

3. 含金属离子药物　如含铝、镁、钙、锡、亚铁盐类西药。金钱草全草含酚性成分、黄酮苷、鞣质、甾醇等。黄酮类化合物有槲皮素、山柰酚等。含有槲皮素成分药物不宜与含有铝、镁、钙、锡、亚铁盐类西药（如硫糖铝、氢氧化铝、铝碳酸镁、碳酸钙、硫酸亚铁等）配伍。因为槲皮素为五羟基黄酮类，而多羟基黄酮可与上述金属离子形成螯合物，使吸收减少、疗效降低。

（八）石淋通片

【药物组成】广金钱草。

【功能主治】清热利尿，通淋排石。用于湿热下注所致的热淋、石淋，症见尿频、尿急、尿痛，或尿有砂石；尿路结石、肾盂肾炎见上述证候者。

【用法用量】口服，1次5片，1日3次。

【不良反应】不详。

【联用西药注意事项】

1. 异烟肼、维生素B_1、胃蛋白酶　广金钱草中含有较多鞣质。鞣质与异烟肼结合，形成鞣酸盐沉淀，使吸收减少而影响疗效。鞣质与维生素B_1联用，两者可以永久地结合，使其从体内排出，失去疗效。鞣质也可以与蛋白质类药物如胃蛋白酶等结合而影响后者活性。

2. 降压药　广金钱草水提物、极性较大的黄酮等能使麻醉犬的脑血流量增加、血压降低。因此，本药可能有降低血压的作用，与降压药联用应监测血压，避免引起低血压。

3. 碱性药物　如抗酸药、氨茶碱、碱性抗菌药（红霉素、氨基糖苷类、磺胺类）、硝苯地平、咖啡因、东莨菪碱等。广金钱草中含有香草酸、阿魏酸、乙二酸等酸性物质。有机酸会在胃液中中和碱性药物，降低疗效，或直接抑制碱性抗菌药的吸收与药效发挥。如抗酸药、氨茶碱、红霉素、氨基糖苷类等。有机酸也可以酸化尿液，影响某些西药在肾小管内的重吸收和排泄，如与弱碱性药物硝苯地平、咖啡因、东莨菪碱联用，会使肾小管对这些药物的重吸收减少，排泄增多，药效降低。与磺胺类药物联用时，磺胺溶解度大大降低，易在肾小管中析出，形成结晶，损伤肾小管及尿道上皮细胞，引起结晶尿、血尿等。

（九）结石通片

【药物组成】广金钱草、海金沙草、石韦、车前草、鸡骨草、茯苓、玉米须、白茅根。

【功能主治】清热利湿，通淋排石，镇痛止血。用于泌尿系统感染，膀胱炎，肾炎水肿，尿路结石，血尿，淋漓混浊，尿道灼痛等。

【用法用量】口服，1次5片，1日3次。

【不良反应】不详。

【联用西药注意事项】

1. 本品含有茯苓，茯苓与西药相互作用见附表9。

2. 口服降糖药与胰岛素　车前草中富含熊果酸，可以显著降低血糖水平，缓和和抑制肠道吸收葡萄糖，同时刺激胰岛素的分泌；玉米须水煎剂可明显降低四氧嘧啶糖尿病小鼠血糖，可能具有双胍类的降糖作用。因此，本药可能具有明显的降糖作用，与口服降糖药、胰岛素联用，要密切监测血糖，避免引起低血糖现象。

3. 碱性药物　如抗酸药、氨茶碱、碱性抗菌药（红霉素、氨基糖苷类、磺胺类）、硝苯地平、咖啡因、东莨菪碱等。广金钱草中含有香草酸、阿魏酸、乙二酸等酸性物质；车前草中含有熊果酸、齐墩果酸、阿魏酸、乌索酸等有机酸；玉米须中富含多种有机酸、甲酸、乙酸、软脂酸、油酸和亚油酸等。有机酸会在胃液中中和碱性药物，降低疗效，或直接抑制碱性抗菌药的吸收与药效发挥。如抗酸药、氨茶碱、红霉素、氨基糖苷类等。有机酸也可以酸化尿液，影响某些西药在肾小管内的重吸收和排泄，如与弱碱性药物硝苯地平、咖啡因、东莨菪碱联用，会使肾小管对这些药物的重吸收减少，排泄增多，药效降低。与磺胺类药物联用时，磺胺溶解度大大降低，易在肾小管中析出，形成结晶，损伤肾小管及尿道上皮细胞，引起结晶尿、血尿等。

（十）分清五淋丸

【药物组成】木通、车前子（盐炒）、黄芩、茯苓、猪苓、黄柏、大黄、萹蓄、瞿麦、知母、泽泻、栀子、甘草、滑石。

【功能主治】清热泻火，利尿通淋。用于湿热下注所致的淋证，症见小便黄赤、尿频尿急、尿道灼热涩痛。

【用法用量】口服，1次1袋，1日2~3次。

【不良反应】不详。

【联用西药注意事项】

1. 本品含有甘草，甘草与西药相互作用见附表1。

2. 本品含有大黄，大黄与两药相互作用见附表2。

3. 本品含有黄芩，黄芩与西药相互作用见附表7。

4. 本品含有茯苓，茯苓与西药相互作用见附表9。

5. 本品含有黄柏，黄柏与西药相互作用见附表15。

6. 本品含有泽泻，泽泻与西药相互作用见附表24。

7. 本品含有栀子，栀子与西药相互作用见附表30。

8. 活菌类制剂　如乳酶生、整肠生等。知母等具有较强的广谱抗菌作用，乳酶生为活的乳酸杆菌的干燥制剂，在肠内分解糖类产生乳酸，使肠内酸性增高而抑制腐败菌的繁殖及防止蛋白质发酵，故常用于消化不良、腹泻、小儿消化不良性腹泻。若服用具有抗菌活性的中药，则能抑制或降低西药微生态活菌制剂的活性。

9. 含金属离子药物　如含铝、镁、钙、锡、亚铁盐类西药。萹蓄中含槲皮素等成分。含有槲皮素成分药物不宜与含有铝、镁、钙、锡、亚铁盐类西药（如硫糖铝、氢氧化铝、铝碳酸镁、碳酸钙、硫酸亚铁等）配伍。因为槲皮素为五羟基黄酮类，而多羟基黄酮可与上述金属离子形成螯合物，使吸收减少、疗效降低。

10. 可能发生络合反应的药物　如四环素、异烟肼、左旋多巴。滑石中富含金属镁离子，可与四环素的酚羟基、酚氨基发生络合；可与异烟肼发生络合；也可与左旋多巴中的游离羟基形成溶解度小的络合物，最终影响药物的吸收，降低药效。

第五节　慢性肾衰竭

慢性肾衰竭（chronic renal failure，CRF）为各种慢性肾脏病持续进展的共同结局。它以代谢产物潴留，水、电解质和酸碱平衡紊乱和全身各系统症状为表现的一种临床综合征。慢性肾脏病囊括了疾病的整个过程，即CKD1期至CKD5期，部分慢性肾脏病在疾病进展过程中肾小球滤过率（glomerular filtration rate，GFR）可逐渐下降，进展至慢性肾衰竭。慢性肾衰竭则代表慢性肾脏病中GFR下降至失代偿期的那一部分群体，主要为CKD4～CKD5期。慢性肾脏病与慢性肾衰竭病因主要有糖尿病肾病、高血压肾小动脉硬化、原发性与继发性肾小球肾炎、肾小管间质病变、肾血管疾病、遗传性肾病等。本病中医学属"癃闭""关格""水肿""肾劳""虚损"等范畴。中医辨证主要以脾肾气（阳）虚为主，多夹有湿浊、瘀血等实邪，治疗以益气健脾、补肾降浊、活血化瘀为主。

一、常用西药

1. 营养治疗　通常从肾功能失代偿期开始给予患者优质低蛋白饮食治疗。

2. 控制高血压　降压药物宜选用那些既可有效地控制血压，又有保护靶器官（心、肾、脑等）作用的药物。ACEI或ARB加利尿剂、长效CCB加ACEI或ARB等。

3. 纠正肾性贫血　重组人促红素、铁剂、叶酸、维生素B$_{12}$。

4. 钙磷代谢紊乱和肾性骨病的治疗　口服碳酸钙。

5. 纠正代谢性中毒　碳酸氢钠。

6. 水钠代谢紊乱的防治　襻利尿剂。

7. 高钾血症的防治　口服或者静脉给予碳酸氢钠，襻利尿剂，应用葡萄糖-胰岛素溶液，口服聚磺苯乙烯，血液透析。

8. 促进尿毒症性毒素的肠道排泄　口服吸收剂，如药用炭、包醛氧化淀粉等。

二、常用中成药

（一）尿毒清颗粒

【药物组成】大黄、黄芪、桑白皮、苦参、白术、茯苓、白芍、何首乌（制）、丹参、车前草等。

【功能主治】通腑降浊，健脾利湿，活血化瘀。用于慢性肾功能衰竭，氮质血症期和尿毒症早期，中医辨证属脾虚湿浊症和脾虚血瘀症者。可降低肌酐、尿素氮，稳定肾功能，延缓透析时间。对改善肾性贫血、提高血钙、降低血磷也有一定的作用。

【用法用量】温开水冲服，1日4次，每日6、12、18时各服1袋，22时服2袋，每日最大服用量8袋，也可另定服药时间，但两次服药间勿超过8小时。

【不良反应】不详。

【联用西药注意事项】

1. 本品含有大黄，大黄与西药相互作用见附表2。

2. 本品含有丹参，丹参与西药相互作用见附表4。

3. 本品含有黄芪，黄芪与西药相互作用见附表8。

4. 本品含有茯苓，茯苓与西药相互作用见附表9。

5. 本品含有白术，白术与西药相互作用见附表19。

（二）尿毒灵灌肠液

【药物组成】甲组：大黄、连翘、龙骨（煅）、蒺藜、牡蛎、丹参、桂枝、地榆、槐米、钩藤、青黛、栀子、黄柏、土茯苓、金银花。乙组：生晒参、麦冬、枸杞、白茅根、红花。

【功能主治】通腑泄浊，利尿消肿。用于全身浮肿，恶心呕吐，大便不通，无尿少尿，头痛烦躁，舌黄，苔腻，脉实有力，以及各种原因引起的肾功能衰竭，氮质血症及肾性高血压。

【用法用量】将甲、乙组（甲组10克、乙组100毫升）混合，摇匀，1次灌肠，1日1～2次。

【不良反应】不详。

【联用西药注意事项】

1. 本品含有大黄，大黄与西药相互作用见附表2。

2. 本品含有丹参，丹参与西药相互作用见附表4。

3. 本品含有黄柏，黄柏与西药相互作用见附表15。

4. 本品含有连翘，连翘与西药相互作用见附表25。

5. 本品含有金银花，金银花与西药相互作用见附表27。

6. 本品含有栀子，栀子与西药相互作用见附表30。

7. 降血糖药　麦冬等含有糖皮质激素样物质，其对糖代谢的作用与胰岛素相反，能促进糖原异生，升高血糖，故上述中西药联用可使降糖作用减弱。

8. 酸性药物　如阿司匹林、胃蛋白酶合剂等。煅牡蛎、煅龙骨等碱性较强的中药，以及以其为主要成分的中成药，与阿司匹林、胃蛋白酶合剂等酸性药物联用，发生中和反应，而使两种药物的排泄加快、疗效降低，甚至失去治疗作用。

9. 四环素类抗生素　四环素类抗生素与龙骨、牡蛎等联用，易形成不溶解的螯合物，从而吸收减少，药效降低。

（三）肾衰宁胶囊

【药物组成】太子参、黄连、半夏（制）、陈皮、茯苓、大黄、丹参、牛膝、红花、甘草。

【功能主治】益气健脾，活血化瘀，通腑泄浊。用于脾失运化、瘀浊阻滞、升降失调所引起的腰痛疲倦、面色萎黄、恶心呕吐、食欲不振、小便不利、大便黏滞及多种原因引起的慢性肾功能不全见上述证候者。

【用法用量】开水冲服，1次1袋，1日3～4次，45日为1个疗程，小儿酌减。

【不良反应】不详。

【联用西药注意事项】

1. 本品含有甘草，甘草与西药相互作用见附表1。

2. 本品含有大黄，大黄与西药相互作用见附表2。

3. 本品含有丹参，丹参与西药相互作用见附表4。

4. 本品含有黄连，黄连与西药相互作用见附表6。

5. 本品含有茯苓，茯苓与西药相互作用见附表9。

6. 本品含有陈皮，陈皮与西药相互作用见附表11。

7. 本品含有半夏，半夏与西药相互作用见附表26。

（四）金水宝胶囊（片）

【药物组成】发酵虫草菌粉（Cs-4）。

【功能主治】补益肺肾，秘精益气。用于肺肾两虚，精气不足，久咳虚喘，神疲乏力，不寐健忘，腰膝酸软，月经不调，阳痿早泄；慢性支气管炎、慢性肾功能不全、高脂血症、肝硬化见上述证候者。

【用法用量】胶囊剂：口服，1次3粒，1日3次。用于慢性肾功能不全者，1次6粒，1日3次；片剂：每片重0.75克，1次2片，1日3次。

【不良反应】不详。

【联用西药注意事项】

1. 巴比妥类　冬虫夏草具有镇静作用，可以延长巴比妥类药物的催眠时间。

2. 毛果芸香碱　冬虫夏草可扩张脑血管，增加心肌营养性血流量，可以抑制毛果芸香碱的致流涎作用。

3. 咖啡因、烟碱　冬虫夏草可对抗烟碱所致的强直性痉挛，对于咖啡因所致的惊厥也有保护作用，并可延长士的宁的致惊厥潜伏期。

4. 庆大霉素　庆大霉素进入人体后，90%左右经肾小球滤过，其中一小部分在近曲管及直部被肾小管表面刷状缘上的受体所结合，通过胞饮作用被摄入肾小管细胞内。肾小管细胞内与庆大霉素相结合的溶酶体不断增大、增多，最终破裂可导致肾小管上皮细胞的坏死。金水宝胶囊（片）通过减少尿NAG酶的排泄，维护肾小管的保钠功能，促进损坏、坏死后的肾小管上皮细胞修复再生，保护肾功能及溶酶体酶而起作用。

（五）黄葵胶囊

【药物组成】黄蜀葵花。

【功能主治】清利湿热，解毒消肿。用于慢性肾炎之湿热证，症见水肿、腰痛、蛋白尿、血尿、舌苔黄腻等。

【用法用量】每粒装0.5克，口服，1次5粒，1日3次，8周为1个疗程。

【不良反应】个别患者用药后出现上腹部胀满不适。

【联用西药注意事项】

1. 含金属离子的西药，如鼠李铋镁片、复方氢氧化铝、氢氧化铝凝胶、硫糖铝、碱式碳酸铋、三硅酸镁、硫酸亚铁、葡萄糖酸钙、乳酸钙、碳酸钙片等。本品含有黄蜀葵花，黄蜀葵花含有较多的黄酮类物质，可与药物中的铝、钙、镁、铁、铋等金属离子络合成相应的络合物，这种含金属的络合物几乎不被肠道吸收，因而降低了药效。若必须联用，应错开服药时间，避免药物间的相互作用。

2. 格列本脲　有文献报道，本品与格列本脲联用治疗糖尿病肾病存在有益的作用。

第五章　妇科用药

第一节　功能失调性子宫出血

正常月经周期为24～35日，经期持续2～7日，平均失血量为20～60ml。凡不符合上述标准的均属异常子宫出血。功能失调性子宫出血是由于生殖内分泌轴功能紊乱造成的异常子宫出血，分为无排卵性功能失调性子宫出血（功血）和排卵性月经失调两大类。无排卵性功血常见的症状是子宫不规则出血，表现为月经周期紊乱，经期长短不一，经量不定或增多，甚至大量出血，出血期间一般无腹痛或者其他不适，出血量多或时间长时常继发贫血，大量出血可导致休克。排卵性月经失调一般表现为月经周期规律、经期正常，但经量增多>80ml。无排卵性功血在中医临床常诊为崩漏；而有排卵性功血则多属中医妇科的月经失调及经间期出血。中医上可分为血热证、肾虚证、脾虚证和血瘀证。治疗的时候，应采取"急则治其标，缓则治其本"的治疗原则，分别以清热凉血、补肾固冲、化瘀调经和益气补血为治疗方法。

一、常用西药

本病的主要治疗是药物治疗。青春期及生育年龄无排卵性功血者以止血、调整周期、促排卵为主；绝经过渡期功血者以止血、调整周期、减少经量、防止子宫内膜病变为治疗原则。常采用性激素用来止血和调整月经周期具体如下。

1. 性激素　如雌、孕激素药，如去氧孕烯炔雌醇片、复方孕二烯酮片、炔雌醇环丙黄体酮片、苯甲酸雌二醇、结合雌激素、妊马雌酮、醋酸甲羟黄体酮等。

2. 止血药　如氨甲环酸、酚磺乙胺、维生素K等。

二、常用中成药

（一）血安胶囊

【药物组成】棕榈子。

【功能主治】止血，收敛，调经。用于月事不准，经血过量，崩漏，淋漓不止，产后恶露不尽等妇科出血症。

【用法用量】口服，1次4粒，1日3次，或遵医嘱。

【不良反应】不详。

【联用西药注意事项】

1. 酶制剂　如胃蛋白酶、淀粉酶、胰酶、多酶等。本品主要为鞣质类药效成分，与酶制剂能形成氢键螯合物而降低生物利用度。

2. 异烟肼　本品主要为鞣质类药效成分，与异烟肼联用产生沉淀。

3. 金属离子制剂　如硫酸锌、碳酸钙、硫酸亚铁、碱式碳酸铋、复方氢氧化铝。本品与金属离子制剂在胃肠道结合，形成难以吸收的沉淀物，疗效降低或失效。

4. 维生素B_1、维生素B_6　本品易与维生素B_1、维生素B_6发生缔合反应，生成难以吸收的缔合物，药效降低。

5. 抗生素　如四环素类及红霉素、制霉菌素、林可霉素、新霉素、氯霉素、羟氨苄西林。上述药物与本品可生成鞣酸沉淀物，不易吸收，疗效降低。

6. 头孢拉定、头孢氨苄　头孢拉定、头孢氨苄易与本品形成难溶性沉淀物，疗效降低。

7. 生物碱类西药　如阿托品、硝苯地平、奎宁、士的宁、小檗碱、麻黄素等。本品含鞣质，鞣质是生物碱沉淀剂，与生物碱类西药结合生成难溶性沉淀物而难以吸收，疗效降低或失效。

8. 含氨基比林成分的西药　如索米痛片、优散痛、散利痛、克感敏等。本品与含氨基比林成分的西药在胃肠道中能生成沉淀，不易吸收，疗效降低。

9. 含碳酸氢钠的药物　如苏打片、小儿消食片等。本品含鞣质，能引起碳酸氢钠分解，疗效降低。

10. 洋地黄类强心药　如洋地黄、地高辛、洋地黄毒苷等。本品易与洋地黄类强心药生成鞣酸沉淀物，不易吸收，疗效降低。

（二）固经丸

【药物组成】关黄柏（盐制）、黄芩（酒制）、椿皮（麸炒）、香附（醋制）、白芍（炒）、龟甲（醋制）。

【功能主治】滋阴清热，固经止带。用于阴虚血热，症见月经先期，经血量多、色赤黑，赤白带下。

【用法用量】口服，1次6克，1日2次。

【不良反应】不详。

【联用西药注意事项】

1. 本品含有黄芩，黄芩与西药相互作用见附表7。

2. 本品含有黄柏，黄柏与西药相互作用见附表15。

3. 碱性较强的西药，如碳酸氢钠等。碱性较强的西药能影响本品中生物碱类成分的解离度，妨碍吸收，导致疗效降低。

4. 酸性较强的西药 如维生素C、烟酸、谷氨酸、胃酶合剂、稀盐酸合剂等。本品中白芍含有苷类有效成分，酸性较强的西药能使苷类成分分解，使得本品疗效降低或失效。

5. 阿司匹林、氨茶碱 本品中醋香附、醋龟甲等醋制中药，可使阿司匹林分解而失效，又可与氨茶碱发生中和反应，引起药物疗效降低。

（三）宫血宁胶囊

【药物组成】重楼。

【功能主治】凉血止血，清热除湿，化瘀止痛。用于崩漏下血、月经过多，产后或流产后宫缩不良出血及子宫功能性出血属血热妄行者，以及慢性盆腔炎之湿热瘀结所致的少腹痛，腰骶痛，带下增多，舌红苔黄，脉数或脉滑数或脉细数。

【用法用量】月经期或子宫出血者，口服，1次1~2粒，1日3次；慢性盆腔炎者，口服，1次2粒，1日3次，4周为1个疗程。

【不良反应】药物流产后口服宫血宁胶囊的患者的不良事件发生率为0.97%，其中以胃肠道反应的发生率最高，其他不良事件（如下腹隐痛、头晕以及阴道出血量多）发生率低，不良事件的持续时间短，程度为中度者占0.20%，轻度者占0.77%，以上不良事件全部好转或消失，无须特殊处理。

【联用西药注意事项】

1. 补佳乐、戊酸雌二醇 宫血宁胶囊联合补佳乐治疗青春期功能失调性子宫出血有助于改善止血效果、降低复发率、提高生存质量。联合应用宫血宁胶囊与戊酸雌二醇在治疗排卵期功血方面具有较好的临床疗效。

2. 三苯氧胺、己烯雌酚 在米非司酮、米索前列醇配伍的药物流产方案中加用三苯氧胺和宫血宁胶囊，可以明显减少患者药物流产后的出血量与出血时间；宫血宁胶囊配伍己烯雌酚治疗药物流产后出血安全有效。

3. 硫酸亚铁等重金属制剂、生物碱类西药、强心苷、氨基比林、维生素C、蛋白质等 重楼含有鞣质成分，与上述药物同服，在胃内会形成难溶性化合物，影响药物的吸收，降低药物作用效果。

4. 抗菌药物 如四环素、利福平、磺胺类药物。重楼与上述成分联合应用会影响西药代谢速度，会加重对肾脏的损害。

5. 酶类药物 如淀粉酶、胃蛋白酶等。重楼含有大量鞣质，与淀粉酶、胃蛋白酶等酶类药物联合应用时，会产生沉淀，降低疗效。

（四）定坤丹

【药物组成】红参、鹿茸、西红花、三七、白芍、熟地黄、当归、白术、枸杞子、黄芩、香附、茺蔚子、川芎、鹿角霜、阿胶、延胡索等。

【功能主治】滋补气血，调经舒郁。用于月经不调，经行腹痛，崩漏下血，赤白带下，贫血衰弱，血晕血脱，产后诸虚，骨蒸潮热。

【用法用量】口服，1次0.5~1丸，1日2次。

【不良反应】不详。

【联用西药注意事项】

1. 本品含有当归，当归与西药相互作用见附表5。

2. 本品含有黄芩，黄芩与西药相互作用见附表7。

3. 本品含有川芎，川芎与西药相互作用见附表14。

4. 本品含有延胡索，延胡索与西药相互作用见附表16。

5. 本品含有白术，白术与西药相互作用见附表19。

6. 本品含有三七，三七与西药相互作用见附表29。

7. 酸性较强的西药　维生素C、烟酸、谷氨酸、胃酶合剂、稀盐酸合剂等。本品中红参、白芍等含有苷类有效成分，酸性较强的西药能使苷类成分分解，使得本品疗效降低或失效。

8. 降糖类西药　如胰岛素、甲苯磺丁脲、格列本脲、格列齐特、格列吡嗪、氯磺丙脲等磺酰脲类降糖药。本品所含鹿茸、鹿角霜具有糖皮质激素样作用，有水钠潴留和排钾效应，还能促进糖原异生，加速蛋白质及脂肪的分解，使甘油、乳酸、糖、氨基酸转化成葡萄糖，使血糖升高，从而减弱胰岛素、甲苯磺丁脲等降糖药的药效。

9. 水杨酸衍生物　如阿司匹林、水杨酸钠等。本品含鹿茸、鹿角霜等具有糖皮质激素样成分的中药，与刺激胃黏膜的阿司匹林等水杨酸衍生物联用，可诱发消化道溃疡，使副作用增强。

10. 排钾利尿药　如氢氯噻嗪、依他尼酸、呋塞米等。鹿茸及其制剂与排钾利尿药联用，二者均具有排钾作用，产生低钾血症，极易导致毒副作用的增强。

11. 强心苷类西药　如洋地黄、地高辛、洋地黄毒苷等。本品中鹿茸、鹿角霜有类似去氧皮质酮样作用，能使体内钾离子减少，增强心脏对强心苷的敏感性，使毒性增强。

（五）乌鸡白凤丸（口服液）

【药物组成】乌鸡（去毛爪肠）、鹿角胶、鳖甲（制）、牡蛎（煅）、桑螵蛸、人参、黄芪、当归、白芍、香附（醋制）、天冬、甘草、生地黄、熟地黄、川芎、银柴胡、丹参、山药、芡实（炒）、鹿角霜。

【功能主治】补气养血，调经止带。用于气血两虚，症见身体瘦弱、腰膝酸软、月经不调、崩漏带下。

【用法用量】丸剂：口服，水蜜丸1次6克，1日2次，小蜜丸1次9克，1日2次，大蜜丸1次1丸，1日2次；口服液：口服，1次10毫升，1日2次。

【不良反应】有文献报道称，服用乌鸡白凤丸出现心律失常和过敏反应各1例。

【联用西药注意事项】

1. 本品含有甘草，甘草与西药相互作用见附表1。

2. 本品含有丹参，丹参与西药相互作用见附表4。

3. 本品含有当归，当归与西药相互作用见附表5。

4. 本品含有黄芪，黄芪与西药相互作用见附表8。

5. 本品含有人参，人参与西药相互作用见附表12。

6. 本品含有泽泻，泽泻与西药相互作用见附表14。

7. 降糖类西药　如胰岛素、甲苯磺丁脲、格列本脲、格列齐特、格列吡嗪、氯磺丙脲等磺酰脲类降糖药。本品所含鹿茸、鹿角霜具有糖皮质激素样作用，有水钠潴留和排钾效应，还能促进糖原异生，加速蛋白质及脂肪的分解，使甘油、乳酸、糖、氨基酸转化成葡萄糖，使血糖升高，从而减弱胰岛素、甲苯磺丁脲等降糖药的药效。

8. 水杨酸衍生物　如阿司匹林、水杨酸钠等。本品含鹿茸、鹿角霜等具有糖皮质激素样成分的中药，与刺激胃黏膜的阿司匹林等水杨酸衍生物联用，可诱发消化道溃疡，使副作用增强。

9. 排钾利尿药　如氢氯噻嗪、依他尼酸、呋塞米等。鹿茸及其制剂与排钾利尿药联用，二者均具排钾作用，产生低钾血症，极易导致毒副作用的增强。

10. 强心苷类西药　如洋地黄、地高辛、洋地黄毒苷等。本品中鹿茸、鹿角霜有类似去氧皮质酮样作用，能使体内钾离子减少，增强心脏对强心苷的敏感性，使毒性增强。

（六）补中益气丸（合剂、颗粒、口服液）

【药物组成】丸、合剂：黄芪（蜜炙）、党参、甘草（蜜炙）、白术（炒）、当归、升麻、柴胡、陈皮。颗粒剂：黄芪（炙）、党参、甘草（炙）、当归、白术（炒）、升麻、柴胡、陈皮、生姜、大枣。口服液：白术、柴胡、陈皮、大枣、当归、党参、甘草、黄芪、升麻、生姜。

【功能主治】丸、合剂：补中益气，升阳举陷。用于脾胃虚弱、中气下陷，症见体倦乏力、食少腹胀、便溏久泻、肛门下坠；颗粒剂：补中益气，升阳举陷。用于脾胃虚弱、中气下陷所致的泄泻、脱肛、阴挺，症见体倦乏力、食少腹胀、便溏久泻、肛门下坠或脱肛、子宫脱垂；口服液：补中益气，升阳举陷。用于脾胃虚弱、中气下陷，症见体倦乏力、食少腹胀、久泻脱肛、子宫脱垂。

【用法用量】丸剂：口服，小蜜丸1次9克，大蜜丸1次1丸，1日2～3次；合剂：口服，1次10～15毫升，1日3次；颗粒剂：口服，1次3克，1日2～3次；口服液：口服，1次1支，1日2～3次。

【不良反应】可能会有喉咙痛、头痛头晕等上火的症状，停服1～2日后症状可明显好转；服药期间出现头痛、头晕、复视等症，或皮疹、面红者，以及血压有上升趋势的患者，立即停药。

【联用西药注意事项】

1. 本品含有甘草，甘草与西药相互作用见附表1。

2. 本品含有当归，当归与西药相互作用见附表5。

3. 本品含有黄芪，黄芪与西药相互作用见附表8。

4. 本品含有陈皮，陈皮与西药相互作用见附表11。

5. 本品含有白术，白术与西药相互作用见附表19。

6. 本品含有柴胡，柴胡与西药相互作用见附表20。

7. 抗肿瘤药　本药可提高天然杀伤细胞活性的能力，还可能有造血及护肝的作用，与西药抗肿瘤药联用，可以提高疗效。

8. 莫沙必利　补中益气丸与莫沙必利联合治疗胃下垂能提高疗效。中医认为，胃下垂的病因是脾胃气虚、中气下陷、清阳不升，而补中益气丸功能为补中益气，升阳举陷。可用于脾胃虚弱、中气下陷所致的胃下垂。而莫沙必利是强效选择性$5-HT_4$受体激动剂，通过兴奋肌间神经丛的$5-HT_4$受体，刺激乙酰胆碱释放，从而增强胃肠运动，促进胃排空，协调上消化道运动，但不影响胃酸分泌。研究表明补中益气丸与莫沙必利联合治疗胃下垂出现的上腹饱胀、厌食、嗳气等症状全部改善，疗效优于单纯应用补中益气丸。

9. 西沙必利　补中益气丸联合西沙必利治疗老年功能性便秘可有效提高临床疗效，减少不良反应发生，改善患者的生活质量。西沙必利属于第三代胃肠道促动力药物，通过作用于肠肌丛神经节细胞，刺激肠神经系统而释放乙酰胆碱，促进肠道蠕动对全消化道起到促动力作用，便秘在中医学上属于"脾虚""阳结"等范畴，该病因为肺脾肾功能不足，气虚推动无力所致。补中益气丸能强健脾胃，使中气充足。二者联合，可从便秘的致病因素出发，共同起到促进肠道动力和松软干燥大便的作用，从而相辅相成，增强疗效。

10. 中枢神经系统抑制类西药，如戊巴比妥、氯丙嗪等。过去认为党参可提高中枢兴奋性，提高记忆力，使水合氯醛、苯巴比妥钠的致眠时间缩短。现发现，党参与小剂量中枢抑制药有一定的协同抑制作用，并可协同乙醇的麻醉作用，但当神经抑制剂药量增大时它们之间又表现为拮抗作用。

11. 解热镇痛药　如阿司匹林、对乙酰氨基酚等。大枣具有缓和药性之功，与含退热成分的药物能形成复合体，减少初期药物吸收速度，使退热功效减弱。故高热病患者，在使用退热药时，应尽量避免使用大枣及其制品。

12. 庆大霉素　有研究表明，胃黏膜脱垂症患者使用补中益气丸联合庆大霉素，能够提高疗效。补中益气丸功能为补中益气、升阳举陷，具有调节胃肠运动，抗胃溃疡和抗胃黏膜损伤，影响消化液分泌，调节免疫功能，促进代谢及抗肿瘤等作用。有动物实验证实，该药对脾虚大鼠胃黏膜易损伤性有复健作用。庆大霉素可对胃黏膜脱垂的病因之一即幽门螺杆菌（Helicobacter pylori，Hp）有杀灭作用，能够清除Hp，可消退胃窦部急性炎症，在此基础上同服补中益气丸，两者相互协同，标本兼治，疗效增强。

13. 碘化物　如碘化钾等。山药中含有升麻碱，与碘化钾同服时，在胃酸的作用下，碘离子能沉淀大部分生物碱，药物吸收减少从而使疗效降低。

14. 消化酶类西药　如胃淀粉酶、胃蛋白酶、多酶片、乳霉素。含生物碱的党参与胃淀粉酶、胃蛋白酶、多酶片、乳霉素联用会产生沉淀，降低酶活性。

15. 洋地黄类强心苷　如洋地黄、地高辛等。现代研究证实补中益气丸具有抑制心肌的作用。因此，补中益气丸与强心苷不能同时服用，如同时服用则可影响强心苷的药效。

（七）断血流胶囊（颗粒、片）

【药物组成】断血流。

【功能主治】凉血止血。用于功能性子宫出血，月经过多，产后出血，子宫肌瘤出血，尿血，便血，吐血，咯血，鼻衄，单纯性紫癜，原发性血小板减少性紫癜等。

【用法用量】胶囊剂：口服，1次3～6粒，1日3次；颗粒剂：开水冲服，1次6.5克，1日3次；片剂：口服，1次3～6片，1日3次。

【不良反应】极少数患者有胃部不适感觉，减量或停药后症状自行消失。

【联用西药注意事项】维生素C、烟酸、谷氨酸、胃酶合剂、稀盐酸合剂等酸性较强的西药。本品以断血流为主要有效成分，其属皂苷类。酸性较强的西药能使有效成分苷类分解，降低疗效或失效。

（八）宫血停颗粒

【药物组成】黄芪、升麻、党参、益母草、蒲黄、枳壳、龙骨（煅）、牡蛎（煅）、当归、女贞子、旱莲草。

【功能主治】补益脾肾，活瘀止血。用于脾肾两虚、气虚血瘀所致的月经过多。

【用法用量】开水冲服，1次20克，1日3次。

【不良反应】不详。

【联用西药注意事项】

1. 本品含有当归，当归与西药相互作用见附表5。

2. 本品含有黄芪，黄芪与西药相互作用见附表8。

3. 四环素、多西环素、米诺环素、盐酸小檗碱　本品龙骨、牡蛎中含有金属离子，易与四环素、多西环素、米诺环素、盐酸小檗碱等生成难溶性络合物，疗效降低。

4. 异烟肼　本品龙骨、牡蛎中的金属离子易与异烟肼发生螯合反应，降低异烟肼的吸收，并影响酶的干扰结核杆菌代谢的作用，疗效降低。

5. 芦丁　本品龙骨、牡蛎中的金属离子易与芦丁生成难溶性螯合物，影响吸收，疗效降低。

6. 左旋多巴 本品龙骨、牡蛎中的金属离子易与左旋多巴生成左旋多巴铁、镁、铝、铋等络合物，影响吸收。

7. 泼尼松龙 本品龙骨、牡蛎中的金属离子能使泼尼松龙的生物利用度显著下降，降低疗效。

8. 磷酸盐、硫酸盐类西药 本品龙骨、牡蛎中含有较多钙离子，能与磷酸盐、硫酸盐类西药生成磷酸钙、硫酸钙沉淀，使得疗效降低。

9. 洋地黄类强心苷药 如洋地黄、地高辛。本品龙骨、牡蛎中含有较多钙离子，钙离子可增强洋地黄类强心苷对心脏的毒性，二者联用，毒性增强。

10. 硝苯地平 本品龙骨、牡蛎中含有较多钙离子，与硝苯地平联用易引起心律失常和传导阻滞，使毒副作用增强。

11. 硫酸镁、白色合剂 本品龙骨、牡蛎中含有较多钙离子，能拮抗硫酸镁、白色合剂的泻下作用，降低疗效。

12. 西咪替丁 本品龙骨、牡蛎中含有较多钙离子，能降低西咪替丁的吸收，降低疗效。

（九）葆宫止血颗粒

【药物组成】牡蛎（煅）、白芍、侧柏叶（炒炭）、地黄、金樱子、柴胡（醋炙）、三七、仙鹤草、椿皮、大青叶。

【功能主治】固经止血，滋阴清热。用于冲任不固、阴虚血热所致月经过多、经期延长，症见月经量多或经期延长，经色深红、质稠，或有小血块，腰膝酸软，咽干口燥，潮热心烦，舌红少津，苔少或无苔，脉细数；功能性子宫出血及上环后子宫出血见上述证候者。

【用法用量】每袋装15克，开水冲服，1次1袋，1日2次。月经来后开始服药，14日为1个疗程，连续服用2个月经周期。

【不良反应】尚不明确。

【联用西药注意事项】

1. 本品含有柴胡，柴胡与西药相互作用见附表20。

2. 本品含有三七，三七与西药相互作用见附表29。

3. 本品含有白芍，白芍与西药相互作用见附表38。

4. 本品含有地黄，地黄与西药相互作用见附表40。

5. 本品含有侧柏炭，侧柏炭与西药相互作用见附表46。

6. 本品含有金樱子，金樱子与西药相互作用见附表47。

7. 本品含有牡蛎，牡蛎与西药相互作用见附表48。

8. 本品含有仙鹤草，仙鹤草与西药相互作用见附表49。

第二节　闭经

闭经为常见的妇科症状，表现为无月经或月经停止。根据既往有无月经来潮分为原发性闭经和继发性闭经。年龄超过15岁，第二性征出现但尚无月经来潮，或年龄超过13岁仍无第二性征发育者称为原发性闭经；曾有正常的月经，停经6个月以上或根据自身周期停经3个周期以上者称为继发性闭经。中医将闭经分为虚、实两类，中医常分为肝肾不足、气血虚弱、阴虚血燥、气滞血瘀、痰湿阻滞和寒凝血滞六型。治疗分别采用滋肾柔肝法、补气养血法、养阴清热法、理气活血法、燥湿化痰法和温经活血法。

一、常用西药

西医治疗闭经所用药物多为激素类药。雌、孕激素药，如妊马雌酮、微粒化17-β雌二醇、甲羟黄体酮；促排卵药，如氯米芬、尿促性素、尿促卵泡激素、促性腺激素释放激素；多巴胺受体激动剂，如溴隐亭；肾上腺皮质激素，如泼尼松、地塞米松等。

二、常用中成药

（一）鹿胎胶囊

【药物组成】红参、当归、益母草、熟地黄、香附（醋制）、龟甲（醋制）、地骨皮、延胡索（醋制）、莱菔子（炒）、阿胶、白术（麸炒）、肉桂、木香、丹参、赤芍、甘草、川芎、续断、蒲黄、小茴香（盐制）、牛膝、鹿茸、茯苓、鹿胎（或失水鹿胎）。

【功能主治】补气养血，通经散寒。用于气血不足，虚弱消瘦，月经不调，行经腹痛，寒湿带下。

【用法用量】口服，1次5粒，1日3次。

【不良反应】不详。

【联用西药注意事项】

1. 本品含有甘草，甘草与西药相互作用见附表1。
2. 本品含有丹参，丹参与西药相互作用见附表4。
3. 本品含有当归，当归与西药相互作用见附表5。
4. 本品含有茯苓，茯苓与西药相互作用见附表9。
5. 本品含有人参，人参与西药相互作用见附表12。
6. 本品含有川芎，川芎与西药相互作用见附表14。
7. 本品含有延胡索，延胡索与西药相互作用见附表16。

8. 本品含有白术，白术与西药相互作用见附表19。

9. 酸性较强的药物　如维生素C。红参及其制剂含有效成分人参皂苷，皂苷类成分在酸性环境的作用下，极易水解失效。

10. 降糖类西药　如胰岛素、甲苯磺丁脲、格列本脲、格列齐特、格列吡嗪、氯磺丙脲等。鹿茸具有糖皮质激素样作用，有水钠潴留和排钾效应，还能促进糖原异生，加速蛋白质及脂肪的分解，使甘油、乳酸、糖、氨基酸转化成葡萄糖，使血糖升高，从而减弱胰岛素、甲苯磺丁脲等降糖药的药效。

11. 水杨酸衍生物　如阿司匹林等。鹿茸为具有糖皮质激素样成分的中药，与刺激胃黏膜的阿司匹林等水杨酸衍生物联用，可诱发消化道溃疡。

12. 排钾利尿药　如氢氯噻嗪、依他尼酸、呋塞米等。鹿茸及其制剂与排钾利尿药联用，极易导致毒副作用的增强。

（二）八珍益母丸

【药物组成】益母草、熟地黄、当归、白芍（酒制），川芎、党参、白术（炒）、茯苓、甘草。

【功能主治】益气养血，活血调经。用于气血两虚兼有血瘀所致的月经不调，症见月经周期错后、行经量少、淋漓不净、精神不振、肢体乏力。

【用法用量】口服，1次1丸，1日2次。

【不良反应】不详。

【联用西药注意事项】

1. 本品含有甘草，甘草与西药相互作用见附表1。

2. 本品含有当归，当归与西药相互作用见附表5。

3. 本品含有茯苓，茯苓与西药相互作用见附表9。

4. 本品含有川芎，川芎与西药相互作用见附表14。

5. 本品含有白术，白术与西药相互作用见附表19。

6. 酸性较强的西药　如维生素C、烟酸、谷氨酸、胃酶合剂、稀盐酸合剂等。本品白芍含有效成分为皂苷类化合物，与维生素C、烟酸、谷氨酸、胃酶合剂、稀盐酸合剂等酸性较强的西药联用，可使皂苷类成分分解，从而降低疗效或失效。

7. 含有金属离子的盐类药物　如硫酸亚铁、碱式碳酸铋等。本品含白芍，其主要成分为皂苷类成分，与含有金属离子的盐类药物同服后可形成沉淀，使机体难以吸收而降低疗效。

（三）通经甘露丸

【药物组成】当归、桃仁（去皮）、红花、牡丹皮、干漆（煅）、牛膝、三棱（麸炒）、莪术（醋灸）、大黄（酒炒）、肉桂（去粗皮）。

【功能主治】活血祛瘀，通经止痛。用于血瘀阻滞所致的经闭不通，症见小腹疼痛、经血量少。

【用法用量】温黄酒或温开水送服，1次6克，1日2次。

【不良反应】不详。

【联用西药注意事项】

1. 本品含有当归，当归与西药相互作用见附表5。

2. 本品含有大黄，大黄与西药相互作用见附表2。

3. 中枢性麻醉药、镇静药、镇咳药　如喷托维林、硫喷妥钠、可待因、巴比妥盐类、地西泮。本品的中药桃仁含氰苷。桃仁及其制剂与中枢性麻醉药、镇静药、镇咳药如硫喷妥钠、可待因、喷托维林等联用，含氰苷药物在胃酸作用下，经酶水解生成的氢氰酸，可在一定程度下抑制呼吸中枢，能加重中枢性麻醉药、镇静药、镇咳药的抑制呼吸中枢的作用，从而增强其毒副作用。

（四）艾附暖宫丸

【药物组成】艾叶（炭）、香附（醋制）、吴茱萸（制）、肉桂、当归、川芎、白芍（酒炒）、地黄、黄芪（炙）、续断。

【功能主治】理气养血，暖宫调经。用于血虚气滞、下焦虚寒所致的月经不调、痛经，症见行经后错、经量少、有血块、小腹疼痛、经行小腹冷痛喜热、腰膝酸痛、舌质淡暗、脉弦细。

【用法用量】口服，小蜜丸1次6克，大蜜丸1次9克，1日2～3次。

【不良反应】不详。

【联用西药注意事项】

1. 本品含有当归，当归与西药相互作用见附表5。

2. 本品含有黄芪，黄芪与西药相互作用见附表8。

3. 本品含有川芎，川芎与西药相互作用见附表14。

4. 芬必得　艾附暖宫丸联合芬必得治疗原发性痛经疗效较好。有报道艾附暖宫丸在（1～4）mg／ml的生药剂量范围内对离体子宫的收缩频率、幅度及活动力均有不同程度的抑制作用，能明显对抗黄体酮、催产素引起的平滑肌收缩频率和活动力的增加。

5. 酶制剂　如胃蛋白酶、胰酶、多酶、淀粉酶。本品含艾叶炭，能吸附酶制剂，降低酶活性而降低疗效。

6. 生物碱类西药　如硝苯地平、麻黄素、士的宁等。本品含艾叶炭，可吸附生物碱类西药，减少吸收，降低疗效。

7. 乙酰螺旋霉素　本品含艾叶炭，能吸附乙酰螺旋霉素，使其抗菌活性降低，故不宜联用。

8. 酸性较强的西药　如维生素C、烟酸、谷氨酸、胃酶合剂、稀盐酸合剂等。本品白芍含有效成分为皂苷类化合物，与维生素C、烟酸、谷氨酸、胃酶合剂、稀盐酸合剂等酸性较强的西药联用，可使皂苷类成分分解，从而降低疗效或失效。

第三节 痛经

痛经是月经期和月经期前后出现下腹疼痛、坠痛，伴有腰酸或其他不适，症状严重时会影响生活质量。痛经分为原发性痛经和继发性痛经两类，原发性痛经指生殖器官无器质性病变的痛经，占痛经90%以上；继发性痛经指由盆腔器质性疾病引起的痛经。中医认为痛经属于"经期腹痛""经行腹痛"范畴，发病有虚有实，病位在冲任、胞宫，变化在气血，表现为痛证。临证分为气滞血瘀证、气血虚弱证、寒湿凝滞证和肝肾亏虚证。中医治疗痛经应采用"急则治其标，缓则治其本"的原则，以调理冲任气血为主，又须根据不同的病机，或行气，或活血，或散寒，或清热，或补虚，或泻实。方法上治疗分两步：经痛时首先止痛以治其标，平时结合身体情况辨证求因治本，或调肝，或益肾，或扶脾，或养血。

一、常用西药

1. 前列腺素合成酶抑制剂 如苯基丙酸类（如布洛芬或酮洛芬）、灭酸类（如氟芬那酸或甲芬那酸）。

2. 口服避孕药 如复方炔诺酮片、复方甲地黄体酮片、复方去氧孕烯片、复方孕二烯酮片及炔雌酮环丙黄体酮片等。主要适用于要求避孕的痛经妇女，疗效可达90%以上。

3. 对上述常用方法治疗后疗效仍不佳者，可于月经来潮时用氢可酮或可待因治疗。

二、常用中成药

（一）七制香附丸

【药物组成】阿胶、艾叶、白芍、白术、川芎、当归、生地黄、茯苓、甘草、黄芩、人参、砂仁、山茱萸、熟地黄、酸枣仁、天冬、香附、小茴香、延胡索、益母草。

【功能主治】疏肝理气，养血调经。用于气滞血虚所致的痛经、月经量少，症见胸胁胀痛、经行量少、行经小腹胀痛、经前双乳胀痛。

【用法用量】口服，1次1袋（6克），1日2次。

【不良反应】不详。

【联用西药注意事项】

1. 本品含有甘草，甘草与西药相互作用见附表1。

2. 本品含有当归，当归与西药相互作用见附表5。

3. 本品含有黄芩，黄芩与西药相互作用见附表7。

4. 本品含有茯苓，茯苓与西药相互作用见附表9。

5. 本品含有人参，人参与西药相互作用见附表12。

6. 本品含有川芎，川芎与西药相互作用见附表14。

7. 本品含有白术，白术与西药相互作用见附表19。

8. 本品含有延胡索，延胡索与西药相互作用见附表16。

9. 本品含有山茱萸，山茱萸与西药相互作用见附表28。

10. 酸性较强的西药　如维生素C、烟酸、谷氨酸、胃酶合剂、稀盐酸合剂等。本品白芍等含有效成分为皂苷类化合物，与维生素C、烟酸、谷氨酸、胃酶合剂、稀盐酸合剂等酸性较强的西药联用，可使皂苷类成分分解，从而降低疗效或失效。

（二）痛经宝颗粒

【药物组成】当归、红花、肉桂、三棱、莪术、丹参、五灵脂、木香、延胡索（醋制）。

【功能主治】温经化瘀，理气止痛。用于寒凝气滞血瘀之痛经，症见少腹冷痛、月经不调、经色暗淡。

【用法用量】温开水冲服，1次1袋，1日2次，于月经来临前1周开始，持续至月经到来3日后停服，连续3个月经周期服用。

【不良反应】不详。

【联用西药注意事项】

1. 本品含有丹参，丹参与西药相互作用见附表4。

2. 本品含有当归，当归与西药相互作用见附表5。

3. 本品含有延胡索，延胡索与西药相互作用见附表16。

（三）痛经片

【药物组成】白芍、茺蔚子、川芎、丹参、当归、红花、木香、炮姜、青皮、肉桂、山楂、熟地黄、五灵脂、香附、延胡索、益母草。

【功能主治】活血散寒，温经止痛。用于经期下腹冷痛，月经量少不畅。

【用法用量】口服，1次8片，1日3次，临经时服用。

【不良反应】不详。

【联用西药注意事项】

1. 本品含有丹参，丹参与西药相互作用见附表4。

2. 本品含有当归，当归与西药相互作用见附表5。

3. 本品含有川芎，川芎与西药相互作用见附表14。

4. 本品含有延胡索，延胡索与西药相互作用见附表16。

5. 本品含有山楂，山楂与西药相互作用见附表22。

6. 酸性较强的西药 如维生素C、烟酸、谷氨酸、胃酶合剂、稀盐酸合剂等。本品白芍含有效成分为皂苷类化合物，与维生素C、烟酸、谷氨酸、胃酶合剂、稀盐酸合剂等酸性较强的西药联用，可使皂苷类成分分解，从而降低疗效或失效。

（四）艾附暖宫丸

见本章第二节"艾附暖宫丸"。

（五）少腹逐瘀丸（颗粒）

【药物组成】当归、蒲黄、五灵脂、赤芍、小茴香、延胡索、没药、川芎、肉桂、炮姜。

【功能主治】温经活血，散寒止痛。用于寒凝血瘀所致的月经后期、痛经、产后腹痛，症见经行后错、经行小腹冷痛、经血紫暗、有血块、产后小腹疼痛喜热、小腹拒按。

【用法用量】丸剂：温黄酒或温开水送服，1次1丸，1日2～3次；颗粒剂：用温黄酒或温开水送服，1次1袋，1日3次，或遵医嘱。

【不良反应】不详。

【联用西药注意事项】

1. 本品含有当归，当归与西药相互作用见附表5。

2. 本品含有川芎，川芎与西药相互作用见附表14。

3. 本品含有延胡索，延胡索与西药相互作用见附表16。

4. 孕三烯酮 少腹逐瘀胶囊联合孕三烯酮能够有效地缩小子宫肌瘤，缓解因子宫肌瘤导致的子宫异常收缩、子宫平滑肌的不协调收缩及子宫张力变化而引起的痛经，疗效好于单用西药。

5. 米索前列醇 给予流产患者少腹逐瘀胶囊加米索前列醇进行治疗，能够有效提高宫腔内残留的临床清除效果，缩短临床治疗时间。

（六）元胡止痛颗粒（胶囊、片、丸、口服液）

【药物组成】延胡索（醋制）、白芷。

【功能主治】理气，活血，止痛。用于行经腹痛，胃痛，胁痛，头痛。

【用法用量】颗粒剂：口服，1次1袋，1日3次；胶囊剂：口服，1次4～6粒，1日3次；片剂：口服，1次4～6片，1日3次，或遵医嘱；丸剂：口服，1次20～30丸，1日3次；口服液：口服，1次10毫升，1日3次。

【不良反应】不详。

【联用西药注意事项】

1. 本品含有延胡索，延胡索与西药相互作用见附表16。

2. 本品含有白芷，白芷与西药相互作用见附表23。

3. 酸性西药（维生素C、苯巴比妥、苯妥英钠、阿司匹林、柠檬酸、水杨酸、硼酸、对氨基水杨酸钠、甲氧苄啶、头孢菌素、氨苄西林、吲哚美辛、保泰松、普萘洛尔、噻嗪类氯丙嗪、氯氮）、口服铁剂、磺胺、异烟肼、乙胺丁醇、萘啶酸、呋喃妥因、奎宁、氯喹、奎尼丁、新斯的明、重酒石酸、间羟胺、庆大霉素、肾上腺素、多巴酚丁胺、巴比妥类、四环素类、西咪替丁、左旋多巴、华法林、双香豆素、普萘洛尔及酸性盐注射剂等。以上药物忌与元胡类碱性中成药联用，以免发生酸碱中和或者络合反应导致药效降低。

4. 氨基糖苷类药物　如链霉素、庆大霉素及卡那霉素等。元胡又称为延胡索，元胡类含有多种生物碱，含有元胡的中成药与链霉素、庆大霉素及卡那霉素等药物联用时，可能增强对听神经的毒性，产生耳鸣、耳聋。

5. 洋地黄苷类强心药的口服制剂　元胡止痛片等含有颠茄类生物碱，可使胃排空延迟，胃肠蠕动减慢，如与洋地黄类强心药联用，可使药物在胃肠道停留时间过长，吸收增加，容易引起洋地黄中毒。

（七）八珍益母丸

见本章第二节"八珍益母丸"。

（八）妇康宁片

【药物组成】白芍、益母草、当归、香附、三七、党参、麦冬、艾叶（炭）。

【功能主治】调经养血，理气止痛。用于气血两亏，症见经期腹痛。

【用法用量】口服，1次3片，1日2～3次，经前4～5日开始服用。

【不良反应】不详。

【联用西药注意事项】

1. 本品含有当归，当归与西药相互作用见附表5。

2. 本品含有三七，三七与西药相互作用见附表29。

3. 酸性较强的西药　维生素C、烟酸、谷氨酸、胃酶合剂、稀盐酸合剂等。本品白芍含有效成分为皂苷类化合物，与维生素C、烟酸、谷氨酸、胃酶合剂、稀盐酸合剂等酸性较强的西药联用，可使皂苷类成分分解，从而降低疗效或失效。

4. 酶制剂　如胃蛋白酶、胰酶、多酶、淀粉酶。本品含艾叶炭，能吸附酶制剂，降低酶活性而降低疗效。

5. 生物碱类西药　如硝苯地平、麻黄素、士的宁等。本品含艾叶炭，可吸附生物碱类西药，减少吸收，降低疗效。

6. 乙酰螺旋霉素　本品含艾叶炭，能吸附乙酰螺旋霉素，使其抗菌活性降低，故两者不宜联用。

第四节　经前期综合征

经前期综合征是指反复在黄体期出现周期性以情感、行为和躯体障碍为特征的综合征。月经来潮后，症状自然消失。病因尚无定论，可能与精神社会因素、卵巢激素失调和神经递质异常有关。中医认为本病多属"经行头痛""经行乳房胀痛""经行浮肿""经行发热"等范畴，可分为肝郁气滞证、肝肾阴虚证、肝肾阳虚证、瘀血阻滞证和心脾气虚证，治疗本病时不但要辨证论治，而且要注意经后调理。分别以疏肝解郁、滋肾养肝、健脾暖肾、温通经络和健脾升阳为治法。

一、常用西药

对有明显焦虑症状者可用阿普唑仑，有明显忧郁症状者可用氟西汀。用螺内酯、维生素B_6可改善症状，也可口服避孕药抑制排卵缓解症状。

二、常用中成药

（一）逍遥丸（颗粒）

【药物组成】柴胡、当归、白芍、白术（炒）、茯苓、甘草（炙）、薄荷。

【功能主治】疏肝健脾，养血调经。用于肝郁脾虚，症见郁闷不舒、胸胁胀痛、头晕目眩、食欲减退、月经不调。

【用法用量】口服，1次6～9克，1日2次。

【不良反应】不详。

【联用西药注意事项】

1. 本品含有甘草，甘草与西药相互作用见附表1。

2. 本品含有当归，当归与西药相互作用见附表5。

3. 本品含有茯苓，茯苓与西药相互作用见附表9。

4. 本品含有白术，白术与西药相互作用见附表19。

5. 本品含有柴胡，柴胡与西药相互作用见附表20。

6. 谷维素、艾司唑仑、β受体阻滞剂　曾有报道，探讨逍遥丸治疗心脏神经官能症的临床疗效。试验将42例心脏神经官能症患者随机分为治疗组和对照组，治疗组22例采用逍遥丸结合西药治疗；对照组20例采用单纯西药治疗。西药治疗包括谷维素每次20mg，每日3次；艾司唑仑片每次1mg，每日2次；普萘洛尔（心得安），每次20mg，每日3次。结果：治疗2个月后，治疗组显效6例，有效11例，无效5例，总有效率72.7%。对照组显效3例，有效6例，无效11例，总有效率45.0%。治疗组总有效率显著高于对照组，差异具有显著性（P<0.05）。结论：逍遥丸结合西药治疗心脏神经官能症疗效满意。

（二）参苓白术丸（散）

【药物组成】人参、白术（炒）、茯苓、山药、莲子、白扁豆（炒）、薏苡仁（炒）、砂仁、桔梗、甘草。

【功能主治】补脾胃，益肺气。用于脾胃虚弱，症见食少便溏、气短咳嗽、肢倦乏力。

【用法用量】丸剂：口服，1次6克，1日3次；散剂：口服，1次6~9克，1日2~3次。

【不良反应】1例糖尿病患者口服参苓白术散加减汤剂后，出现出汗、头晕目眩、乏力、心悸气短、饥饿等低血糖症状；2例口服参苓白术散后引起过敏性剥脱性皮炎；另有治疗小儿秋季腹泻23例，1例出现轻微恶心，12小时后症状消失。

【联用西药注意事项】

1. 本品含有甘草，甘草与西药相互作用见附表1。

2. 本品含有茯苓，茯苓与西药相互作用见附表9。

3. 本品含有人参，人参与西药相互作用见附表12。

4. 本品含有桔梗，桔梗与西药相互作用见附表17。

5. 本品含有白术，白术与西药相互作用见附表19。

6. 硝苯地平 有实验研究表明，参苓白术散能减轻或消除硝苯地平所致的腹泻、腹痛等胃肠道不良反应，硝苯地平属于肾上腺素能神经阻断剂，用药后交感神经系统的功能受到遏制，副交感神经系统的功能相对占优势，于是出现如肠运动功能亢进，导致大便次数增多、腹痛、腹泻、胃酸分泌增加致溃疡病等副作用，硝苯地平所导致的小肠功能紊乱及小肠吸收功能障碍，会使机体细胞内氨基酸、糖类、脂肪等营养物质水平下降，细胞中合成蛋白质原料及能量不足，导致细胞合成蛋白质的能力降低，从而使多种蛋白的合成不足，机体免疫功能低下。参苓白术散能直接提高免疫功能，促进小肠吸收功能的相关蛋白的正常表达，使其归于正常。

7. 化疗药物 参苓白术散是益气健脾、和胃扶正药物，能够减少肿瘤患者使用化疗药物化疗的过程中引起的胃肠反应和对造血功能的损害。

8. 沙美特罗 有研究表明，COPD患者联合使用参苓白术散和沙美特罗，与单用参苓白术散或沙美特罗相比可以更好地改善肺功能，其临床症状和体征以及中医症状也都明显改善，疗效提高。

9. 酸性药物 如维生素C、烟酸片、谷氨酸片等。砂仁及其制剂与酸性药物同服时，由于其主要成分人参皂苷在酸性过强的条件下，有可能使苷分解成苷元和糖而影响疗效，因此两类药不宜同服。

10. 单胺氧化酶抑制剂 如呋喃唑酮、灰黄霉素、帕吉林、苯乙肼。白扁豆及其制剂中含有酪胺，酪胺在正常情况下被肝和肠内的单胺氧化酶破坏，当白扁豆及其制剂与帕吉林、苯乙肼等单胺氧化酶抑制剂联用时，由于单胺氧化酶活性受到抑制，使酪胺在体内大量贮积，可引起高血压危象，甚至死亡，所以，白扁豆及其制剂不宜与帕吉林、苯乙肼等单胺氧化酶抑制剂联用。

第五节　围绝经期综合征

围绝经期综合征又称更年期综合征，指妇女绝经前后出现性激素波动或减少所致的一系列躯体及精神心理症状。绝经分为自然绝经和人工绝经。自然绝经指卵巢内卵泡生理性耗竭所致的绝经。人工绝经指两侧卵巢经手术切除或放射线照射等所致的绝经。人工绝经者更容易发生绝经综合征，表现为月经紊乱、血管舒缩症状、自主神经失调、精神神经症状、泌尿生殖道症状、骨质疏松、阿尔茨海默病、心血管病等。中医认为其属于"经断前后诸证""脏躁"范畴，治疗以补益脾肾、调理冲任、平衡阴阳为主，结合不同证型，辨证治疗。

一、常用西药

西医治疗主要药物为雌激素，如雌酮、雌二醇、妊马雌酮、炔雌醇、炔雌醚及尼尔雌醇等。常同时使用孕激素，如甲羟黄体酮、炔诺酮、炔诺黄体酮、微粒化黄体酮等。对于子宫未切除者，标准的激素替代治疗应同时使用雌激素及孕激素。单纯雌激素治疗仅适用于子宫已切除者。

二、常用中成药

（一）更年安片

【药物组成】地黄、泽泻、麦冬、熟地黄、玄参、茯苓、仙茅、磁石、牡丹皮、珍珠母、五味子、首乌藤、何首乌（制）、浮小麦、钩藤。

【功能主治】滋阴清热，除烦安神。用于更年期出现的潮热汗出、眩晕、耳鸣、失眠、烦躁不安等症状。

【用法用量】口服，1次6片，1日2～3次。

【不良反应】不详。

【联用西药注意事项】

1. 本品含有茯苓，茯苓与西药相互作用见附表9。

2. 本品含有五味子，五味子与西药相互作用见附表13。

3. 本品含有泽泻，泽泻与西药相互作用见附表24。

4. 别嘌呤醇　本品中磁石含铁离子，与别嘌呤醇联用，可增加肝脏铁质的浓度，增强毒副作用。

5. 四环素、多西环素 本品中磁石含铁离子，可与四环素、多西环素等生成难溶性络合物，影响吸收，降低疗效。

6. 异烟肼 本品中磁石含铁离子，与异烟肼联用，可发生螯合反应，降低药物吸收，并影响酶系统发挥干扰结核杆菌代谢的作用。

7. 泼尼松龙 本品含磁石，能使泼尼松龙的生物利用度显著下降。

8. 右旋糖苷铁、山梨醇铁 本品含磁石，联用可使患者的铁结合量超出正常范围而导致铁毒性出现。

9. 磷酸盐、硫酸盐类西药 本品中珍珠母含钙较多，与磷酸盐、硫酸盐类西药联用，生成磷酸钙、硫酸钙沉淀，降低疗效。

10. 洋地黄类强心苷 如洋地黄、地高辛。本品含珍珠母，所含钙离子可增强上述药物对心脏的毒性。

11. 硝苯地平 本品中珍珠母含钙较多，与硝苯地平联用，引起心律失常和传导阻滞。

12. 硫酸镁、白色合剂 本品含珍珠母，能拮抗硫酸镁、白色合剂的泻下作用。

13. 西咪替丁 本品所含珍珠母能降低西咪替丁的吸收效率。

14. 盐酸小檗碱片 本品所含珍珠母能拮抗盐酸小檗碱片的抗菌作用。

（二）坤宝丸

【药物组成】何首乌（黑豆酒炙）、女贞子（酒炙）、墨旱莲、白芍、鸡血藤、地黄、珍珠母、知母、菟丝子、龟甲、枸杞子、当归、龟板、覆盆子、南沙参、麦冬、石斛、赤芍、地骨皮、白薇、黄芩、桑叶、菊花、酸枣仁（炒）。

【功能主治】滋补肝肾，镇静安神，养血通络。用于妇女绝经前后，肝肾阴虚，症见月经紊乱、潮热多汗、失眠健忘、心烦易怒、头晕耳鸣、咽干口渴、四肢酸楚、关节疼痛。

【用法用量】口服，1次50粒，1日2次。

【不良反应】文献报道有个别患者服用后出现过敏性荨麻疹。

【联用西药注意事项】

1. 本品含有当归，当归与西药相互作用见附表5。

2. 本品含有黄芩，黄芩与西药相互作用见附表7。

3. 酸性较强的西药 如维生素C、烟酸、谷氨酸、胃酶合剂、稀盐酸合剂等。本品含有效成分为皂苷类化合物的白芍，与维生素C、烟酸、谷氨酸、胃酶合剂、稀盐酸合剂等酸性较强的西药联用，可使皂苷类成分分解，从而降低疗效或失效。

4. 磷酸盐、硫酸盐类西药 本品中珍珠母含钙较多，与磷酸盐、硫酸盐类西药联用，生成磷酸钙、硫酸钙沉淀，降低疗效。

5. 洋地黄类强心苷　如洋地黄、地高辛。本品含珍珠母，所含钙离子可增强洋地黄类强心苷如洋地黄、地高辛对心脏的毒性。

6. 硝苯地平　本品中珍珠母含钙较多，与硝苯地平联用，引起心律失常和传导阻滞。

7. 硫酸镁、白色合剂　本品含珍珠母，能拮抗硫酸镁、白色合剂的泻下作用。

8. 西咪替丁　本品所含珍珠母能降低西咪替丁的吸收。

9. 盐酸小檗碱片　本品所含珍珠母能拮抗盐酸小檗碱片的抗菌作用。

10. 金属离子类西药　如碳酸钙、维丁胶性钙、硫酸镁、硫酸亚铁、氢氧化铝、碳酸铋等。本品中的桑叶含有槲皮苷、芦丁等能水解生成槲皮素，能与金属离子类西药形成螯合物而降低药物的生物利用度。

（三）更年宁心胶囊

【药物组成】熟地、白芍、阿胶、黄连、黄芩、茯苓。

【功能主治】滋阴清热，安神除烦。用于妇女更年期综合征属阴虚火旺证，症见潮热面红、自汗盗汗、心烦不宁、失眠多梦、头晕耳鸣、腰膝酸软、手足心热。

【用法用量】口服，1次4粒，1日3次。

【不良反应】偶见服药后腹胀、胃痛，可改为饭后服药或停药。

【联用西药注意事项】

1. 本品含有黄连，黄连与西药相互作用见附表6。

2. 本品含有黄芩，黄芩与西药相互作用见附表7。

3. 本品含有茯苓，茯苓与西药相互作用见附表9。

4. 维生素C、烟酸、谷氨酸、胃酶合剂、稀盐酸合剂等酸性较强的西药。本品含有效成分为皂苷类化合物的白芍，与维生素C、烟酸、谷氨酸、胃酶合剂、稀盐酸合剂等酸性较强的西药联用，可使皂苷类成分分解，从而降低疗效或失效。

5. 金属离子类西药，如碳酸钙、维丁胶性钙、硫酸镁、硫酸亚铁、氢氧化铝、碳酸铋等。本品中的黄芩含有槲皮苷、芦丁等能水解生成槲皮素，能与金属离子类西药生成螯合物而降低药物的生物利用度。

（四）龙凤宝胶囊

【药物组成】淫羊藿、肉苁蓉、党参、黄芪、白附片、玉竹、牡丹皮、山楂、冰片。

【功能主治】补肾，健脾益气，宁神益智。用于更年期综合征及神经衰弱。

【用法用量】口服，1次2粒，1日3次。

【不良反应】偶有口干、口苦、大便干燥等不良反应。

【联用西药注意事项】

1. 本品含有黄芪，黄芪与西药相互作用见附表8。

2. 本品含有山楂，山楂与西药相互作用见附表22。

（五）坤泰胶囊

【药物组成】熟地黄、黄连、白芍、黄芩、阿胶、茯苓。

【功能主治】滋阴清热，安神除烦。用于绝经期前后诸证阴虚火旺者，症见潮热面红、自汗盗汗、心烦不宁、失眠多梦、头晕耳鸣、腰膝酸软、手足心热；妇女卵巢功能衰退、更年期综合征见上述证候者。

【用法用量】每粒装0.5克，口服，1次4粒，1日3次，2~4周为1个疗程，或遵医嘱。

【联用西药注意事项】

1. 本品含有黄连，黄连与西药相互作用见附表6。

2. 本品含有黄芩，黄芩与西药相互作用见附表7。

3. 本品含有茯苓，茯苓与西药相互作用见附表9。

4. 本品含有白芍，白芍与西药相互作用见附表38。

5. 本品含有地黄，地黄与西药相互作用见附表40。

6. 强心苷　本品含有阿胶，阿胶所含甘氨酸能促进钙的吸收，引起血钙升高，易诱发强心苷中毒，故本品不宜与强心苷联用。

7. 促性腺激素释放激素激动剂　利用促性腺激素释放激素激动剂（gonadotropin releasing hormone agonist，GnRH-α）治疗中重度子宫内膜异位症时，反向添加坤泰胶囊能够有效地将雌二醇维持在有效的治疗范围内，从而减轻GnRH-α所引起的部分雌激素低落症状，尤其在减轻潮热、改善睡眠和减轻阴道干涩方面作用显著，并能改善GnRH-α治疗后的血清骨钙素水平的升高。因此，GnRH-α联合坤泰胶囊治疗中重度子宫内膜异位症可减轻单独使用GnRH-α治疗所产生的副作用。

8. 芬吗通　芬吗通是雌二醇片／雌二醇地屈黄体酮片的复方制剂，是治疗卵巢储备下降的激素替代药物，联用坤泰胶囊，患者的促卵泡激素（follicular stimulating hormone，FSH）、促黄体生成素（LH）的水平降低，抗菌勒管激素（AMH）、动脉收缩期峰值流速（peak systolic velocity，PSV）水平提高，窦卵泡数、获卵数、受精率、优质胚胎数均增加，周期取消率降低。中西医两种药物联合治疗卵巢低反应（poor ovarian responders，POR）患者，既可以减轻患者因长期激素替代而引发患乳腺癌的风险，又可发挥中药良好的免疫调节功能，有助于改善卵巢储备。

9. 戊酸雌二醇（克龄蒙）　克龄蒙是戊酸雌二醇／戊酸雌二醇醋酸环丙黄体酮的复方制剂，是常用于治疗卵巢储备功能低下（poor ovary reserve，DOR）的激素替代药物。戊酸雌二醇与坤泰胶囊联用可有效减低DOR患者FSH水平，增加窦卵泡的储备，增强卵巢局部血供，提高AMH水平，改善卵巢功能。此外，二者联用可以减轻患者长期因克龄蒙人工周期替代患乳腺癌的风险，又可以发挥中药良好的免疫调节功能，有助于改善卵巢储备，提高促排卵率，增加妊娠率。

10. 其他药物　本品还可延长小鼠戊巴比妥钠睡眠时间；在一定程度上抑制毛果芸香碱所致大鼠足跖汗液的分泌；对抗环磷酰胺所致小鼠体液免疫功能低下；对抗可的松抑制小鼠网状内皮系统（reticuloendothelial system，RES）吞噬功能。此外，本品联合雌孕激素序贯疗法治疗卵巢早衰效果显著。

第六节　外阴瘙痒

外阴瘙痒是妇科疾病中很常见的一种症状，妇科多种病变及外来刺激均可引起瘙痒，使人寝食难安、坐卧不宁。外阴瘙痒多发生于阴蒂、小阴唇，也可波及大阴唇、会阴和肛周。可引起外阴瘙痒症状的疾病，如外阴炎、外阴鳞状上皮细胞增生、外阴硬化性苔藓、滴虫性阴道炎、外阴阴道念珠菌病、细菌性阴道病、幼女性外阴阴道炎、老年性阴道炎、性病、蛲虫、疥疮及阴虱等；药物过敏或化学药物刺激，如肥皂、避孕套、卫生巾、不良卫生习惯等，也可能造成外阴瘙痒；一些全身性疾病，如糖尿病、黄疸、维生素A、B族缺乏、重度贫血、白血病、妊娠期肝内胆汁瘀积症等，也可造成外阴瘙痒。中医称阴痒，治疗方面，以"治外必本诸内"为原则，用内服与外治、整体与局部相结合的方式进行治疗。如因湿热引起的，当清利湿热为主，血虚生风化燥者，则宜养血祛风。

一、常用西药

（一）内用药

症状严重时，可口服氯苯那敏4mg、苯海拉明25mg或异丙嗪25mg，可起到镇静和脱敏的功效，有时可出现困倦和嗜睡。

（二）外用药

急性炎症时可用1%间苯二酚加1‰依沙吖啶溶液湿敷，或用3%硼酸液湿敷，洗后局部涂擦40%氧化锌油膏。慢性瘙痒可用皮质激素软膏或2%苯海拉明软膏涂擦。

二、常用中成药

（一）皮肤康洗液

【药物组成】金银花、蒲公英、马齿苋、土茯苓、蛇床子、白鲜皮、赤芍、地榆、大黄、甘草。

【功能主治】清热解毒，除湿止痒。用于湿热蕴结所致的湿疮、阴痒，症见皮肤红斑、丘疹、水疱、糜烂、白带量多、阴部瘙痒；急性湿疹、阴道炎见上述证候者。

【用法用量】急性湿疹用药，1次适量，外擦皮损处，有糜烂面者，药物可稀释5

倍后湿敷，1日2次；妇科用药，用药前，先用水洗净局部后，用蒸馏水将10毫升药液稀释5倍，用带尾线的棉球浸泡药液后置于阴道内，每晚换药1次，或遵医嘱。

【不良反应】不详。

【联用西药注意事项】

1. 联苯苄唑 1%联苯苄唑软膏联合皮肤康洗液能够提高马拉色菌毛囊炎的治疗效果，且能提高细菌清除率。

2. 派瑞松乳膏、尤卓尔软膏 派瑞松乳膏和皮肤康洗液联合外用治疗皮炎、湿疹，加强了抗炎、抗菌、止痒作用，显著提高了疗效。皮肤康洗液联合尤卓尔软膏治疗婴儿湿疹疗效确切，复发率低。

3. 水氯酊 皮肤康洗液联合水氯酊在治疗头部脂溢性皮炎时疗效高，疗程短。

（二）龙胆泻肝丸（颗粒、胶囊、片、口服液）

【药物组成】龙胆、柴胡、黄芩、栀子（炒）、泽泻、木通、车前子（盐炒）、当归（酒炒）、地黄、甘草（蜜炙）。

【功能主治】清肝胆，利湿热。用于肝胆湿热，症见头晕目赤、耳鸣耳聋、胁痛口苦、尿赤、湿热带下，舌红苔黄腻、脉弦数。

【用法用量】丸剂：口服，水丸1次3～6克，1日2次；大蜜丸1次1～2丸，1日2次；颗粒剂：温开水送服，1次4～8克，1日2次；胶囊剂：口服，1次4粒，1日3次；片剂：口服，1次4～6片，1日2～3次；口服液：口服，1次10毫升，1日3次。

【不良反应】少数患者可见恶心、腹痛、腹泻等消化道反应。偶见用药后出现过敏症状，如皮肤瘙痒、潮红，出现散在的荨麻疹，伴有心慌、胸闷等症状。长期服用可导致肾小管间质性肾病，表现为双睑水肿，双下肢凹陷性水肿，自觉乏力，夜尿增多，继之出现蛋白尿。

处方中原使用关木通，关木通含有马兜铃酸，有导致马兜铃酸肾病及上尿路上皮癌等严重不良反应的风险。有研究表明，马兜铃酸可通过诱导肾近曲小管上皮细胞凋亡等途径而引起肾脏损害，还发现马兜铃酸具有致突变和致癌性，且马兜铃酸的毒性呈剂量及时间依赖性。因此，根据国家食品药品监督管理总局2003年4月1日发布的取消关木通药用标准的通知，将处方中的"关木通"替换为"木通"。

【联用西药注意事项】

1. 本品含有甘草，甘草与西药相互作用见附表1。

2. 本品含有当归，当归与西药相互作用见附表5。

3. 本品含有黄芩，黄芩与西药相互作用见附表7。

4. 本品含有柴胡，柴胡与西药相互作用见附表20。

5. 本品含有泽泻，泽泻与西药相互作用见附表24。

6. 本品含有栀子，栀子与西药相互作用见附表30。

7. 阿司匹林 干地黄煎液、鲜地黄汁、鲜地黄煎液均在一定程度上拮抗阿司匹林诱导的小鼠凝血时间延长。

8. 阿普唑仑 龙胆泻肝丸联用阿普唑仑可用于治疗梦遗。

9. 甲硝唑、制霉菌素、琥乙红霉素 龙胆泻肝丸联用甲硝唑或制霉菌素用于治疗滴虫性或霉菌性阴道炎，效果好于单用西药。龙胆泻肝丸联合琥乙红霉素治疗非淋菌性尿道炎，治愈率和好转率与单用西药无统计学差异，但复发率明显降低。

10. 抗病毒药物 如阿昔洛韦、泛昔洛韦、伐昔洛韦、加巴喷丁等。龙胆泻肝丸联用阿昔洛韦、泛昔洛韦用于治疗带状疱疹、生殖器疱疹，疗效好于单用抗病毒西药。龙胆泻肝软胶囊与加巴喷丁胶囊联合治疗老年带状疱疹后遗神经痛，能明显快速地降低患者疼痛视觉模拟评分，且持续性地对患者起作用，疗效好于单独使用西药或中成药。

龙胆泻肝丸中柴胡所含柴胡皂苷有抗病毒解热抗炎作用，对带状疱疹神经痛有一定疗效；当归多糖可调节人体免疫系统，促进T细胞增殖，从而促进细胞免疫功能；龙胆草的龙胆苦苷具有保肝镇静镇痛作用；栀子中所含栀子苷具有一定的抗炎作用；黄芩的最主要活性成分黄芩素可抗菌、抗病毒、抗氧化、清除自由基、增加排便次数，且具有神经保护作用。龙胆泻肝丸与抗病毒药物联用能够有效地缩短病程，改善急性期水疱、疼痛等症状。

11. 喹诺酮类 如左氧氟沙星。龙胆泻肝丸在慢性前列腺炎表现为湿热下注证患者的治疗中，与西药左氧氟沙星等喹诺酮类抗生素联用，能够增强西药的疗效。现代药理学研究亦表明，龙胆泻肝丸与抗菌药联用能协助抗菌药消除炎性病灶，促进炎性分泌物排出。

12. 含有金属离子的西药 龙胆泻肝丸与含铝、镁、钙、铁、铋等金属离子的西药如鼠李铋镁片、复方氢氧化铝、氢氧化铝凝胶、硫酸铝、碱式碳酸铋、三硅酸镁、硫酸亚铁、葡萄糖酸钙、乳酸钙、碳酸钙片等联用，其所含的黄酮类成分可与药物中的铝、钙、镁、铁、铋等金属离子络合成相应的络合物，这种含金属的络合物几乎不被肠道吸收，故可降低药物的疗效，所以，龙胆泻肝丸不宜和含金属离子的西药同时服用，如果必须要联用时，最好与西药间隔两小时以上，避免其药物间的相互作用。

13. 酸性西药 如维生素C、烟酸片、谷氨酸片等。龙胆及其制剂与维生素C、烟酸片、谷氨酸片等酸性药物联用时，其中的苷类成分在酸性过强的条件下，有可能被分解成苷元和糖，影响疗效。因此龙胆及其制剂不宜与酸性药物联用。

14. 活菌制剂 如乳酶生、整肠生等。栀子、车前子具有较强的广谱抗菌作用，龙胆、柴胡、木通也有一定的抑菌作用。乳酶生为活的乳酸杆菌的干燥制剂，在肠内分解糖类产生乳酸，使肠内酸性增高而抑制腐败菌的繁殖及防止蛋白质发酵，因此本药与乳酶生等活菌制剂联用，可能抑制活菌制剂的药效发挥，建议间隔一定的给药时间服用。

（三）知柏地黄丸（颗粒、胶囊）

【药物组成】熟地黄、山茱萸（制）、山药、知母、黄柏、茯苓、泽泻、牡丹皮。

【功能主治】滋阴降火。用于阴虚火旺，症见潮热盗汗、口干咽痛、耳鸣遗精、小便短赤。

【用法用量】丸剂：口服，水蜜丸1次6克，1日2次。小蜜丸1次9克，1日2次。大蜜丸1次9克，1日2次。浓缩丸1次8丸，1日3次；颗粒剂：口服，1次8克，1日2次；胶囊剂：口服，1次1粒，1日2次。

【不良反应】有口服本品出现肛门周围瘙痒、刺痛、痔疮发作、大便带血、鼻腔黏膜渗血的个案报道。

【联用西药注意事项】

1. 本品含有茯苓，茯苓与西药相互作用见附表9。

2. 本品含有黄柏，黄柏与西药相互作用见附表15。

3. 本品含有泽泻，泽泻与西药相互作用见附表24。

4. 本品含有山茱萸，山茱萸与西药相互作用见附表28。

5. 盐酸米诺环素软膏、氟化钠甘油糊剂、表皮生长因子喷雾剂、派丽奥软膏、甘草锌等　知柏地黄丸联合盐酸米诺环素软膏治疗慢性牙周炎疗效好于单用西药。知柏地黄丸联合氟化钠甘油糊剂治疗牙本质过敏的疗效好于单用西药。知柏地黄丸联合表皮生长因子喷雾剂治疗复发性口腔溃疡疗效好于单用西药。知柏地黄丸联合派丽奥软膏治疗慢性牙周炎疗效好于牙周袋内应用碘甘油及口服罗红霉素、替硝唑。知柏地黄丸与甘草锌联合治疗老年复发性口腔溃疡疗效优于单用知柏地黄丸。

6. 达那唑、曲普瑞林　达那唑联合知柏地黄丸治疗轻中度女孩特发性性早熟，可减慢骨骼生长，延缓骨龄成熟，改善最终身高，并且减轻患者的经济负担。联用与单用曲普瑞林比较，知柏地黄丸联合曲普瑞林治疗女性患儿特发性性早熟，可有效抑制第二性征提前发育，改善下丘脑-垂体-性腺轴功能，抑制成熟提前，还可在一定程度上缓解骨质的过分流失，且总疗程缩短。

7. 泼尼松、己烯雌酚、三苯氧胺、达那唑、甲地黄体酮等　知柏地黄丸可减轻大剂量激素应用后的不良反应。在用大剂量激素治疗肾病综合征时，加用知柏地黄丸可明显减少激素的不良反应。服用大剂量激素，往往引起医源性肾上腺皮质激素功能亢进症，具体表现为面色潮红、五心烦热、情绪激动、盗汗、口干咽燥、舌红少苔、脉细数等阴虚火旺证的表现，加用知柏地黄丸可滋阴降火，能改善医源性肾上腺皮质激素功能亢进症，从而降低激素不良反应的发生率。

泼尼松配合知柏地黄丸治疗男性免疫性不育和女性免疫性不孕。泼尼松可以阻止细胞因子和淋巴因子释放，减少抗体产生，弱化抗原抗体结合，阻碍炎性细胞的趋化性，影响细胞免疫和体液免疫。两药联用无论在抗体转阴率方面，还是妊娠率方面均优于单独应用泼尼松，疗效显著。

知柏地黄丸联合己烯雌酚治疗月经先期疗效优于单纯应用己烯雌酚。

知柏地黄丸配合三苯氧胺治疗乳腺癌，能够改善潮热汗出、失眠、疲乏及情绪异常等毒副作用，提高生活质量。

达那唑或甲地黄体酮联合知柏地黄丸治疗女孩特发性性早熟，可以抑制丘脑-垂体-性腺轴功能，抑制黄体生成素的合成和分泌以及抑制性激素的分泌，从而减慢骨骼生长，延缓骨龄成熟，改善最终身高。

8. 胰岛素、维格列汀、瑞格列奈　知柏地黄丸联合诺和灵30R和糖尿病教育治疗阴虚发热型糖尿病的临床疗效显著，能缩短血糖恢复正常所需的时间，提高C-肽的水平，减少胰岛素的用量。加味知柏地黄汤联合维格列汀能显著降低2型糖尿病患者的血糖、血脂及糖化血红蛋白，且可减轻胰岛素抵抗，降低中医证候积分。知柏地黄汤联合瑞格列奈可有效提高治疗糖尿病肾病的蛋白尿的临床疗效。

9. 丝裂霉素C　用丝裂霉素C联合知柏地黄丸治疗复发性翼状胬肉，具有方法简便、对组织损伤小、服用方便、患者痛苦小、副作用少的优点，是治疗早期复发性翼状胬肉的一种有效方法。

10. 格列本脲　格列本脲联合知柏地黄丸治疗2型糖尿病效果好。格列本脲（优降糖）口服后几乎全部吸收，适用于2型糖尿病患者，临床使用较安全，副作用少，能比较好地控制血糖。

11. 坦索罗辛　知柏地黄丸与坦索罗辛联合应用治疗老年良性前列腺增生，无明显毒副作用，可有效改善患者的主观症状与客观指标，提高患者的生活质量。

12. 四环素类　如美他环素、米诺环素。用盐酸美他环素片、西咪替丁片、维生素B_6片、维胺酯维E乳膏等联合知柏地黄丸治疗寻常性痤疮，诸药联合治疗，针对痤疮发病的各个环节，取得了很好疗效，且服用较汤药方便，患者易于接受。米诺环素是螯合剂，与知柏地黄丸联用治疗慢性牙周炎，在牙周基础治疗的基础上加用知柏地黄丸辅助治疗，标本兼治，能显著降低患者炎性因子的水平，效果更确切。

13. 丙硫氧嘧啶　知柏地黄丸联合丙硫氧嘧啶治疗甲亢能够更好地改善患者的临床症状、血清甲状腺素的水平以及血清抗氧化指标的活性。

14. 泛昔洛韦　知柏地黄丸加泛昔洛韦联合治疗复发性生殖器疱疹，疗程短，起效迅速，能显著降低复发性生殖器疱疹的复发次数，对复发性生殖器疱疹具有明显的远期疗效，且治疗费用相对较低，无明显副作用，患者易于接受。

15. 表皮生长因子喷雾剂　表皮生长因子作用于口腔溃疡局部，促进溃疡愈合，只能治标，不能治本，若加上知柏地黄丸，则可以标本兼治，降低患者的复发率，延长发病的间歇期，取得满意效果。

16. 维生素B_2　知柏地黄丸联合维生素B_2治疗复发性口腔溃疡，显效率、复发率显著，且远期疗效更佳。

17. 甘草锌　知柏地黄丸与甘草锌联合应用治疗老年人口腔溃疡无明显副作用，且价格便宜，宜推广使用。

18. 骨瓜提取物注射液　知柏地黄丸联合骨瓜提取物注射液治疗绝经后骨质疏松症临床疗效得到肯定，且安全性好，值得推广。

19. 氧氟沙星　知柏地黄丸联合氧氟沙星治疗慢性细菌性前列腺炎、老年女性复发性尿路感染可显著提高疗效，且复发率低。

20. 维生素C、葡萄糖酸锌　知柏地黄丸联合维生素C及葡萄糖酸锌，可有效提高精子的密度、活力，并可治疗抗精子抗体阳性引起的免疫性不育，对治疗男性精液异常有良好的临床疗效。

21. 氨基糖苷类　知柏地黄丸可改善氨基糖苷类药物引起的眩晕、耳鸣、听力减退及耳聋等耳毒性症状，因为知柏地黄丸具有滋补肾阴、养阴潜阳的功能，所以能治肾阴不足、虚阳上亢、阴虚火旺诸证。因此，凡氨基糖苷类药物致耳毒症患者按中医辨证，症见头昏目眩、耳鸣耳聋、腰膝酸软、心烦盗汗、潮热、舌红少苔、脉细数者，联用知柏地黄丸治疗有较好的疗效。

22. 利福平、异烟肼　有研究表明，知柏地黄丸可治疗因服用利福平、异烟肼等抗结核药导致的肝功能损害及持续低热，可使患者体温恢复正常，谷丙转氨酶值下降至正常。因利福平、异烟肼等抗结核药易耗伤肝肾阴液，导致肝肾阴虚，而知柏地黄丸具有滋阴降火的功效，主治阴虚火旺、潮热骨蒸，故对利福平、异烟肼引起的肝功能损害等不良反应时宜联用知柏地黄丸。

23. 酶制剂、金属盐类西药　知柏地黄丸含生物碱成分，与酶类制剂如多酶片、胃蛋白酶配伍时，两者可产生沉淀，使药效降低。知柏地黄丸与金属盐类联用亦能产生沉淀，影响药物吸收。

24. 巴比妥类药物　牡丹皮及其制剂中含有丹皮酚，丹皮酚有镇静催眠及抗惊厥作用，能使中枢神经受到抑制，当与巴比妥类药物联用时，会增强巴比妥类药物的中枢抑制作用，从而出现昏睡、言语不清、眼球震颤、共济失调等现象。严重者可出现血压降低、昏迷和呼吸暂停等。因此，牡丹皮及其制剂不宜与巴比妥类药物联用。

25. 抗凝药　牡丹皮提取物能显著抑制腺苷二磷酸、胶原和肾上腺素诱导的健康人血小板聚集，明显减少血栓素A_2的生成。另外，牡丹皮及其制剂中的丹皮酚在体内和体外均能抑制凝血酶诱导的血小板聚集，当与抗凝药联用时，可使抗凝药作用增强，增加潜在出血风险。因此，牡丹皮及其制剂不宜与抗凝药联用。

26. 酸性药物　如维生素C、烟酸片、谷氨酸片等。知母及其制剂与维生素C、烟酸片、谷氨酸片等酸性药物联用时，其中的知母皂苷在酸性过强的条件下，有可能使苷分解成苷元和糖，影响疗效。因此，知母及其制剂不宜与酸性药物联用。

第七节 宫颈炎

宫颈炎是妇科常见疾病之一，包括宫颈阴道部炎症及宫颈管黏膜炎症。因宫颈阴道部鳞状上皮与阴道鳞状相延续，阴道炎症均可引起宫颈阴道部炎症。由于子宫颈管黏膜上皮为单层柱状上皮，抗感染能力较差，易发生感染。临床多见的子宫颈炎是急性子宫颈管黏膜炎，若急性子宫颈炎未经及时诊治或病原体持续存在，可导致慢性子宫颈炎症。主要选择抗生素治疗，包括经验性和针对病原体的抗生素治疗。宫颈炎分为急性子宫颈炎和慢性子宫颈炎两类。急性子宫颈炎指子宫颈发生急性炎症，包括局部充血、水肿，上皮变性、坏死，黏膜、黏膜下组织、腺体周围见大量中性粒细胞浸润，腺腔中可有脓性分泌物。其可由多种病原体引起，也可由物理因素、化学因素刺激或机械性子宫颈损伤、子宫颈异物伴感染所致。大部分患者无症状，有症状者主要表现为阴道分泌物增多、阴道瘙痒及灼热感。慢性宫颈炎指子宫颈间质内有大量淋巴细胞、浆细胞等慢性炎细胞浸润，可伴有子宫颈腺上皮及间质的增生和鳞状上皮化生，慢性子宫颈炎可由急性子宫颈炎迁延而来，也可由病原体持续感染所致，病原体与急性子宫颈炎相似。临床表现多无症状，少数患者阴道分泌物增多，淡黄色或脓性，性交后出血，月经间期出血，偶有分泌物刺激引起外阴瘙痒或不适，也可表现为子宫颈息肉或子宫颈肥大。宫颈炎在中医属于带下病范畴，应采用祛湿治疗的原则。其可以分为湿热内蕴证、脾虚生湿证、肾虚失固证和湿毒内侵证，治疗上分别采用疏肝清热利湿、健脾利湿、补肾固涩和清热解毒燥湿的方法。

一、常用西药

（一）经验性抗生素治疗

阿奇霉素、多西环素等。

（二）针对病原体的抗生素治疗

单纯急性淋病奈瑟菌性子宫炎可用大剂量单次给药方法，药物如头孢曲松钠、头孢唑肟、头孢克肟、头孢西丁、头孢噻肟钠、大观霉素等；沙眼衣原体感染所致的子宫炎，可用多西环素、阿奇霉素、氧氟沙星、左氧氟沙星、莫西沙星等药物治疗。

二、常用中成药

（一）抗宫炎片

【药物组成】广东紫珠干浸膏、益母草干浸膏、乌药干浸膏。

【功能主治】清热，祛湿，化瘀，止带。用于湿热下注所致的带下病，症见赤白带下，量多臭味，舌红苔黄腻，脉濡数；宫颈糜烂见上述证候者。

【用法用量】口服，1次6片（每片含干浸膏0.25克）或1次3片（每片含干浸膏0.5克）或1次4片（每片含干浸膏0.375克），1日3次。

【不良反应】有文献报道服用本品出现药疹、瘙痒。

【联用西药注意事项】α-2b干扰素、聚甲酚磺醛。在治疗宫颈糜烂方面，抗宫炎片配合α-2b干扰素效果好于单用西药；聚甲酚磺醛治疗宫颈炎不仅局部疗效明确，而且能缓解临床症状，如加服抗宫炎片，临床症状改善更佳。

（二）除湿白带丸

【药物组成】党参、白术（炒）、山药、苍术、车前子（炒）、芡实、陈皮、柴胡、当归、白芍、茜草、荆芥炭、黄柏炭、海螵蛸、牡蛎（煅）、白果仁。

【功能主治】健脾益气，除湿止带。用于脾虚湿盛所致带下病，症见带下量多，色白质稀，纳少，腹胀，便溏，舌淡苔白或腻，脉细滑。

【用法用量】口服，1次6~9克，1日2次。

【不良反应】不详。

【联用西药注意事项】

1. 本品含有陈皮，陈皮与西药相互作用见附表11。

2. 本品含有白术，白术与西药相互作用见附表19。

3. 本品含有柴胡，柴胡与西药相互作用见附表20。

（三）妇科白带膏

【药物组成】白术（炒）、苍术、党参、山药、陈皮、柴胡、车前子、荆芥、白芍、甘草。

【功能主治】健脾疏肝，除湿止带。用于脾虚湿盛所致带下病，症见带下量多，色白质稀，纳少，便溏，腰腿疼痛，舌淡苔白或腻，脉沉细或脉细滑。

【用法用量】口服，1次15克，1日2次。

【不良反应】不详。

【联用西药注意事项】

1. 本品含有甘草，甘草与西药相互作用见附表1。

2. 本品含有陈皮，陈皮与西药相互作用见附表11。

3. 本品含有白术，白术与西药相互作用见附表19。

4. 本品含有柴胡，柴胡与西药相互作用见附表20。

（四）千金止带丸

【药物组成】党参、白术（炒）、杜仲（盐）、续断、补骨脂（盐）、当归、白芍、川芎、延胡索（醋）、香附（醋）、木香、小茴香（盐炒）、青黛、鸡冠花、椿皮

（炒）、牡蛎（煅）、砂仁。

【功能主治】健脾补肾，调经止带。用于脾肾两虚所致的月经不调、带下病，症见月经先后不定期，量多或淋沥不净，色淡无块，或带下量多，色白清稀，神疲乏力，腰膝酸软。

【用法用量】水丸：口服，1次6～9克，1日2～3次；大蜜丸：口服，1次9克，1日2次。

【不良反应】不详。

【联用西药注意事项】

1. 本品含有当归，当归与西药相互作用见附表5。

2. 本品含有川芎，川芎与西药相互作用见附表14。

3. 本品含有延胡索，延胡索与西药相互作用见附表16。

4. 本品含有白术，白术与西药相互作用见附表19。

（五）消糜栓

【药物组成】紫草、黄柏、苦参、儿茶、枯矾、冰片、人参茎叶皂苷。

【功能主治】清热解毒，燥湿杀虫，去腐生肌。用于湿热下注所致的带下病，症见带下量多，色黄，质稠，腥臭，阴部瘙痒，舌红苔黄腻，脉濡数或弦数；滴虫性阴道炎、霉菌性阴道炎、非特异性阴道炎、宫颈糜烂见上述证候者。

【用法用量】阴道给药，1次1粒，1日1次。

【不良反应】不详。

【联用西药注意事项】

1. α-干扰素　消糜栓与α-干扰素栓剂交替用药治疗宫颈糜烂疗效好于单用西药栓剂。

2. 多西环素、替硝唑　多西环素联合消糜栓外用治疗支原体性阴道炎疗效确切，较西药口服治疗的副作用明显减少。消糜栓联合替硝唑治疗滴虫性阴道炎疗效优于单独口服替硝唑。

第八节　盆腔炎

盆腔炎性疾病指女性生殖道的一组感染性疾病，主要包括子宫内膜炎、输卵管炎、输卵管卵巢囊肿、盆腔腹膜炎。炎症可局限于一个部位，也可同时累及几个部位。盆腔炎性疾病多发生在性活跃期、有月经的妇女。主要以抗生素治疗为主，必要时手术治疗。轻者无症状或症状轻微，常见症状为下腹痛、阴道分泌物增多，若病情严重可出现发热甚至高热、寒战、头痛、食欲缺乏等。中医认为多属"妇人腹痛"范畴，应采用"急则治其标，缓则治其本"的原则。妊娠呕吐可分为湿毒壅阻证和热毒壅盛证，分别以清热利湿、活血止痛和清热解毒、化瘀止痛为治法。慢性盆腔炎分为寒凝血滞证、湿热瘀阻证、气滞血瘀证、肾虚血瘀证。治疗方面要求在化瘀散结止痛的基础上，分别加以温经散寒、清热利湿、疏肝行气和温肾助阳。

一、常用西药

抗生素为急性盆腔炎的主要治疗措施，包括静脉输液、肌内注射或口服等多种给药途径。使用广谱抗生素并联合抗厌氧菌药物，要注意保障疗程足够，具体药物如氧氟沙星、头孢曲松钠、头孢西丁钠、克林霉素、庆大霉素、多西环素、甲硝唑等。

二、常用中成药

（一）桂枝茯苓胶囊

【药物组成】桂枝、茯苓、牡丹皮、桃仁、白芍。

【功能主治】活血，化瘀，消癥。用于妇人瘀血阻络，症见癥块、经闭、痛经、产后恶露不尽；子宫肌瘤，慢性盆腔炎包块，痛经，子宫内膜异位症，卵巢囊肿见上述证候者；也可用于女性乳腺囊性增生病属瘀血阻络证，症见乳房疼痛、乳房肿块、胸胁胀闷；或用于前列腺增生属瘀阻膀胱证，症见小便不爽、尿细如线，或点滴而下、小腹胀痛。舌暗，有瘀斑，脉沉弦或沉涩。

【用法用量】饭后口服，1次3粒，1日3次。前列腺增生者使用疗程8周，其余适应证者疗程12周，或遵医嘱。

【不良反应】偶见服药后胃脘不适、隐痛，停药后症状可自行消失。

【联用西药注意事项】

1. 本品含有茯苓，茯苓与西药相互作用见附表9。

2. 米非司酮、亮丙瑞林 桂枝茯苓胶囊联合米非司酮的Mate分析表明，相对于单用米非司酮，联用在治疗子宫肌瘤方面有一定优势。小剂量米非司酮联合桂枝茯苓汤治疗子宫内膜异位症的疗效优于单用西药。桂枝茯苓胶囊联合亮丙瑞林治疗绝经前期子宫肌瘤具有较好的临床疗效，明显缓解了患者的症状，缩小了肌瘤体积，降低了复发反弹率，且未见明显的不良反应。

3. 促性腺激素释放激素拮抗剂 促性腺激素释放激素拮抗剂联合桂枝茯苓胶囊能够有效提高不孕患者的妊娠率，改善临床症状。

4. 甲氨蝶呤 桂枝茯苓胶囊联合甲氨蝶呤治疗异位妊娠疗效优于单用西药，能促进血β-HCG下降，缩短住院天数，并且很好地保留了患者的生育功能，是一种较好的保守治疗方法。

5. 达英-35、枸橼酸氯米芬 桂枝茯苓胶囊联合达英-35、枸橼酸氯米芬三联疗法治疗多囊卵巢综合征，可见黄体生成素、卵泡雌激素、睾酮、雌二醇及催乳素等分泌水平均显著改善，疗效优于单用西药。另有报道，桂枝茯苓胶囊联合达英-35和枸橼酸氯米芬能显著改善多囊卵巢综合征患者的生殖、内分泌情况，改善糖脂代谢，增强枸橼酸氯米芬的敏感性，改善排卵率及妊娠率。

6. 鼠神经生长因子　桂枝茯苓胶囊联合鼠神经生长因子、甲钴胺治疗糖尿病周围神经病变疗效优于单用甲钴胺，可见神经传导速率提高、多伦多临床评分系统（toronto clinical scoring system，TCSS）评分及超敏C反应蛋白（high-sensitivity C-reactive protein，Hs-CRP）水平降低。

7. 阿奇霉素、奥硝唑　桂枝茯苓胶囊联合阿奇霉素、奥硝唑治疗慢性盆腔炎疗效优于单用西药。

（二）妇科千金片（胶囊）

【药物组成】千斤拔、功劳木、单面针、穿心莲、党参、鸡血藤、当归、金樱根。

【功能主治】清热除湿，益气化痰。用于湿热瘀阻所致的带下病、腹痛，症见带下量多，色黄质稠，臭秽，小腹疼痛，腰骶酸痛，神疲乏力，舌苔黄腻或厚，脉滑数；慢性盆腔炎、子宫内膜炎、慢性宫颈炎见上述证候者。

【用法用量】口服，片剂：1次6片，1日3次；胶囊剂：1次2粒，1日3次，14日为1个疗程。

【不良反应】有报道称服用本品可引起药疹和颜面嘴唇发绀，皮肤瘙痒，烦躁不安。

【联用西药注意事项】

1. 本品含有当归，当归与西药相互作用见附表5。

2. 左氧氟沙星、甲硝唑、奥硝唑、复方甲硝唑栓　妇科千金胶囊联合抗生素用于治疗慢性附件炎和盆腔炎性疾病以及联用复方甲硝唑栓治疗慢性宫颈炎的疗效优于单用西药，且不良反应低于单用西药。妇科千金片可以促进细胞免疫功能和生理功能的恢复，可以抑制肿瘤坏死因子-α（TNF-α）释放，促进白细胞介素-2（IL-2）、白细胞介素-6（IL-6）表达，提高IL-2、IL-6的体内浓度以发挥抗炎作用。

3. 聚甲酚磺醛液　妇科千金胶囊联合聚甲酚磺醛液治疗宫颈糜烂的疗效优于单用西药。

（三）金刚藤糖浆

【药物组成】金刚藤。

【功能主治】清热解毒，消肿散结。用于湿热瘀阻所致的症瘕、腹痛，症见腹痛包块、带下黄稠、舌苔黄腻、脉弦数；附件炎或炎性包块见上述证候者。

【用法用量】口服。1次20毫升，1日3次。

【不良反应】长期服用金刚藤糖浆可引起肝损害，也有报道金刚藤糖浆致重症药疹。

【联用西药注意事项】左氧氟沙星、替硝唑。金刚藤糖浆联合左氧氟沙星、替硝唑治疗慢性盆腔炎疗效明显优于单纯运用抗生素。

（四）妇乐颗粒

【药物组成】忍冬藤、大青叶、蒲公英、牡丹皮、赤芍、川楝子、延胡索（醋）、大血藤、熟大黄、甘草。

【功能主治】清热凉血，化瘀止痛。用于瘀热蕴结所致的带下病，症见带下量多，色黄，少腹疼痛，舌红苔黄，脉弦滑而数；慢性盆腔炎见上述证候者。

【用法用量】开水冲服，1次12克，1日2次。

【不良反应】不详。

【联用西药注意事项】

1. 本品含有甘草，甘草与西药相互作用见附表1。

2. 本品含有延胡索，延胡索与西药相互作用见附表16。

3. 左氧氟沙星、奥硝唑　妇乐颗粒联合左氧氟沙星、奥硝唑治疗慢性盆腔炎的临床疗效优于单用西药，且不良反应少。

（五）花红颗粒（片）

【药物组成】一点红、白花蛇舌草、菥蓂、白背叶根、地桃花、鸡血藤、桃金娘根。

【功能主治】清热解暑，燥湿止带，祛瘀止痛。用于湿热瘀滞所致带下病、月经不调，症见带下量多，色黄质稠，小腹隐痛，腰骶酸痛，经行腹痛，舌红苔黄腻，脉弦数；慢性盆腔炎、附件炎、子宫内膜炎见上述证候者。

【用法用量】颗粒剂：开水冲服，1次10克，1日3次，7日为1个疗程，必要时可连服2~3个疗程，每疗程之间间隔3日；片剂：口服，1次4~5片，1日3次，7日为1个疗程，必要时可连服2~3个疗程，每疗程之间间隔3日。

【不良反应】文献报道服用本品可出现药疹、面部红肿、皮肤瘙痒、红斑和水疱等不良反应。

【联用西药注意事项】不详。

（六）坤复康胶囊

【药物组成】赤芍、苦参、猪苓、女贞子、南刘寄奴、乌药、粉萆薢、萹蓄。

【功能主治】活血化瘀，清利湿热。用于气滞血瘀、湿热蕴结之盆腔炎，症见带下量多、下腹疼痛等症。

【用法用量】口服，1次3~4粒，1日3次。

【不良反应】不详。

【联用西药注意事项】头孢曲松、青霉素、左氧氟沙星、替硝唑、甲硝唑。坤复康胶囊联合头孢曲松、青霉素、甲硝唑、替硝唑等治疗慢性盆腔炎疗效显著，优于单独应用抗生素。

（七）康妇消炎栓

【药物组成】苦参、败酱草、地丁、穿心莲、蒲公英、猪胆粉、紫草、芦荟。

【功能主治】清热解毒，利湿散结，杀虫止痒。用于湿热、湿毒，症见腰痛、小腹痛、带下病、阴痒、阴蚀。

【用法用量】直肠给药，1次1粒，1日1～2次。

【不良反应】不详。

【联用西药注意事项】

1. 盐酸莫西沙星　康妇消炎栓联合盐酸莫西沙星治疗盆腔炎的效果比单独使用盐酸莫西沙星更理想，且不良反应少，较为安全，且有较好的预防盆腔炎的主要后遗症（即盆腔痛）的作用。

2. 双唑泰软膏　康妇消炎栓联合双唑泰软膏对宫颈炎、细菌性阴道炎有较好的疗效，且使用方便。

（八）金鸡胶囊（颗粒、片）

【药物组成】金樱根、鸡血藤、千斤拔、功劳木、两面针、穿心莲。

【功能主治】清热解毒，健脾除湿，通络活血。用于湿热下注引起的附件炎。

【用法用量】胶囊剂：口服，1次4粒，1日3次；颗粒剂：开水冲服，1次8克，1日2次，10日为1个疗程，必要时可连服2～3个疗程；片剂：口服，1次6片，1日3次。

【不良反应】不详。

【联用西药注意事项】不详。

第九节　妊娠剧吐

孕妇妊娠5～10周频繁恶心呕吐，不能进食，排除其他疾病引发的呕吐，体重较妊娠前减轻≥5%，体液电解质失衡及新陈代谢障碍，需住院输液治疗者，称为妊娠剧吐。其病因可能与孕妇人绒毛膜促性腺激素（human choionic gonadotophin，HCG）水平、雌激素水平、感染幽门螺杆菌及孕妇的精神、社会因素等有关。在停经40日左右出现早孕反应，逐渐加重至频繁呕吐不能进食，呕吐物中有胆汁或咖啡样物质。严重呕吐可引起电解质紊乱、体重减轻、面色苍白、皮肤干燥、脉搏细数、尿量减少，严重时血压下降，引起肾前性急性肾功能衰竭，偶尔出现短暂性肝功能异常、促甲状腺素抑制等。中医认为引起本病的主要原因是脾胃虚弱、肝胃不和或气阴两虚，加之妊娠后冲脉之气上逆，治疗多以健脾和中、降逆止呕为主。

一、常用西药

妊娠后服用多种维生素如维生素B_6，可减轻妊娠恶心、呕吐等症状。对精神情绪不稳定的孕妇，应给予心理治疗，解除其思想顾虑。

二、常用中成药

（一）香砂六君丸

【药物组成】木香、砂仁、党参、白术（炒）、茯苓、甘草（炙）、陈皮、半夏（制）、生姜、大枣。

【功能主治】益气健脾，和胃。用于脾虚气滞，症见消化不良、嗳气食少、脘腹胀满、大便溏泄。

【用法用量】口服，1次12丸，1日3次。

【不良反应】不详。

【联用西药注意事项】

1. 本品含有甘草，甘草与两药相互作用见附表1。

2. 本品含有茯苓，茯苓与西药相互作用见附表9。

3. 本品含有陈皮，陈皮与西药相互作用见附表11。

4. 本品含有白术，白术与西药相互作用见附表19。

5. 本品含有半夏，半夏与西药相互作用见附表26。

6. 红霉素　本品所含生姜能促使胃酸分泌，对红霉素有破坏作用，降低疗效。

（二）左金丸（胶囊）

【药物组成】黄连、吴茱萸。

【功能主治】泻火，疏肝，和胃，止痛。用于肝火犯胃，症见脘胁疼痛、口苦嘈杂、呕吐酸水、不喜热饮。

【用法用量】丸剂：口服，1次3～6克，1日2次；胶囊：口服，1次2～4粒，1日2次，饭后服用；15日为1个疗程。

【不良反应】不详。

【联用西药注意事项】

1. 本品含有黄连，黄连与西药相互作用见附表6。

2. 碱性较强的西药　如碳酸氢钠等。碱性较强的西药能影响本品中生物碱类成分的解离度，妨碍吸收，导致疗效降低。

第十节 先兆流产

先兆流产指出现预示不久将临产的症状。妊娠28周前，先出现少量的阴道流血、继而出现阵发性下腹痛或腰痛，盆腔检查宫口未开，胎膜完整，无妊娠物排出，子宫大小与孕周相符。如症状加重，可能发展为难免流产。先兆流产的原因比较多，孕卵异常、内分泌失调、胎盘功能失常、血型不合、母体全身性疾病、过度精神刺激、生殖器官畸形及炎症、外伤等皆可能导致先兆流产。出现先兆流产后是否流产常取决于胚胎是否异常，如胚胎正常，经过休息和治疗后，引起流产的原因被消除，则出血停止，妊娠可以继续。但约有一半的流产是源于胚胎异常，人体有排斥现象会将异常的胚胎排掉。中医称先兆流产为胎漏，胎动不安，进而发展，可有堕胎、小产之虞。分为肾虚证、血瘀证、血热证和气血虚弱证。治疗方面应采用补肾固冲的治疗原则，常予以补肾安胎、益气和血、滋阴清热和补气养血的治法。

一、常用西药

（一）对症治疗药物

1. 止痛药　早期先兆流产者可选用以下药物如黄体酮注射液、维生素E胶丸／片、多力玛（即烯丙雌醇片，有严重肝功能障碍，Dubin-Johson和Rotor综合征，既往病史中有过妊娠疱疹或妊娠毒血症患者禁忌）。晚期先兆流产者可静脉滴注适量浓度的硫酸镁。

2. 止血药　可选用卡巴克络注射液（少数孕妇出现肺水肿）、维生素K注射液（即亚硫酸氢钠甲萘醌，孕妇用药的安全性尚不明确，需在医生指导下选用）、酚磺乙胺（即止血敏）。

（二）对因治疗药物

1. 针对黄体功能不足者，选用黄体酮注射液以及绒促性素，均需在医生指导下应用，后者过敏体征者慎用。

2. 针对甲状腺功能低下者，选用甲状腺素片，需在医生指导下服用。

3. 针对支原体、衣原体感染者，选用罗红霉素胶囊（片），需在医生指导下应用。

二、常用中成药

（一）参茸保胎丸

【药物组成】党参、龙眼肉、菟丝子（盐水制）、香附（醋制）、茯苓、山药、艾叶（醋制）、白术（炒）、黄芩、熟地黄、白芍、阿胶、甘草（炙）、当归、桑寄生、川芎（酒制）、羌活、续断、鹿茸、杜仲、川贝母、砂仁、化橘红。

【功能主治】滋养肝肾，补血安胎。用于肝肾不足、营血亏虚，症见身体虚弱、腰膝酸痛、少腹坠胀、妊娠下血、胎动不安。

【用法用量】口服，1次15克，1日2次。

【不良反应】不详。

【联用西药注意事项】

1. 本品含有甘草，甘草与西药相互作用见附表1。

2. 本品含有当归，当归与西药相互作用见附表5。

3. 本品含有黄芩，黄芩与西药相互作用见附表7。

4. 本品含有茯苓，茯苓与西药相互作用见附表9。

5. 本品含有川芎，川芎与西药相互作用见附表14。

6. 本品含有白术，白术与西药相互作用见附表19。

7. 酸性较强的药物　如维生素C、烟酸、谷氨酸等。含苷类有效成分的中药及其制剂，如白芍中的芍药苷，黄芩中含有的黄芩苷，党参中的党参炔苷、党参苷Ⅳ等，当与酸性较强的西药如维生素C、烟酸、谷氨酸等联用时，后者能分解前者有效成分苷，影响吸收，降低疗效。

酸性药物，如磺胺、大环内酯类、利福平、阿司匹林等。含有机酸成分的中药如化橘红等与磺胺、大环内酯类、利福平、阿司匹林等酸性药物联用时，因尿液酸化，使乙酰化后的磺胺不易溶解，在肾小管中析出结晶，引起结晶尿、血尿，乃至尿闭、肾功能衰竭；联用可增强大环内酯类的肝毒性，甚至引起听觉障碍；联用可使利福平和阿司匹林的排泄减少，加重肾脏的不良反应。

8. 氢氧化钙、碳酸钙、氧化钙、枸橼酸镁、氢氧化铝等　化橘红等均含有有机酸类成分，而有机酸类成分可与含钙、镁、铝等金属离子的西药如氢氧化钙、碳酸钙、氧化钙、枸橼酸镁、氢氧化铝等发生中和反应，生成相应的盐，不利于吸收。

9. 氨茶碱、碳酸氢钠等　化橘红等均含有有机酸类成分，而有机酸成分的中药能与氨茶碱、碳酸氢钠发生中和反应，导致西药失去临床治疗作用。另外，氨茶碱不能与贝母类中药联用，以免造成中毒。

10. 碘化物、酸及重金属盐类西药　含有生物碱的中药制剂，如含香附及贝母的制剂，与碘化物、酸及重金属盐类西药同服，会发生沉淀反应而影响人体对药物的吸收，减弱治疗效果。

11. 小檗碱　含蛋白质及其水解产物的中成药不宜与小檗碱同服，因其所含蛋白质等成分可拮抗小檗碱的抗菌作用，影响其抗痢疾杆菌的疗效。

（二）保胎丸

【药物组成】熟地黄、艾叶（炭）、荆芥穗、平贝母、槲寄生、菟丝子（酒制）、黄芪、白术（炒）、枳壳（炒）、砂仁、黄芩、厚朴（姜制）、甘草、川芎、白芍、羌活、当归。

【功能主治】补气养血，保产安胎。用于妊娠气虚，症见腰酸腿痛、胎动不安、屡经流产。

【用法用量】口服，1次9克（45丸），1日2次。

【不良反应】不详。

【联用西药注意事项】

1. 本品含有甘草，甘草与西药相互作用见附表1。

2. 本品含有当归，当归与西药相互作用见附表5。

3. 本品含有黄芩，黄芩与西药相互作用见附表7。

4. 本品含有黄芪，黄芪与西药相互作用见附表8。

5. 本品含有川芎，川芎与西药相互作用见附表14。

6. 本品含有白术，白术与西药相互作用见附表19。

7. 酸性较强的药物　如维生素C、烟酸、谷氨酸等。含苷类有效成分的中药及其制剂（如白芍中的芍药苷），当与酸性较强的西药（如维生素C、烟酸、谷氨酸等）联用时，后者能分解前者有效成分苷，影响吸收，降低疗效。

8. 碘化物、酸及重金属盐类西药　含有生物碱的中药制剂（如含香附及贝母的制剂），与碘化物、酸及重金属盐类西药同服，会发生沉淀反应而影响人体对药物的吸收，减弱治疗效果。

9. 小檗碱　含蛋白质及其水解产物的中成药不宜与小檗碱同服，因其所含蛋白质等成分可拮抗小檗碱的抗菌作用，影响其抗痢疾杆菌的疗效。

（三）滋肾育胎丸

【药物组成】菟丝子、砂仁、熟地黄、人参、桑寄生、阿胶（炒）、首乌、艾叶、巴戟天、白术、党参、鹿角霜、枸杞子、续断、杜仲。

【功能主治】补肾健脾，益气培元，养血安胎，强身健体。用于脾肾两虚、冲任不固所致的滑胎；习惯性流产和先兆性流产见上述证候者。

【用法用量】口服，淡盐水或蜂蜜水送服，1次5克，1日3次。

【不良反应】不详。

【联用西药注意事项】

1. 本品含有人参，人参与西药相互作用见附表12。

2. 本品含有白术，白术与西药相互作用见附表19。

3. 四环素类和喹诺酮类药物　鹿角霜中含有钙离子，四环素类抗生素都是氢化并四苯的衍生物，其分子中含酰胺基和多个酚羟基，能与钙离子、镁离子、亚铁离子等金属离子形成溶解度小、不易被吸收的螯合物，相互降低吸收率，降低疗效。喹诺酮类抗菌药物可螯合二价和三价阳离子，故不能与含钙离子、镁离子的药物同服，否则如钙离子与喹诺酮类抗菌药物联用可形成喹诺酮-钙络合物，所以联用时应加以注意。

4. 强心苷类药　鹿角霜中含有钙离子，钙离子对心脏的作用与洋地黄相似，能加强心肌收缩力，增强强心苷的作用，使洋地黄的毒性增强，并可引起心律失常和传导阻滞。所以，含钙离子的中成药不宜与强心苷类药物联用。另外，人参含钾量较高，能与强心苷竞争心肌细胞膜上的受体，阻止强心苷与受体结合，使之失效，并容易引起强心苷中毒。

5. 异烟肼　鹿角霜中含有钙离子，钙离子易与异烟肼结构中的肼功能团产生螯合反应，使异烟肼生物效应降低，所以联用时应注意。

6. 左旋多巴胺　鹿角霜中含有钙离子，多巴胺中的游离酚羟基遇到金属钙离子会产生络合反应，生成络合物，影响药物的吸收。

7. 氨基糖苷类抗生素　如庆大霉素。氨基糖苷类抗生素与血浆蛋白的结合很少，但能与钙离子结合，起到促进神经肌肉接头阻滞的作用，使庆大霉素的活性明显增强，但其毒性也相应增强，故联用时应注意。

8. 酸性较强的药物　如维生素C、烟酸、谷氨酸等。含苷类有效成分的中药及其制剂，如党参中的党参炔苷、党参苷Ⅳ等，当与酸性较强的西药如维生素C、烟酸、谷氨酸等联用时，后者能分解前者的有效成分苷，影响吸收，降低疗效。

9. 小檗碱　含蛋白质及其水解产物的中成药不宜与小檗碱同服，因其所含蛋白质等成分可拮抗小檗碱的抗菌作用，影响其抗痢疾杆菌的疗效。

第十一节　妊娠合并贫血

妊娠合并贫血是妊娠期较常见的并发症，属高危妊娠范畴。它是指由于妊娠期血容量增加，且血浆增加多于红细胞增加，血液呈稀释状态，又称"生理性贫血"。贫血很容易导致孕妇的不良妊娠，在分娩时不仅更易发生缺血性休克，抵抗力降低致感染细菌，还容易发生妊娠高血压症等，对新生儿的贫血的发生率还有一定的影响。妊娠合并贫血分为缺铁性贫血、巨幼细胞贫血、再生障碍性贫血三种。妊娠合并贫血的原因主要有两种，一方面约95%的孕妇是由于妊娠期对铁的需求量增加而患者在孕期的胃酸分泌量减少，对铁的吸收降低，得不到及时补充进而出现缺铁性贫血；另一方面与饮食有关，孕妇的脾胃功能降低，容易消化不良，或者呕吐严重，偏食对叶酸及维生素B$_{12}$的吸收不足，动物蛋白、豆类、绿色蔬菜等摄入量不足从而使患者机体贫血。妊娠合并贫血中医上属虚劳、血虚、血症等病症范畴。其主要是虚证，故以补虚为治疗原则，滋精血之源，补气养血。一般分为脾胃虚弱证、心脾两虚证及肝肾虚损证，分别以健脾益气和胃安胎、健脾养心补血安胎和滋补肝肾养血安胎为治法。

一、常用西药

（一）治疗妊娠合并缺铁性贫血药物

口服铁剂药，如硫酸亚铁、多糖铁复合物、富马酸亚铁、枸橼酸铁铵等；注射铁剂药，如右旋糖苷铁、山梨醇铁等。

（二）治疗妊娠合并巨幼红细胞性贫血药物

叶酸、维生素B_{12}等。

二、常用中成药

（一）生血宝颗粒

【药物组成】何首乌（制）、女贞子、桑葚、墨旱莲、白芍、黄芪、狗脊。

【功能主治】养肝肾，益气血。用于恶性肿瘤放、化疗所致的白细胞减少及神疲乏力、腰膝疲软、头晕耳鸣、心悸、气短、失眠、咽干、食欲缺乏等。

【用法用量】开水冲服，1次8克，每日2~3次。

【不良反应】不详。

【联用西药注意事项】

1. 本品含有黄芪，黄芪与西药相互作用见附表8。

2. 免疫抑制剂　如环孢素A。本品联合环孢素A治疗再生障碍性贫血可以有效升高血红蛋白，减少输血量，提高患者的生存率，改善患者的贫血症状。

3. 抗肿瘤药　如紫杉醇、吉西他滨、顺铂。本品与抗肿瘤药紫杉醇、吉西他滨、顺铂联用治疗小细胞肺癌、乳腺癌、胃癌、非小细胞肺癌、食管癌、非霍奇金淋巴瘤、大肠癌可以防治和缓解化疗所致的骨髓抑制和白细胞降低程度，有利于化疗的顺利进行。

4. 口服铁剂　如右旋糖苷铁。使用生血宝颗粒时联合右旋糖苷铁可以快速有效地对因治疗，补充机体中的铁，而且还可以促进铁剂的吸收，降低单纯使用铁剂时引起的胃肠道不良反应，起到协同作用，提高治疗效果。

5. 降糖药　如胰岛素、甲苯磺丁脲、格列本脲、瑞格列奈、阿卡波糖等。生血宝颗粒中的制何首乌能使糖异生，增加血糖的生成，加速蛋白质和脂肪的分解，使甘油乳酸等转化成葡萄糖，从而使血糖升高，如与降糖药联用会产生拮抗作用，降低治疗效果。

6. 强心苷类药物　如洋地黄毒苷、地高辛、毛花苷C、去乙酰毛花苷C等。何首乌具有肾上腺皮质激素作用，与强心苷类联用容易诱发强心苷中毒；黄芪能加强心肌细胞的能量代谢而使心脏的收缩功能加强，因此，不能与强心苷类药物联合应用；狗脊含有鞣质，与上述强心苷类药物联用会生成沉淀，影响药效。

7. 非甾体消炎药　如阿司匹林、水杨酸钠等。何首乌具有肾上腺皮质激素作用，与水杨酸类联用会加重胃肠道不良反应的程度，诱发或者加重胃溃疡。

8. 利尿药 如氢 氯噻嗪、呋塞米、螺内酯等。制何首乌使体内钾离子排泄增加，如与利尿药联用易引起低钾血症。

（二）当归补血丸（口服液）

【药物组成】当归、黄芪。

【功能主治】补养气血。用于身体虚弱，气血两亏。

【用法用量】丸剂：口服，1次9丸，1日2次；口服液：口服，1次10毫升，1日2次。

【不良反应】不详。

【联用西药注意事项】

1. 本品含有当归，当归与西药相互作用见附表5。

2. 本品含有黄芪，黄芪与西药相互作用见附表8。

（三）八珍丸（颗粒）

【药物组成】白芍、白术、川芎、当归、党参、茯苓、甘草、熟地黄。

【功能主治】补气益血。用于气血两亏，面色萎黄，食欲不振，四肢乏力，月经过多。

【用法用量】丸剂：口服，1次1丸，1日2次；颗粒剂：开水冲服，1次1袋，1日2次。

【不良反应】不详。

【联用西药注意事项】

1. 本品含有甘草，甘草与西药相互作用见附表1。

2. 本品含有当归，当归与西药相互作用见附表5。

3. 本品含有茯苓，茯苓与西药相互作用见附表9。

4. 本品含有川芎，川芎与西药相互作用见附表14。

5. 本品含有白术，白术与西药相互作用见附表19。

6. 酸性较强的药物 如维生素C、烟酸、谷氨酸、胃酶合剂、稀盐酸合剂等。本品含有皂苷类中药白芍，皂苷类成分在酸性环境与酶的作用下，极易水解失效。

7. 含有金属离子的盐类药物 如硫 酸亚铁、碱式碳酸铋等。本品含白芍，其主要成分为皂苷类成分，与含有金属离子的盐类药物联用后可形成沉淀，致使机体难以吸收而降低疗效。

第十二节　产后缺乳

产妇在哺乳时乳汁少或完全无乳，称为产后缺乳，又称乳汁不行。缺乳的程度和情况各不相同：有的开始哺乳时缺乏，以后稍多但仍不充足；有的全无乳汁，完全不能喂乳；有的正常哺乳，突然高热或七情过极后，乳汁骤少，不足以喂养婴儿。乳汁的分泌与乳母的精神、营养状况、情绪、休息和劳动都有关系。任何精神上的刺激如忧虑、烦恼、惊恐、悲伤，都会减少乳汁分泌。乳汁过少可能是由乳腺发育较差，产后出血过多或情绪欠佳等因素引起，或因乳汁不能畅流所致，感染、腹泻、便溏等也可使乳汁缺少。中医认为本病有虚实之分，临床需结合全身症状全面观察，以辨虚实，一般分为痰湿壅阻型、气血虚弱型、肝郁气滞型，其治疗时应注意虚者补而行之，实者疏而通之，调理气血，通络下乳。

一、常用西药

乳汁不畅可用催产素肌内注射，以促使乳汁流出，也可用吸奶器等方法催乳。

二、常用中成药

（一）乳泉颗粒

【药物组成】王不留行、当归、穿山甲（炙）、天花粉、漏芦、甘草（炙）。

【功能主治】养血通经，下乳。用于气滞血虚所致的产后乳汁过少，症见产后乳汁少或无、乳房柔软、神疲乏力、舌淡红、苔白、脉弦细。

【用法用量】口服，1次15克，1日2次。

【不良反应】不详。

【联用西药注意事项】

1. 本品含有甘草，甘草与西药相互作用见附表1。

2. 本品含有当归，当归与西药相互作用见附表5。

（二）下乳涌泉散

【药物组成】柴胡、当归、白芍、川芎、王不留行（炒）、穿山甲（烫）、通草、漏芦、麦芽、天花粉、白芷、桔梗、甘草。

【功能主治】舒肝养血，通乳。用于肝郁气滞所致的产后乳汁过少，症见产后乳汁不行、乳房胀硬作痛、胸闷胁胀、舌苔白或薄黄、脉弦细。

【用法用量】水煎服，1次1袋，水煎2次，煎液混合后分2次服用。

【不良反应】不详。

【联用西药注意事项】

1. 本品含有甘草，甘草与西药相互作用见附表1。

2. 本品含有当归，当归与西药相互作用见附表5。

3. 本品含有川芎，川芎与西药相互作用见附表14。

4. 本品含有桔梗，桔梗与西药相互作用见附表17。

5. 本品含有柴胡，柴胡与西药相互作用见附表20。

6. 本品含有白芷，白芷与西药相互作用见附表23。

（三）生乳灵

【药物组成】黄芪（炙）、党参、当归、地黄、玄参、麦冬、知母、穿山甲（砂烫、醋淬）。

【功能主治】滋补气血，通络下乳。用于气血两虚所致的产后乳汁过少，症见产后乳汁过少或全无、乳房柔软、无胀感、神疲乏力、面色白、头晕耳鸣、心悸气短、舌淡苔白、脉细弱。

【用法用量】口服，1次100毫升，1日2次。

【不良反应】不详。

【联用西药注意事项】

1. 本品含有当归，当归与西药相互作用见附表5。

2. 本品含有黄芪，黄芪与西药相互作用见附表8。

3. 维生素E　维生素E与生乳灵联合应用可以显著促进乳汁分泌，提前通乳时间，并防止乳汁聚积。

（四）通乳颗粒

【药物组成】黄芪、熟地黄、党参、当归、白芍（酒炒）、川芎、漏芦、瞿麦、通草、路路通、穿山甲（烫）、王不留行、天花粉、鹿角霜、柴胡。

【功能主治】益气养血，通络下乳。用于产后气血虚弱所致的乳少。症见产后乳少，或全无，乳汁清稀，乳房柔软，无胀满痛，面色无华或萎黄，神疲乏力，心悸气短，舌淡苔白，脉细弱。

【用法用量】口服，1次30克或1次10克（无蔗糖），1日3次。

【不良反应】不详。

【联用西药注意事项】

1. 本品含有当归，当归与西药相互作用见附表5。

2. 本品含有黄芪，黄芪与西药相互作用见附表8。

3. 本品含有川芎，川芎与西药相互作用见附表14。

4. 本品含有柴胡，柴胡与西药相互作用见附表20。

第十三节　晚期产后出血

晚期产后出血指分娩24小时后，在产褥期内发生的子宫大量出血。产后1～2周发病最常见，亦有迟至产后6周发病。临床表现为持续或间断阴道流血，有时是突然阴道大量流血，可引起失血性休克，多伴有寒战、低热。晚期产后出血发病率的高低与产前保健及产科质量水平密切相关。近年来随着剖宫产率的升高，晚期产后出血的发生率有上升趋势。产后出血的发病原因依次为子宫收缩乏力、软产道裂伤、胎盘因素及凝血功能障碍。四大原因可以合并存在，也可以互为因果，治疗以止血、防治休克、防治感染为原则。晚期产后出血在中医属于"产后恶露不绝""产后血崩"的范畴。本病无论属虚属实，终为冲任不固，气血运行失常所致。故当固冲止血，调理气血。遵循虚者补之、热者清之、瘀者攻之的原则，辨证施治。

一、常用西药

（一）止血药

缩宫素、卡前列素氨丁三醇、米索前列醇、纤维蛋白原、凝血酶原复合物等。

（二）防治休克药

晶体溶液，如生理盐水、乳酸林格液；胶体溶液，如白蛋白和人工胶体液等。

（三）防治感染药

广谱抗生素。

二、常用中成药

（一）补中益气丸（合剂、颗粒、口服液）

见第本章第一节"补中益气丸（合剂、颗粒、口服液）"。

（二）归脾丸（合剂）

【药物组成】党参、白术、黄芪、茯苓、远志、酸枣仁、龙眼肉、当归、木香、大枣、甘草。

【功能主治】益气健脾，养血安神。用于心脾两虚，气短心悸，失眠多梦，头昏头晕，肢倦乏力，食欲不振，崩漏便血，舌淡苔白，脉细弱。

【用法用量】丸剂：用温开水或生姜汤送服，水蜜丸1次6克，小蜜丸1次9克，大蜜丸1次1丸，1日3次；合剂：口服，1次10～20毫升，1日3次，用时摇匀。

【不良反应】不详。

【联用西药注意事项】

1. 本品含有甘草，甘草与西药相互作用见附表1。

2. 本品含有当归，当归与西药相互作用见附表5。

3. 本品含有黄芪，黄芪与西药相互作用见附表8。

4. 本品含有茯苓，茯苓与西药相互作用见附表9。

5. 本品含有白术，白术与西药相互作用见附表19。

6. 酸性较强的西药　如维生素C、烟酸、谷氨酸、胃酶合剂、稀盐酸合剂等。本品含有远志，酸性较强的西药能使远志的有效成分苷类分解，使得疗效降低或失效。

7. 氯米芬　归脾丸联用氯米芬治疗排卵功能障碍性不孕症，可促进卵泡发育成熟并排卵，提高孕卵的着床能力，同时减轻西药的副作用。

8. 金属盐类（如钡盐、铜盐等）、酶制剂　远志含苷类成分，遇酶制剂可发生水解反应，降低疗效；遇金属盐类会发生化学反应生成沉淀影响吸收，降低疗效。

（三）加味生化颗粒

【药物组成】当归、益母草、川芎、桃仁、赤芍、阿胶、炮姜、艾叶、荆芥、甘草（炙）。

【功能主治】活血化瘀，温经止痛。用于瘀血不尽、冲任不固所致的产后恶露不绝，症见恶露不止，色紫暗或有血块，小腹冷痛，舌紫暗或有瘀点，脉涩。

【用法用量】开水冲服，1次15克，1日3次。

【不良反应】不详。

【联用西药注意事项】

1. 本品含有甘草，甘草与西药相互作用见附表1。

2. 本品含有当归，当归与西药相互作用见附表5。

3. 本品含有川芎，川芎与西药相互作用见附表14。

4. 米非司酮、米索前列醇　联用米非司酮用于终止早孕可行性良好，可缩短孕囊排出时间及阴道出血时间，可促进宫内残留的变性坏死的绒毛和蜕膜排出，起到药物清宫作用，提高了完全流产率，可缩短阴道持续出血时间。米索前列醇与加味生化颗粒联合应用治疗产后出血，避免了大剂量应用米索前列醇，减轻了米索前列醇的毒副作用，与以往单纯应用催产素的治疗相比，不仅有效减少产后出血量，缩短了第三产程时间，而且明显降低产后出血的发生率。

（四）新生化颗粒

【药物组成】当归、川芎、桃仁、红花、益母草、干姜（炭）、甘草（炙）。

【功能主治】活血祛瘀。用于寒凝血瘀所致产后恶露不下，症见小腹冷痛、有块拒按、形寒肢冷、舌质暗、苔白滑、脉沉紧或弦涩。

【用法用量】热水冲服，1次2袋，1日2~3次。

【不良反应】不详。

【联用西药注意事项】

1. 本品含有甘草，甘草与西药相互作用见附表1。

2. 本品含有当归，当归与西药相互作用见附表5。

3. 本品含有川芎，川芎与西药相互作用见附表14。

4. 缩宫素、米索前列醇、去氧孕烯炔雌醇、硝呋太尔、屈螺酮炔雌醇等　新生化颗粒联合缩宫素，或米索前列醇，或去氧孕烯炔雌醇，或硝呋太尔肌内注射可以减少药物流产后出血天数和出血量。新生化颗粒联合屈螺酮炔雌醇片可有效缩短阴道出血、腹痛时间及阴道出血量，降低并发症发生率，改善患者预后。

（五）产复康颗粒

【药物组成】人参、黄芪、白术、益母草、当归、桃仁、蒲黄、黑木耳、何首乌、熟地黄、香附（醋）、昆布。

【功能主治】补气养血，去瘀生新。用于气虚血瘀所致的产后恶露不绝，症见产后出血过多，淋漓不断，神疲乏力，腰腿酸软，舌淡，脉细弱。

【用法用量】开水冲服，1次20克或5克（无蔗糖）。

【不良反应】有文献报道，服用本品可致严重腹泻。

【联用西药注意事项】

1. 本品含有当归，当归与西药相互作用见附表5。

2. 本品含有黄芪，黄芪与西药相互作用见附表8。

3. 本品含有人参，人参与西药相互作用见附表12。

4. 本品含有白术，白术与西药相互作用见附表19。

5. 阿司匹林　产复康颗粒与阿司匹林联用对痛经有较好疗效。

6. 米非司酮、米索前列醇　早孕用 药物流产时，配合产复康颗粒口服可增加完全流产率，缩短孕囊排出时间和阴道出血时间。

（六）宫血宁胶囊

见第本章第一节"宫血宁胶囊"。

第十四节　产褥中暑

产褥中暑是指产褥期在高温、高湿、通风不良的环境中，体内余热不能及时散发，引起中枢性体温调节功能障碍的急性热病，表现为高热，水、电解质紊乱，循环衰竭和神经系统功能损害。本病起病急骤，发展迅速，处理不当会遗留严重的后遗症，甚至死亡。中医称之为产后中暑，治则为清暑益气，养阴生津。

一、常用西药

（一）降温用药

高热昏迷抽搐者用氯丙嗪解热。

（二）纠正电解质和酸碱失衡用药

补充钾、钠盐等药物。

（三）抢救脏器衰竭用药

心力衰竭可选用毛花苷C；脑水肿可选用甘露醇脱水；呼吸衰竭可选用尼可刹米和洛贝林等。

二、常用中成药

（一）藿香正气水（胶囊、冲剂、颗粒、丸、片）

【药物组成】苍术、陈皮、厚朴（姜制）、白芷、茯苓、大腹皮、生半夏、甘草浸膏、广藿香油、紫苏叶油。

【功能主治】解表化湿，理气和中。用于外感风寒、内伤湿滞或夏伤暑湿所致的感冒，症见头痛昏重、胸膈痞闷、脘腹胀痛、呕吐泄泻；胃肠型感冒见上述证候者。

【用法用量】水剂：口服，1次5～10毫升（半支至1支），1日2次，用时摇匀；胶囊剂：口服，1次2～4粒，1日2次；冲剂：开水冲服，1次10克，1日2次；颗粒剂：温开水冲服，1次1袋，1日2次；片剂：口服，1次4～8片，1日2次。

【不良反应】曾有报道，对2010年以前的藿香正气水的不良反应进行综述，主要不良反应有：过敏性哮喘、酒精貌样过敏、过敏性皮疹、中毒反应。对2012年之前藿香正气水的不良反应进行综述：全身性损害（28.28%）、神经系统损害（23.91%）、皮肤及其附件损害（17.84%）和循环系统损害（17.51%）占比较高；过敏性休克占比较高（15例，14.85%）。刘绍俊等对2008年4月～2012年4月收治的80例经藿香正气水治疗而产生不良反应（不良事件）的患者的临床资料进行回顾性分析。结果显示藿香正气水致不良反应（不良事件）在少年儿童患者中的发生率为53.8，不良反应中发生过敏性休克20例（25.0%），其产生的损害主要为全身性损害（28.75%）、神经系统损害（23.75%）、皮肤及其附件损害（15.00%）、循环系统损害（17.50%）。

除此之外，藿香正气水在制造工艺中采用酒精作为溶媒，其酒精含量为40%～50%，所以某些对酒精比较敏感的患者服用藿香正气水后有可能出现醉酒的表现。还有一些临床报道反映服用藿香正气水后会出现心动过速、机械性肠梗阻以及紫癜等情况，但发生的概率较低。

在1000例病例报告中涉及286例／次不良反应，主要的临床表现有抽搐（33例／

次）、颜面或全身潮红（23例／次）、瘙痒（17例／次）、昏迷（18例／次）、烦躁不安（16例／次）、过敏性休克（15例／次）、胸闷（15例／次）和双硫仑样反应（15例／次）。累及系统以全身性损害（28.32%）、神经系统损害（24.48%）、循环系统损害（18.53%）和皮肤及其附件损害（15.37%）多见。

另有报道还可致低血糖昏迷。

【联用西药注意事项】

1. 本品含有甘草，甘草与西药相互作用见附表1。

2. 本品含有茯苓，茯苓与西药相互作用见附表9。

3. 本品含有陈皮，陈皮与西药相互作用见附表11。

4. 本品含有白芷，白芷与西药相互作用见附表23。

5. 本品含有半夏，半夏与西药相互作用见附表26。

6. 降血糖药、胰岛素 本品为含乙醇的中药，不宜与降糖药联用，乙醇促进胰岛素分泌，增强降糖作用，使患者出现严重的低血糖和不可逆性神经系统病变；不宜与酶制剂联用，因乙醇可使蛋白质变性，引起酶制剂失效。

7. 中枢神经抑制药 本品为含乙醇类中药，不宜与苯巴比妥、苯妥英钠、氯丙嗪、奋乃静、水合氯醛等中枢神经抑制药同服。这些西药抑制乙醇代谢，使其分解缓慢，并与乙醇对中枢神经系统的抑制作用有叠加，产生恶心呕吐、头痛、颜面潮红等副作用。

8. 甲氧氯普胺片 藿香正气水与甲氧氯普胺片都具有止呕的功能，但两者的作用机制不同。甲氧氯普胺片通过加强胃和食管的蠕动和增强对食管内容物的廓清能力，以促进胃内容物的排空，促进幽门、十二指肠及上部空肠的松弛，形成胃体与上部肠道的功能协调而达到止呕的目的。而藿香正气水通过显著抑制胃肠平滑肌的活动而达到止呕的目的，将两者同时使用，可产生药理性拮抗作用，使甲氧氯普胺片的药效大幅降低或者导致两者药效均减弱。因此在服用藿香正气水时不宜服用甲氧氯普胺片。

9. 吩噻嗪类（氯丙嗪等）、呋喃类抗菌药（呋喃妥因、呋喃唑酮、呋喃西林等）等 因藿香正气水中含有乙醇，乙醇与氯丙嗪等吩噻嗪类药物联用时，可引起恶心、呕吐、头痛、颜面潮红等症状；乙醇与呋喃类抗菌药同服时，能加重后者对中枢神经的毒性。

（二）十滴水

【药物组成】樟脑、干姜、大黄、小茴香、肉桂、辣椒、桉油。

【功能主治】健胃，祛风。用于因伤暑引起的头晕、恶心、腹痛、胃肠不适。

【用法用量】口服，1次2～5毫升。

【不良反应】不详。

【联用西药注意事项】本品含有大黄，大黄与西药相互作用见附表2。

（三）清暑益气丸

【药物组成】人参、黄芪（蜜炙）、白术（麸炒）、苍术（米泔炙）、麦冬、泽泻、五味子（醋炙）、当归、黄柏、葛根、青皮（醋炙）、陈皮、六神曲（麸炒）、升麻、甘草。

【功能主治】祛暑利湿，补气生津。用于中暑受热、气津两伤，症见头晕身热、四肢倦怠、自汗心烦、咽干口渴。

【用法用量】姜汤或温开水送服，1次1丸，1日2次。

【不良反应】不详。

【联用西药注意事项】

1. 本品含有甘草，甘草与西药相互作用见附表1。

2. 本品含有当归，当归与西药相互作用见附表5。

3. 本品含有黄芪，黄芪与西药相互作用见附表8。

4. 本品含有葛根，葛根与西药相互作用见附表10。

5. 本品含有陈皮，陈皮与西药相互作用见附表11。

6. 本品含有人参，人参与西药相互作用见附表12。

7. 本品含有五味子，五味子与西药相互作用见附表13。

8. 本品含有黄柏，黄柏与西药相互作用见附表15。

9. 本品含有白术，白术与西药相互作用见附表19。

10. 本品含有泽泻，泽泻与西药相互作用见附表24。

11. 抗生素　神曲含有消化酶，与抗生素同服时，抗生素会降低酶的活性，致使该类中药的消化功能减弱，同时抗生素的抗菌作用也减弱。

12. 磺胺类西药　如磺胺嘧啶、磺胺甲噁唑、柳氮磺吡啶、磺胺米隆、磺胺二甲嘧啶、磺胺素嘧啶、磺胺异噁唑、琥珀磺胺噻唑、酞磺胺噻唑等。青皮等含有有机酸，磺胺类药物在体内部分转化成乙酰化合物，乙酰化合物在酸性条件下溶解度较低，容易在肾小管内酸性尿中析出结晶，造成肾及尿路损害而产生血尿、结晶尿，从而引起尿痛，尿闭，肾功能衰竭。因此，含有青皮及其制剂的药物不宜与磺胺类药物联用。

（四）六一散

【药物组成】滑石、甘草。

【功能主治】清暑利湿。用于暑湿，症见心烦身倦、口渴泄泻、小便黄少或小便淋涩不畅。外用治疗湿疹及痱子刺痒症状。

【用法用量】调服或包煎服，1次6～9克，1日1～2次。外用时，扑撒患处。

【不良反应】不详。

【联用西药注意事项】

1. 本品含有甘草，甘草与西药相互作用见附表1。

2. 强心苷类药 钙离子对心脏的作用与洋地黄相似，能加强心肌收缩力，增强强心苷的作用，使洋地黄的毒性增强，并可引起心律失常和传导阻滞。所以含石膏成分的中成药不宜与强心苷类药物联用。

3. 四环素类和喹诺酮类药物 石膏的主要成分是含水硫酸钙（$CaSO_4 \cdot 2H_2O$）。四环素类抗生素都是氢化并四苯的衍生物，其分子中含酰胺基和多个酚羟基，能与钙离子、镁离子、亚铁离子等金属离子形成溶解度小、不易被吸收的螯合物，相互降低吸收率，降低疗效。喹诺酮类抗菌药物可螯合二价和三价阳离子，不能与含钙离子、镁离子的药物同服，否则如钙离子与喹诺酮类抗菌药物联用可形成喹诺酮-钙络合物。

另外，甘草及其制剂可降低四环素的吸收率。甘草中含糖皮质激素，大剂量联用可降低四环素的吸收率，长期联用还可引起二重感染。甘草与喹诺酮类药物如诺氟沙星联用可使胃内pH值升高，吸收减少，降低疗效。

4. 异烟肼 滑石含有含水硅酸镁，以及钾、钠、钙、铁、铝等元素，其中钙离子易与异烟肼结构中的肼功能团产生螯合反应，使异烟肼生物效应降低，所以联用时应注意。

5. 左旋多巴胺 滑石含有含水硅酸镁，以及钾、钠、钙、铁、铝等元素，左旋多巴胺中的游离酚羟基遇到金属离子会产生络合反应，生成络合物，影响药物的吸收。

6. 氨基糖苷类抗生素 如庆大霉素。滑石含有含水硅酸镁，以及钾、钠、钙、铁、铝等元素，氨基糖苷类抗生素与血浆蛋白的结合很少，但能与钙离子结合，起到促进神经肌肉接头阻滞的作用，使庆大霉素的活性明显增强，但其毒性也相应增强，故联用时应注意。

第十五节 不孕症

不孕症指女性无避孕性生活至少12个月而未孕，男性称为不育症，分为原发不孕和继发不孕两大类。既往从未有过妊娠史，无避孕而从未妊娠者，称为原发不孕；既往有过妊娠史，而后无避孕连续12个月未孕者，称为继发不孕。首要的病因诊断依次是：排卵障碍、精液异常、输卵管异常、不明原因的不孕、子宫内膜异位症，其他如免疫学不孕、宫颈狭窄。中医认为肾虚、肝气郁结、瘀滞胞宫、痰湿内阻均可导致不孕。治疗要予以温养肾气，填精益血，调理冲任、胞宫气血，使经调病除，则胎孕可成。

一、常用西药

氯米芬、绒促性素、尿促性素。

二、常用中成药

（一）河车大造胶囊（丸）

【药物组成】熟地黄、龟甲（醋）、紫河车、天冬、麦冬、杜仲（盐）、牛膝（盐炒）、黄柏（盐）。

【功能主治】滋阴清热，补肾益肺。用于肺肾两亏，症见虚劳咳嗽、骨蒸潮热、盗汗遗精、腰膝酸软、舌红少苔、脉细数。

【用法用量】胶囊剂：口服，1次3粒，1日3次；丸剂：口服，水蜜丸1次6克，1日2次。小蜜丸1次9克，1日2次。大蜜丸1次9克，1日2次。

【不良反应】不详。

【联用西药注意事项】

1. 本品含有黄柏，黄柏与西药相互作用见附表15。

2. 阿霉素、5-氟尿嘧啶、长春新碱、顺铂、环磷酰胺等　河车大造胶囊对不同类型化疗药，如阿霉素、5-氟尿嘧啶、长春新碱、顺铂、环磷酰胺，有增效减毒作用。

（二）乌鸡白凤丸（片、口服液）

【药物组成】乌鸡（去毛爪肠）、人参、黄芪、山药、熟地黄、当归、白芍、丹参、鹿角霜、鹿角胶、鳖甲（制）、地黄、天冬、香附（醋炙）、银柴胡、芡实（炒）、桑螵蛸、牡蛎（煅）、甘草。

【功能主治】补气养血，调经止带。用于气血两虚，症见身体瘦弱、腰膝酸软、月经不调、崩漏带下。

【用法用量】丸剂：口服，水蜜丸1次6克，1日2次。小蜜丸1次9克，1日2次。大蜜丸1次9克，1日2次；片剂：口服，1次2片，1日2次；口服液：口服，1次1支，1日2次。

【不良反应】文献报道本品可引起过敏反应。

【联用西药注意事项】

1. 本品含有甘草，甘草与西药相互作用见附表1。

2. 本品含有丹参，丹参与西药相互作用见附表4。

3. 本品含有当归，当归与西药相互作用见附表5。

4. 本品含有黄芪，黄芪与西药相互作用见附表8。

5. 本品含有人参，人参与西药相互作用见附表12。

6. 达英-35　乌鸡白凤丸与达英-35配合应用对改善内分泌有协同作用，可提高性腺轴对氯米芬的敏感性，提高妊娠率。

7. 马洛替酯　乌鸡白凤丸与马洛替酯联合治疗肝炎后肝硬化出现的低白蛋白血症优于单用西药。

（三）调经促孕丸

【药物组成】鹿茸（去毛）、淫羊藿（炙）、仙茅、续断、桑寄生、菟丝子、枸杞子、覆盆子、山药、莲子（去心）、茯苓、黄芪、白芍、酸枣仁（炒）、丹参、赤芍、鸡血藤、钩藤。

【功能主治】温肾健脾，活血调经。用于脾肾阳虚、瘀血阻滞所致的月经不调、闭经、痛经、不孕，症见月经错后、经水量少并有血块、行经小腹冷痛、经水日久不行、久不受孕、腰膝冷痛、舌淡苔白、脉沉弱。

【用法用量】口服，1次1袋，1日2次。自月经周期第5天起连服20天；无周期者每月连服20天，连服3个月，或遵医嘱。

【不良反应】不详。

【联用西药注意事项】

1. 本品含有丹参，丹参与西药相互作用见附表4。

2. 本品含有黄芪，黄芪与西药相互作用见附表8。

3. 本品含有茯苓，茯苓与西药相互作用见附表9。

4. 氯米芬　调经促孕丸加氯米芬治疗常规氯米芬不敏感的多囊卵巢综合征的不孕，联用组妊娠率明显高于单用西药组，但两组的排卵率、自然流产率比较时无显著性差异。联用组的黄体功能不足现象及未破裂卵泡现象发生率明显低于单用西药组。调经促孕丸配伍氯米芬治疗不孕症可明显提高妊娠率。

（四）安坤赞育丸

【药物组成】鹿茸、鹿尾、鹿角胶、阿胶、紫河车、龟甲、鳖甲（醋）、山茱萸（酒制）、菟丝子、肉苁蓉（酒制）、锁阳、牛膝、枸杞子、续断、杜仲（盐制）、桑寄生、补骨脂（盐制）、熟地黄、当归、白芍、川芎、人参、白术（麸炒）、甘草、黄芪、泽泻、酸枣仁（炒）、龙眼肉、远志（制）、琥珀、红花、西红花、鸡血藤、川牛膝、北沙参、没药（醋制）、香附（醋制）、延胡索（醋制）、柴胡、木香、沉香、天冬、黄芩、陈皮、乌药、藁本、紫苏叶、肉豆蔻（煨）、橘红、地黄、北沙参、砂仁、茯苓、黄柏、秦艽、艾叶（炭）、白薇、鹿尾、鸡冠花、赤石脂（煅）、丝绵（炭）、血余炭、青蒿、丹参。

【功能主治】益气养血，调补肝肾。用于气血两虚、肝肾不足所致的月经不调、崩漏、带下病，症见月经量少或淋漓不净、月经错后、神疲乏力、腰腿酸软、白带量多、舌质淡、脉沉弱。

【用法用量】口服，1次9克，1日2次。

【不良反应】不详。

【联用西药注意事项】

1. 本品含有甘草，甘草与西药相互作用见附表1。

2. 本品含有丹参，丹参与西药相互作用见附表4。

3. 本品含有当归，当归与西药相互作用见附表5。

4. 本品含有黄芩，黄芩与西药相互作用见附表7。

5. 本品含有黄芪，黄芪与西药相互作用见附表8。

6. 本品含有茯苓，茯苓与西药相互作用见附表9。

7. 本品含有陈皮，陈皮与西药相互作用见附表11。

8. 本品含有人参，人参与西药相互作用见附表12。

9. 本品含有川芎，川芎与西药相互作用见附表14。

10. 本品含有黄柏，黄柏与西药相互作用见附表15。

11. 本品含有延胡索，延胡索与西药相互作用见附表16。

12. 本品含有白术，白术与西药相互作用见附表19。

13. 本品含有柴胡，柴胡与西药相互作用见附表20。

14. 本品含有泽泻，泽泻与西药相互作用见附表24。

15. 本品含有山茱萸，山茱萸与西药相互作用见附表28。

（五）艾附暖宫丸

见本章第二节"艾附暖宫丸"。

（六）少腹逐瘀丸（颗粒）

见本章第三节"少腹逐瘀丸（颗粒）"。

第十六节　子宫肌瘤

子宫肌瘤是女性生殖器官中最常见的一种良性肿瘤，也是人体中最常见的肿瘤之一，又称为纤维肌瘤、子宫纤维瘤。由于子宫肌瘤主要是由子宫平滑肌细胞增生而成，其中有少量纤维结缔组织作为一种支持组织而存在，故称为子宫平滑肌瘤较为确切，简称子宫肌瘤。有关子宫肌瘤的病因迄今仍不十分清楚，可能涉及正常肌层的细胞突变、性激素及局部生长因子间的较为复杂的相互作用，大量临床观察和实验结果表明子宫肌瘤是一种激素依赖性肿瘤，常见于30～50岁妇女，20岁以下少见。中医认为子宫肌瘤分为寒湿凝滞、气滞血瘀、瘀热互结和气虚血瘀四种，临床治疗可在活血化瘀的基础上，分别给予温经散寒、疏肝理气、清热凉血化瘀和益气活血。

一、常用西药

促性腺激素（如促性腺激素释放激素激动剂有亮丙瑞林、戈舍瑞林、曲普瑞林等）、米非司酮、达那唑、他莫昔芬（即三苯氧胺）、雄激素类药物（甲睾酮和丙酸睾酮）。

二、常用中成药

（一）桂枝茯苓胶囊

见本章第八节"桂枝茯苓胶囊"。

（二）宫瘤清胶囊

【药物组成】熟大黄、土鳖虫、水蛭、桃仁、蒲黄、黄芩、枳实、牡蛎、地黄、白芍、甘草。

【功能主治】活血逐瘀，消症破积。用于瘀血内停所致的妇女症瘕。症见小腹胀痛、经色紫暗有血块、经行不爽、舌紫暗或有瘀斑或瘀点、脉沉弦；子宫肌瘤见上述证候者。

【用法用量】口服，1次3粒，1日3次，或遵医嘱。

【不良反应】不详。

【联用西药注意事项】

1. 本品含有甘草，甘草与西药相互作用见附表1。

2. 本品含有大黄，大黄与西药相互作用见附表2。

3. 本品含有黄芩，黄芩与西药相互作用见附表7。

4. 米非司酮　宫瘤清胶囊联合米非司酮治疗子宫肌瘤的有效性和安全性的Meta分析表明，治疗3个月后，联合用药组（宫瘤清联合米非司酮组）与对照组（单用米非司酮组）在子宫肌瘤体积减小情况、治疗有效率、复发率及不良反应（恶心及潮热多汗）方面的差异有统计学意义（P<0.05），而在性激素（尿促卵泡激素、黄体生成素、雌激素、黄体酮）水平变化方面，联合用药组与对照组比较的差异无统计学意义。

（三）宫瘤宁胶囊

【药物组成】海藻、三棱、蛇莓、石见穿、半枝莲、拳参、党参、山药、谷芽、甘草。

【功能主治】软坚散结，活血化瘀，扶正固本。用于子宫肌瘤（肌壁间、浆膜下）气滞血瘀证，症见经期延长、经量过多、经色紫暗有血块、小腹或乳房胀痛等。

【用法用量】口服，1次6粒，1日3次。3个月经周期为1个疗程。

【不良反应】不详。

【联用西药注意事项】

1. 本品含有甘草，甘草与西药相互作用见附表1。

2. 米非司酮　米非司酮与宫瘤宁胶囊联合治疗围绝经期子宫肌瘤，联用组和单用西药组患者的子宫大小及肌瘤体积均明显缩小，联用组疗效优于单用西药组。两组治疗后血清性激素水平均明显降低，两组比较，差异无统计学意义（P>0.05）。另有研究表明，米非司酮序贯宫瘤宁胶囊治疗子宫肌瘤是目前中西医结合治疗子宫肌瘤的一种优良方法，两组服用米非司酮期间均出现闭经，血红蛋白上升，瘤体平均体积均缩小，但序贯用药组远期复发率较单用西药组明显降低，两组间差异有显著性（P<0.05）。

第十七节　宫内节育器出血

宫内节育器（intrauterine device，IUD）是我国计划生育节育措施的主要方法，其特点是相对经济、简单、安全、有效，可复性好。宫内节育器出血是指育龄妇女在体内放置宫内节育器后发生的以月经过多、经期延长、非经期阴道流血等子宫异常出血为主要特征的疾病。其病因主要有三种：①子宫内膜由于IUD的压迫发生局部坏死或溃疡；②子宫前列腺素合成异常导致子宫对其敏感性增强；③局部纤维蛋白溶解活性增强引起循环不良。中医认为此病属"经期延长""月经过多"等范畴，治疗主要以化瘀止血为原则。病症类型可以分为气虚血瘀证、肝郁血瘀证及阴虚血瘀证，分别以益气化瘀止血、理气化瘀止血和滋阴化瘀止血为疗法。

一、常用西药

1. 止血药物　酚磺乙胺、卡巴克络等。
2. 抗氧化剂　维生素E、维生素C等。
3. 抗纤溶制剂　6-氨基己酸、氨甲环酸、氨甲苯酸等。
4. 抗前列腺素制剂　吲哚美辛、氟芬那酸等。

二、常用中成药

（一）宫血宁胶囊

见本章第一节"宫血宁胶囊"。

（二）归脾丸（合剂）

见本章第十一节"归脾丸（合剂）"。

（三）裸花紫珠片

【药物组成】裸花紫珠浸膏。

【功能主治】清热解毒，收敛止血。用于血热毒盛，症见鼻衄、咯血、吐血、崩漏下血；呼吸道出血、消化道出血、子宫功能性出血、人流后出血见上述证候者。

【用法用量】口服，1次3~5片，1日3~4次。

【不良反应】文献报道，1例患者服用本品后出现过敏反应。

【联用西药注意事项】

1. 阿达帕林凝胶 裸花紫珠片与阿达帕林凝胶联合治疗寻常痤疮比单用阿达帕林凝胶有更好的疗效和安全性。阿达帕林为第三代维A酸类药物，单用时能阻止寻常痤疮的发生，并能改善痤疮丘疹、脓包等炎性皮损症状，但是局部外用会出现刺激症状，包括局部皮肤发红、灼热感、刺痛、瘙痒、干燥、脱屑等，影响患者的依从性。此外，由于阿达帕林凝胶无抑菌作用，停药后痤疮可能复发。研究表明，裸花紫珠片能杀死痤疮丙酸杆菌、白色葡萄球菌等多种细菌，联合阿达帕林凝胶治疗痤疮可以阻断痤疮发病的各个环节，减轻阿达帕林凝胶的不良反应，比单用阿达帕林凝胶有更好的疗效和安全性。

2. 止血药 裸花紫珠片作为中药止血药，辅助常规西药止血药治疗肺结核咯血能减少出血量，缩短疗程，减轻病症，疗效安全可靠。裸花紫珠片所含的黄酮类、缩合鞣质是止血成分。临床研究表明，裸花紫珠片作为咯血的辅助用药，其止血效果明显优于单纯使用西药，可明显缩短出血和凝血时间，止血效果明显。裸花紫珠片还有消炎、祛瘀、止痛的功效，对结核病引起的一系列症状也有明显的改善作用。

3. 治疗淋巴功能不全药物 如地奥司明片。裸花紫珠片具有清热解毒、止血、凉血、收敛的功效，用于治疗痔疮有良好止血功能，有抗感染及促进伤口愈合的疗效，和具有增强静脉张力、促进淋巴回流、改善微循环的地奥司明联合应用时，两种药物在减轻水肿、疼痛及出血症状上发挥协同作用。

4. 终止妊娠药物 如米非司酮。米非司酮属于抗孕激素药物，有终止早孕、抗着床等作用，但它作用的缺点是易出血且时间较长，容易引起贫血病诱发感染，而裸花紫珠可以抗菌止血、收敛、消炎解毒，而且还能收缩毛细血管，缩短出血时间，加速凝血，减轻药物对人体组织的毒副作用。

5. 抗病毒药物 如阿昔洛韦。抗病毒药物阿昔洛韦可以阻断病毒DNA的合成，抑制病毒复制。裸花紫珠片具有消炎、镇痛、解毒、收敛等功效，并且能降低毛细血管通透性，收缩血管，抑制多种细菌生长，抑制炎症，加快创面愈合。两药联合应用可以起协同效果，加快病情好转并缩短病程。

6. 抗菌药物 如万古霉素。裸花紫珠片药理活性广泛，具有抗菌、收敛止血、增强免疫的作用，在联合万古霉素治疗耐甲氧西林金黄色葡萄球菌感染的肺炎中，能增强其抗菌活性，减少炎性渗出，增强患者免疫力而起到协同作用。

7. 酶类药物 如淀粉酶、胃蛋白酶等。裸花紫珠片含有鞣质，可与具有酰胺键或者肽键结构的蛋白质结合，使蛋白质沉淀出来。淀粉酶、胃蛋白酶等酶类药物均属于蛋白制剂，联合应用裸花紫珠片时，会生成沉淀，降低疗效。

8. 硫酸亚铁等重金属制剂、生物碱类西药、强心苷、氨基比林、维生素C、蛋白质等 裸花紫珠片含有鞣质成分，而鞣质化学结构中含有酚羟基，可以和一些金属离子结合生成沉淀，与上述其余药物同服，在胃内会形成难溶性化合物，影响药物的吸收，降低药物作用效果。

9. 含钙离子西药 如硫 酸钙、碳酸钙、葡萄糖酸钙等。裸花紫珠片中含有黄酮成分，与含钙离子西药配伍应用，会发生化学变化，生成沉淀，影响药物的作用。

10. 强心苷类 如洋地黄毒苷、地高辛、毛花苷C、去乙酰毛花苷C等。裸花紫珠片含有鞣质，与上述强心苷类药联用可生成沉淀，影响药效。

附表　部分中药与西药相互作用

附表1：甘草与西药相互作用

1. 利尿药　如呋塞米、依他尼酸钠、氢氯噻嗪。甘草与依他尼酸钠、氢氯噻嗪等排钾利尿药联用，二者均可使血清钾离子浓度降低，引起低钾血症，增强毒副作用。

甘草组成的中成药不宜与呋塞米和噻嗪类利尿药配伍，因为甘草的主要成分为甘草酸和甘草次酸，具有肾上腺皮质激素样作用，可引起水钠潴留，使尿钾排泄增多。如若共用，可产生利尿作用拮抗而影响疗效以及易引起低钾血症。有报道称两者联用可发生严重的瘫痪症。日本规定，在汉方制剂中甘草或甘草浸膏1日最大配伍量在5克以下，甘草酸为200毫克以下。

2. 降压药　如肼苯达嗪、硝苯地平、复方降压片、普萘洛尔。有资料表明甘草及其制剂与一般降压药如肼苯达嗪、硝苯地平、复方降压片、普萘洛尔等联用，可引起药理拮抗，使降压疗效降低，血压升高。长期应用甘草，由于甘草具有水钠潴留作用而引起高血压，因而与降压药联用可发生药理性拮抗作用，甚至降压失败或出现高血压。另有资料表明甘草中所含的甘草次酸易与多元环碱性较强的硝苯地平产生沉淀，使体内吸收减少而降低生物利用度，影响药效。因此甘草及其制剂不宜与降压类西药同服。

3. 保泰松　甘草及其制剂不宜与保泰松联用，因甘草具有去氧皮质酮样作用，能引起水肿、血压增高等，保泰松能直接作用于肾小管，大量或长期与保泰松联用，会加重促进肾小管对氯化钠及水的重吸收，引起水肿和高血压等副作用。二者如果联用，可使上述副作用加重。

4. 生物碱类西药　如奎宁、阿托品、麻黄碱。甘草及其制剂含甘草酸，与多元环碱性较强的生物碱类西药如奎宁、阿托品、麻黄碱等联用，会产生沉淀而影响人体对药物的吸收，使疗效降低。因此，甘草及其制剂不宜与生物碱类西药联用。

5. 含金属离子的药物　如碳酸氢钠片、多糖铁、硫酸亚铁、碱式碳酸铋等。甘草含有机酸类成分，而有机酸类成分可与含钙、镁、铝等金属离子的西药氢氧化钙、碳酸钙、氧化钙、枸橼酸镁、氢氧化铝等发生中和反应，生成相应的盐，不利于吸收。甘草含有黄酮类成分，易与金属离子形成络合物，影响药物的吸收。

6. 糖皮质激素　甘草中成分甘草酸能降低泼尼松龙的清除率、增加药时曲线下面积（area under the curve，AUC）/TC、提高泼尼松龙的血药浓度，11β-羟类固醇脱氢酶将内源性的可的松转化为氢化可的松，导致水肿、高血压、低血钾。

甘草与氢化可的松联用在抗炎、抗变态反应方面有协同作用。甘草酸与甘草次酸具有类似肾上腺皮质激素的作用。与糖皮质激素联用可使抗炎及抗过敏作用增强，但也可使各种不良反应增强，如水肿、高血压、低血钾、高血糖等。因此，甘草制剂与之联用时要慎重。

7. 抗肿瘤药　如环磷酰胺、长春新碱、喜树碱。甘草中的甘草酸不仅能增强环磷酰胺、长春新碱及喜树碱的抗癌活性，还可以对抗其对骨髓造血系统的抑制作用、腹泻、白细胞下降，降低抗肿瘤药的毒副作用。

8. 巴比妥类、三环类抗抑郁药　中药甘草是肝药酶诱导剂，可使小鼠肝匀浆CYP酶含量明显提高，因此，在临床上当甘草及其制剂与部分西药（巴比妥类、苯妥英钠、安替比林、甲苯磺丁脲、苯乙双胍、胰岛素、双香豆素、华法林等）联用时，有可能使后者代谢加速、半衰期缩短、药效减弱。亦可能使联用的三环类抗抑郁药（丙米嗪、地昔帕明、阿米替林、多塞平）代谢产物增多，可增强其不良反应。

9. 降血糖药　如口服降血糖药、胰岛素等。甘草主要成分为甘草酸，水解后生成甘草次酸，具有糖皮质激素样作用，有水钠潴留和排钾效应，还能促进糖原异生，加速蛋白质和脂肪的分解，使甘油、乳酸及各种成糖氨基酸转化成葡萄糖，使血糖升高，与降血糖药联用可使这类药物的降血糖作用减弱，不利于糖尿病的治疗。

10. 非甾体抗炎药　甘草制剂具有类激素样作用，与水杨酸类联用可增强对消化道的刺激，甚至引起严重不良反应。

11. 磺胺类药物　大剂量的甘草酸制剂可使尿液呈弱酸性，容易使磺胺类药物在泌尿道中形成结晶析出，从而增强磺胺类药对肾脏的损害。因此两者联用时应注意。

12. 氨茶碱　甘草酸有类似皮质激素样作用，与氨茶碱联用可镇咳祛痰、平喘，增强利尿效应，但对心脏有兴奋作用，可使心悸、心律失常、激动不安等副作用加强。

13. 异烟肼、两性霉素B　甘草及其制剂不宜与异烟肼、两性霉素B长期配伍，以避免药物毒副作用增大。

14. 强心苷　甘草能促进钾排泄，使血钾浓度降低，因而可增强机体对强心苷的敏感性，易诱发强心苷中毒。

15. 抗生素　甘草可以降低链霉素对人体的毒副作用，即降低对第8对脑神经及肝脏的损害，但不影响它的抗菌作用。甘草具糖皮质激素样作用，长期应用可降低机体的免疫功能。四环素类为广谱抗生素，久用可使敏感菌受到抑制，不敏感菌趁机在体内繁殖，破坏了菌群平衡，特别是与甘草连用后，可降低或丧失这些药物的吸收率并使机体的免疫功能受到抑制，引起严重的二重感染，如白色念珠菌引起的鹅口疮及难辨菌引起的伪膜性肠炎等。

甘草具有与药用炭相似的吸附作用，如与抗生素类药物四环素、氯霉素、红霉素等联用，可使这些抗生素吸收效降低。

甘草与喹诺酮类药物，如诺氟沙星联用，可使胃内pH值升高，吸收减少，降低疗效。

16. 肝药酶诱导剂　甘草与肝药酶诱导剂利福平等联用，促进甘草次酸的代谢，使甘草的疗效下降，如二者必须联用时，应增加甘草的剂量。

17. 维生素A　维生素A能促进溶酶体破坏，减弱甘草次酸的糖皮质激素样作用。

18. 酶制剂　甘草及其组成的中成药，与胃蛋白酶结合而降低其活性，在人体或者离体的实验中对胃蛋白酶活性的抑制率达50%，同时还能促进黏液的分泌和使胃上皮细胞的生存时间延长，所以两药不宜联用。根据对胰酶的淀粉消化力、蛋白消化力和脂肪消化力的测定表明，胰酶中的淀粉酶被甘草破坏最严重，主要是抑制了其中的β-淀粉酶，而对α-淀粉酶破坏较小，因此在临床应用中，应避免与酶制剂同时服用。甘草与多酶片联用，能抑制酶活性，降低对蛋白的消化，降低多酶片的疗效。甘草可使胰蛋白酶的活性降低，其降低程度为49%~93%。

19. 维生素C　桔梗含有皂苷，不宜与酸性较强的药物如维生素C联用，因为在酸性环境中皂苷易在酶的作用下水解而失效。

20. 避孕药　与避孕药并用时，能增强机体对甘草酸的敏感性。对服用不同剂量甘草的4组健康人进行6周观察发现，服避孕药的妇女和有高血压家族史的人；在二者联用1~2周后即出现水肿、血压升高和低血钾，而对照组无明显变化。

21. 酸性较强的药物　含有皂苷成分的甘草等中药及其制剂不宜与酸性较强的药物联用。

22. 其他　枸橼酸哌嗪与甘草有拮抗作用，毒扁豆碱与甘草互相拮抗其药理作用。

附表2：大黄与西药相互作用

1. 氨茶碱　大黄及其制剂与氨茶碱联用，竞争拮抗中药抑菌作用。

2. 酶制剂　如胃 蛋白酶、胰酶、多酶片等。体内外实验证明，生大黄粉可通过吸附或结合方式抑制胃蛋白酶的消化作用，大黄在与淀粉酶、蛋白酶、胰酶、多酶片联用时，与酶的酰胺键或肽键结合形成牢固的氢键缔合物，使酶的效价降低，从而引起消化不良、纳呆等症状；另外，酒炖大黄对胰脂肪酶的活性有明显的抑制作用，故大黄与消化酶同服，可影响后者的消化作用。大黄有兴奋胃肠道平滑肌、促胃肠动力作用。胃蛋白酶在酸性条件下作用最强，与胃动力中药联用时，因其能增强胃肠蠕动使胃蛋白酶迅速到达肠腔失去了适宜的疗效环境而失效。两者不宜同时服用。

大黄、大黄炮制品及含大黄的中成药可明显抑制胃蛋白酶和胰脂肪酶的活性，影响其消化作用，故助消化的酶制剂等均不宜与含大黄的中成药同服。

3. 菌类制剂 如乳酶生、整肠生、双歧三联活菌、金双歧等。大黄鞣质能凝固微生物体内的原生质以及抑制对多种酶的作用，故对多种细菌、真菌及酵母菌有明显的抑制作用，为广谱抗菌药。乳酶生为活的乳酸杆菌的干燥制剂，整肠生为分离出的地衣芽孢杆菌无毒菌株，双歧三联活菌胶囊主要由双歧杆菌、嗜酸乳酸杆菌、粪链球菌组成。抗菌药物大黄会抑制乳酸杆菌的繁殖，影响乳酶生的药效。如需联用时，应间隔3～4小时服药。

4. 抗感染类药物 如四环素、磺胺类药物、利福平、氯霉素。含大黄的中成药不宜与四环素类及红霉素、利福平、灰黄霉素、制霉菌素、林可霉素、克林霉素、新霉素、羟氨苄西林联用，因为大黄中的鞣质成分是一类分子较大的多酚羟基化合物，与后者可生成鞣酸盐沉淀，不易吸收，降低各自的生物利用度。红霉素易被胃酸破坏，莨菪碱类中药能抑制胃蠕动，延缓胃的排空，致使红霉素在胃内停留时间延长。大黄能促进胃液及胃酸的分泌，同样使红霉素的破坏增大。大黄含鞣质较多，联用后会加重对肝脏的毒性，导致药源性肝病、中毒性肝炎。

一方面，大黄番泻苷的泻下作用是由肠道细菌丛将番泻苷元-8-单葡萄糖苷水解生成番泻苷元，由细菌提供还原酶而将其转化为大黄蒽醌而发挥泻下作用。如果应用抑制肠道细菌丛的抗菌药物如氯霉素等，可以影响大黄的细菌转化过程，降低泻下作用。另一方面，大黄具有抗菌和轻度利尿作用，如与抗菌药物并用治疗急性泌尿道感染则可能提高疗效。

5. 碳酸氢钠或含碳酸氢钠的西药 如大黄苏打片、小儿消食片等。鞣质具有多个酚羟基，显酸性，能使碳酸氢钠分解，大黄主要成分有蒽醌类：大黄素、大黄酸、芦荟大黄素、大黄多糖、大黄鞣质等，蒽醌类成分在碱性环境中易氧化失效。因此不宜与碱性药物联用。

6. 维生素 大黄及其制剂与B族维生素联用时，大黄中的鞣质可与维生素B_1、B_6产生永久性、牢固性结合而失去作用。大黄中的鞣质能牢固结合维生素B_6而使两者皆不能发挥药效。维生素B_2与大黄有竞争性拮抗作用，维生素B_2能拮抗大黄抑制金黄色葡萄球菌的呼吸及氧化某些氨基酸和糖代谢中间产物的作用，从而降低大黄及其中成药功效。并且鞣质类中药与维生素B长期联用可使脑组织和血液中的丙酮酸积存。

大黄中含鞣酸较多，与维生素B_1结合后，形成一种不能被胃吸收的生物碱，降低维生素B_1的作用。故长期服用大黄制剂者，应酌情补给维生素B_1。

7. 酚妥拉明 大黄可以抑制毛细血管的通透性，提高微血管收缩力，这是大黄的止血机制之一，大黄也可增强其他止血药的效力。这些作用可被酚妥拉明所拮抗。

8. 钙通道阻滞剂 与钙通道阻滞剂联用，拮抗药效；与安纳咖联用，降低大黄的疗效。

9. 苯巴比妥、阿司匹林等 大黄与磺胺、青霉素、复方阿司匹林及索米痛片等存在交叉过敏现象，故对于这些药物之一过敏者慎用大黄。而大黄中也含有蒽醌苷和双蒽囚、吗啡、哌替啶、苯巴比妥配伍会加重麻醉，抑制呼吸，可增强后者的毒性。阿司匹林抑制环氧化酶活性，联用时可抑制大黄的泄下作用。

10. 含生物碱药物　如麻黄素、奎宁、硝苯地平、复方降压药、阿托品等。大黄中的鞣质成分是生物碱沉淀剂，与含生物碱药物，如麻黄素、奎宁、硝苯地平、复方降压药、阿托品类药物等结合可生成难溶性鞣酸盐而沉淀，不易被吸收而降低疗效。含大黄中成药与碱性西药联用，所含蒽醌苷在碱性溶液中易氧化而失效。

11. 抗胆碱西药　如山莨菪碱、颠茄。大黄与抗胆碱药联用，前者能通过不同的作用机制促进或刺激胃肠道，使肠蠕动而致泻，后者却对平滑肌有抑制作用，两者联用会产生拮抗作用。

12. 含金属离子的药物　如碳酸钙、葡萄糖酸钙、氢氧化铝、复方氢氧化铝等。大黄及其制剂与某些含金属离子西药如碳酸钙、葡萄糖酸钙、钙糖片、维丁钙片、氢氧化铝、硫酸亚铁、人造补血糖浆和富马酸亚铁联用时，易在胃肠道结合成难以吸收的沉淀物而减弱治疗效果。如没食子酸和 α-儿茶素能与铁离子在回盲部结合，生成鞣酸铁盐沉淀，使机体难以吸收而降低疗效。

13. 含氨基比林成分的药物　如氨非咖片、索米痛片、优散痛等。大黄与氨基比林或含氨基比林的西药如氨非咖片、索米痛片等联用可产生沉淀，不易被吸收而降低疗效。

14. 异烟肼　大黄所含成分中有鞣质，与异烟肼联用，会使其分解而失效。

15. 强心苷　大黄及含大黄的中成药不宜与洋地黄毒苷、地高辛等强心苷类药物联用，以免二者生成鞣酸盐沉淀，使药物失去活性，降低疗效。而大黄中也含有蒽醌苷和双蒽醌苷，苷类与强心苷配伍会使药效累加，增强毒性。大黄对强心苷类药物药效的影响尚需进一步实验证实。

16. 核黄素、烟酸、咖啡因、茶碱　大黄及含大黄的中药复方汤剂大承气汤、大黄黄连汤等，用于治疗感染性疾病时，不宜与核黄素、烟碱、咖啡因、茶碱联用。据研究，后者对大黄素抑制金葡菌的呼吸及氧化某些氨基酸和糖代谢中间产物有竞争性拮抗作用，二者联用可降低大黄的疗效。

17. 降糖药　龙胆中含有龙胆苦苷、獐牙菜苦苷、三叶苷、苦龙苷、苦樟苷等多种苷类，而大黄中也含有蒽醌苷和双蒽醌苷，苷类与降糖药配伍会使血糖升高，降低降糖药的作用。

18. 吐温　制备大黄注射液时，加入增溶剂吐温，往往会产生浑浊和沉淀，因大黄注射液中的鞣质不易除尽，当其与吐温作用时产生络合反应，生成溶解度较低的络合物，而使溶液产生浑浊和沉淀。

19. 碘化钾　大黄中含有大量生物碱，与碘化钾联用后，在胃酸的作用下，碘离子能沉淀大部分生物碱，使吸收减少而影响药效。平贝母中也含有一定量贝母碱，与碘化钾联用后，在胃酸的作用下，碘离子能沉淀大部分生物碱，使吸收减少而影响药效。

附表3：麻黄与西药相互作用

1. 解热镇痛药　麻黄为辛温解表药，与解热镇痛药如安乃近、阿司匹林、索米痛片、复方阿司匹林等联用时应慎重，因为解表药具有退热发汗作用，重叠使用，退热作用于体弱者容易引起虚脱。

2. 生物碱类西药　如阿托品、吗啡、肾上腺素、毛果芸香碱等。麻黄及其制剂中的生物碱对人体能引起强烈的生理作用，如果与西药的生物碱类药如士的宁、阿托品、麻黄素、吗啡、肾上腺素、毛果芸香碱等联用会出现同类毒副作用相加的情况，使毒副作用增强。因此麻黄及其制剂与生物碱类西药不宜联用。

3. 降压类西药　如降压灵、硝苯地平、胍乙啶、复方降压片等。麻黄及其制剂中含有麻黄素。麻黄碱有拟肾上腺素样作用，能使动静脉收缩而升高血压，当与降压灵、硝苯地平、胍乙啶、复方降压片等降压药联用时，会产生药理拮抗作用，从而使药效降低。因此麻黄及其制剂不宜与降压类西药联用，若必须联用时，应错开服药时间。

4. 镇静催眠类西药　如氯丙嗪、苯巴比妥等。麻黄及其制剂与氯丙嗪、苯巴比妥等镇静催眠类西药联用时，麻黄碱能兴奋中枢神经，拮抗镇静催眠药的中枢抑制作用，因此两类药应避免同时使用。

5. 氨茶碱　麻黄及其制剂与氨茶碱的作用机制都是松弛支气管平滑肌，但两药的作用环节不同。麻黄碱能激活细胞膜上的腺苷酸环化酶催化三磷酸腺苷（adenosine triphosphate，ATP）形成环磷酸腺苷（cyclic adenylic acid，cAMP）。氨茶碱则通过抑制细胞内破坏cAMP的磷酸二酯酶的活性，从而提高细胞内cAMP的含量。两药配伍后效果反而不及单独使用氨茶碱的效果好，而不良反应发生率却明显增加。有资料表明：联用麻黄碱后，氨茶碱血药浓度降低，消除速率常数（Ke）增加，消除半衰期（$t_{1/2}$）缩短，最大血药浓度（C_{max}）降低，表观分布容积（Vd）增加，AUC减少。因此麻黄及其制剂不宜与氨茶碱联用。

6. 单胺氧化酶抑制剂　如异烟肼、呋喃唑酮、帕吉林、苯乙肼等。麻黄及其制剂与单胺氧化酶抑制剂联用时，由于单胺氧化酶活性受到抑制，去甲肾上腺素、多巴胺、5-羟色胺等单胺类神经递质不被酶破坏而储存在神经末梢中。而麻黄的有效成分麻黄碱可促进这些神经递质大量释放，引起头痛、头昏、恶心、呕吐、腹痛腹泻、呼吸困难、心律不齐、运动失调及心肌梗死，严重者可引起高血压危象。所以两者不宜联用。

7. 咖啡因　麻黄及其制剂中所含麻黄碱与咖啡因都具有兴奋中枢神经系统的作用，当两药联用时，可使中枢兴奋作用增强，出现头晕、耳鸣、躁动不安、呼吸加快、肌肉抽搐等不良反应。因此麻黄碱不得与咖啡因联用。

8. 强心苷类药物　如洋地黄、地高辛等。心功能不全患者将强心药与麻黄及其制剂联用时，因为麻黄中主要成分麻黄碱能兴奋心肌，使心肌收缩力加强，从而增强强心药的作用，同时还能增强强心药对心肌的毒性，引起心律失常。因此麻黄及其制剂与地高辛等强心药不能联用，尤其对洋地黄化的患者更为禁忌。

9. 碘化物、酸及重金属盐类西药　麻黄含生物碱，与碘化物、酸及重金属盐类西药联用，会发生沉淀反应而影响人体对药物的吸收，减弱治疗效果。

附表4：丹参与西药相互作用

1. 洛贝林、士的宁、麻黄碱、维生素B_1、维生素B_6等　丹参中的丹参素与咖啡酸的衍生物聚合或酯化而成的丹参多酚酸类成分，与鞣质结构相似，如果与洛贝林、士的宁、麻黄碱、维生素B_1、维生素B_6等药物联用可产生沉淀，降低药物的疗效，因此丹参及其制剂不宜与士的宁等药物联用。

2. 雄激素类　丹参及其制剂与甲睾酮、丙酸睾酮等雄激素类西药联用时，丹参的活性成分有拮抗雄激素的作用，可降低雄激素的活性，影响其疗效，因此两类药应避免同时使用。

3. 抗酸药　如氧化镁合剂、三硅酸镁、铝碳酸镁、复方氢氧化铝片。丹参主要活性成分为丹参酮甲、丹参酮乙、丹参酮丙、隐丹参酮等，分子中均有呋喃并菲的母核，并有邻醌式结构。还含有三个酚性成分。与抗酸药如氧化镁合剂、三硅酸镁、铝碳酸镁、复方氢氧化铝片联用，其分子结构上的羟基氧、酮基氧可提供孤对电子给抗酸药金属离子（Ca^{2+}、Mg^{2+}等）的空轨道，产生络合效应形成络合物，从而降低丹参的生物利用度，影响疗效。如复方氢氧化铝片与组方中丹参可形成丹参酚-铝络合物，不易被胃肠道吸收。

4. 华法林　研究发现，丹参通过药效动力学和药代动力学影响华法林发挥抗凝作用。药效动力学方面，丹参通过延长凝血时间，导致华法林凝血时间延长，引起出血。药代动力学方面，主要成分丹参酮通过抑制华法林羟基化，升高血浆中游离型华法林的血药浓度，引起华法林抗凝过度。华法林发挥作用主要是通过S-华法林，S-华法林在人体内主要经CYP2C9代谢失活，多种丹参单体对这种CYP450具有较强的抑制作用，丹参与华法林在药代动力学方面的药物相互作用可能部分经CYP450所介导。丹参能够明显增加华法林最大血药浓度（C_{max}）和达峰时间（T_{max}），延长华法林的凝血时间（clotting time，CT），使华法林的血药浓度升高，药动学参数改变，凝血时间延长。当丹参和华法林联用时，能发生严重的不良反应。

5. 氨基糖苷类药物　丹参与氨基糖苷类联用可能产生更好的疗效。据报道卡那霉素与丹参联用能够降低氨基糖苷类体外引起的自由基生成和体内引起的耳毒性。

6. 抗癌药物 如环磷酰胺、氟尿嘧啶、阿糖胞苷、丝裂霉素、博来霉素等。丹参及其复方制剂与环磷酰胺、氟尿嘧啶、阿糖胞苷、丝裂霉素及博来霉素等化疗药物联用时，在抑制肿瘤生长方面均未显示明显的增效作用。而且实验研究表明，丹参以不同途径给药，均能促进恶性肿瘤的转移。

7. 阿司匹林 丹参能抑制血小板聚集，具有抗凝作用，含丹参制剂常与阿司匹林联用，阿司匹林在体内具有抗血栓的特性，能显著减少周围动脉内阻塞性血栓的形成，但两者药理作用相同，故容易导致胃出血等不良反应。阿司匹林与丹参联用时与丹参竞争结合白蛋白，使得两者游离的药物浓度都增大，药效增强，毒副作用也增多，所以两药不宜联用。

8. 阿托品 丹参具有降血压作用，阿托品阻断M胆碱受体，能解除迷走神经对心脏的抑制而使心率加速，两药联用，丹参的降压作用能被阿托品所阻断，从而使丹参的药效降低。

9. 地西泮 丹参能增强细胞色素P450酶的活性，使经细胞色素P450酶代谢的药物如地西泮代谢加快，而存在潜在的相互作用。所以两者不宜联用。

10. 普萘洛尔 丹参拮抗普萘洛尔的部分作用。

11. 抑制血小板聚集的药物 如氯吡格雷、双嘧达莫等。丹参及其有效成分丹参酮ⅡA和丹参素均能抑制血小板内磷酸二酯酶的活性，增加含量，减少血栓素A_2（TXA_2）的合成与释放，抑制血小板聚集。当与氯吡格雷、双嘧达莫等抑制血小板聚集的药物联用时，会产生药理协同作用，从而使药效增强，增加潜在出血的危险。因此本品不宜与抑制血小板聚集的药物同时服用，若必须联用时，应适当调整剂量。

12. 止血药 丹参不宜与止血药联用，如维生素K、凝血酶等。因为丹参能抑制血小板功能，抑制凝血功能，激活纤溶酶原–纤溶酶系统，从而促进纤维蛋白原降解为纤维蛋白降解产物（fibrin degradation product，FDP），而与抗纤溶药相拮抗。因此两者配伍使用，将会降低止血药物的疗效。

13. 氯沙坦 丹参和氯沙坦联用的药代动力学研究结果发现，丹参制剂（丹参片、丹参酮ⅡA注射液以及丹参多酚酸盐）能够加快氯沙坦原型药物在大鼠体内的代谢；在进一步的丹参有效成分对药物代谢酶CYP450影响的研究中证实了丹参制剂影响氯沙坦代谢的分子基础，即丹参制剂可能是通过诱导CYP3A4及CYP2C9酶的活性而影响氯沙坦的代谢。因此，丹参制剂和氯沙坦在临床上联用时可能会存在潜在的相互作用，要注意用药方式和用药剂量的调整。

附表5：当归与西药相互作用

1. 抗凝剂　如肝素、华法林、阿司匹林、链激酶。当归常用于治疗妇科疾病。当归含有约六种香豆素衍生物，这些物质除有促进血管扩张、子宫收缩、抗炎、解热、解痉、免疫抑制和雌激素样作用外，还有抑制血小板激活与聚集、延长凝血酶原时间作用。与华法林联用可使国际标准化比率（international normalized ratio，INR）增加。

当归中含有许多香豆素衍生物的活性成分，从而产生抗凝和抗心律失常作用，对于当归与华法林的相互作用，可能是因为协同作用，也可能是华法林能够把当归从其与血浆蛋白的结合中置换出来，从而使当归的血药浓度升高，过量的当归因含香豆素类成分而产生抗凝作用。因此当归及其制剂不宜与阿司匹林、肝素、华法林、链激酶等抗凝剂和溶栓药联用。

2. 硝苯地平　当归含有香豆素成分，经实验证明可以抑制大鼠肝微粒CYP ZC、CYP3A、CYPZDI的活性，而硝苯地平是通过肝药酶代谢的，两药联用可能会抑制硝苯地平在体内的代谢。故联用要注意用药间隔，以避免相互作用。

3. 青霉素　当归与青霉素联用会增加过敏反应的危险，应慎用。

4. 抗结核药　如链霉素、异烟肼、对氨基水杨酸钠。当归不宜与抗结核药异烟肼联用，因为异烟肼分子结构中含有肼类官能团，与当归联用后会产生螯合反应，妨碍机体吸收；又能影响酶系统发挥干扰抗结核杆菌代谢的作用，从而降低疗效。

5. 治疗肾病综合征药物　当归可以保护细胞中核苷酸的合成代谢场所——细胞核，保护并增加细胞内的粗面内质网，促进肝脏白蛋白和骨骼肌蛋白的合成，改善低蛋白血症和总体蛋白储备，同时也起到一定的降脂作用，与治疗肾病综合征的西药联用可以起到协同作用。

6. 抗血小板聚集药　如氯吡格雷等。实验研究证实，当归及其有效成分阿魏酸钠无论在体内或体外均能抑制各种诱导剂诱导的血小板聚集和释放，而当归联合氯吡格雷能够明显增强氯吡格雷抑制血小板聚集和血栓形成的作用。

7. 乙酰胆碱　当归能抑制乙酰胆碱所致的肠收缩。

8. 洋地黄类强心苷　如地高辛、毛花苷C等。当归及其制剂可对抗洋地黄类强心苷所致心律失常。当归含钾较多，其与洋地黄竞争心肌细胞膜受体，导致洋地黄类药效下降。

9. 酸性药物　如磺胺、大环内酯类、利福平等。含有机酸成分的中药当归与磺胺、大环内酯类、利福平等酸性药物联用时，因为尿液酸化，使乙酰化后的磺胺不易溶解，在肾小管中析出结晶，引起结晶尿、血尿，直至尿闭、肾功能衰竭；增强大环内酯类的肝毒性，甚至引起听觉障碍；可使利福平和阿司匹林的排泄减少，加重肾脏的不良反应。

10. 阿替洛尔　当归注射液通过对CYP2D6的抑制作用，抑制阿替洛尔的代谢。

11. 酮康唑　当归口服液与酮康唑长期联用（超过一周），可能使酮康唑的清除率提高，AUC值和C_{max}降低。

12. 化疗药　当归与西药化疗药联用，可降低患者因化疗而导致的白细胞降低等不良反应。

13. 氢氧化钙、碳酸钙、氧化钙、枸橼酸镁、氢氧化铝等　当归含有机酸类成分，而有机酸类成分可与含钙、镁、铝等金属离子的西药如氢氧化钙、碳酸钙、氧化钙、枸橼酸镁、氢氧化铝等发生中和反应，生成相应的盐，不利于吸收。

附表6：黄连与西药相互作用

1. 酶制剂　如多酶片、胃蛋白酶、胰酶；菌类制剂如乳酶生、整肠生、双歧三联活菌、金双歧等。黄连及其制剂与酶制剂联用时，黄连中的小檗碱对胃蛋白酶、胰酶的活性均有不同程度的直接抑制作用。与菌类制剂如乳酶生、整肠生、双歧三联活菌、金双歧等联用时，能抑制或降低西药菌类制剂的活性。

2. 重金属盐类　如碱式碳酸铋、硫酸亚铁、枸橼酸铁铵糖浆、氢氧化铝凝胶、复方氢氧化铝、硫酸镁、碳酸钙、氯化钾等。黄连及其中药制剂含有生物碱，不能与重金属盐类的西药如碱式碳酸铋、硫酸亚铁、枸橼酸铁铵糖浆、氢氧化铝凝胶、复方氢氧化铝、硫酸镁、碳酸钙、氯化钾联用，否则可产生沉淀反应，影响药物吸收，使药物疗效降低或失效。

3. 强心苷类药物　如洋地黄、地高辛等。黄连及其制剂中含有生物碱成分，具有很强的抑菌作用，能使肠内菌群发生改变，当与洋地黄、地高辛等强心药联用时，因为部分洋地黄类强心苷被细菌代谢的因素减少，血中药物浓度升高，易引起强心苷类药物中毒，因此黄连及其制剂不能与强心药配伍使用。

4. 生物碱类西药　如士的宁、阿托品、麻黄素、吗啡、毛果芸香碱。黄连及其制剂中的生物碱对人体能引起强烈的生理作用，如果与生物碱类西药联用会出现同类毒副作用相加的情况，使毒副作用增强。

5. 胆碱酯酶复活药　如解磷定、氯解磷定、双复磷等。胆碱酯酶复活药如解磷定、氯解磷定、双复磷等，进入体内与磷酰化胆碱酯酶相结合，使胆碱酯酶游离出来，恢复胆碱酯酶的水解活性。而黄连所含小檗碱则能抑制胆碱酯酶的活性，增强乙酰胆碱的作用。而且，小檗碱是季铵型生物碱，呈碱性，胆碱酯酶复活药解磷定的pH为

3.5～4.5，呈酸性。在碱性条件下解磷定易分解，效价降低，故黄连与胆碱酯复活药联用，可产生拮抗作用。

6. 胃肠解痉药 如溴丙胺太林、颠茄片、654-2 等。胃肠解痉药能阻断乙酰胆碱和受体的结合，使胃肠平滑肌松弛，而黄连所含生物碱则可兴奋乙酰胆碱，使胃肠平滑肌蠕动亢进。故黄连与胃肠解痉药物联用会产生拮抗作用。

7. 酸性西药 如阿司匹林、头孢类抗生素、胃蛋白酶合剂等。黄连含生物碱，呈碱性，与阿司匹林、头孢类抗生素、胃蛋白酶合剂等酸性西药联用，会发生中和反应，使两种药物疗效均降低，甚至失去治疗作用。

8. 碱性较强的西药 如碳酸氢钠等。黄连含小檗碱、黄连碱、甲基黄连碱、掌叶防己碱、非洲防己碱等多种生物碱，不能与pH值较高的碱性药物联用。因为生物碱类药物大多是含氮的有机物，显碱性，当与碱性较强的西药联用时会影响它的解离度，妨碍吸收，降低其疗效。

9. 血浆蛋白结合率高的药物 如华法林、硫喷妥钠和甲苯磺丁脲等。黄连的有效成分药根碱与血浆蛋白高度结合，如与血浆蛋白结合率高的药物联用，可通过竞争使这些药物被置换出来，导致其血浆浓度明显增高，药效或毒性加强。

10. 含碘离子的西药 如碘喉片、碘化钾、复方碘溶液、氨肽碘、胺碘酮、含碘造影剂等。黄连含生物碱，不宜与含有碘离子的西药联用，因为内服后在胃酸的作用下，碘离子能沉淀大部分生物碱，影响其吸收，降低二者生物利用度。

11. 口服降糖药和胰岛素 黄连具有明确的降血糖作用，能抑制肝脏糖原异生和（或）促进外周组织中葡萄糖的酵解，可能影响口服降糖药与胰岛素的药效，联用时需密切监测血糖水平。

12. 维生素B_6、维生素B_1 黄连所含生物碱能抑制大肠杆菌细胞色素还原酶及类链球菌的酪氨酸脱羧酶，而维生素 B_6 可拮抗这种抑制作用，故黄连与维生素B_6联用可产生拮抗作用。

13. 氨基酸类 黄连及其制剂主要含小檗碱，与部分氨基酸（如天门冬氨酸、组氨酸、甘氨酸、甲硫氨酸、苏氨酸、色氨酸）及部分维生素（如烟酸及烟酰胺、维生素B_6）以及腺苷酸、尿嘧啶等联用时，会对抗小檗碱的抑菌作用，应尽量避免配伍使用。

14. 肌松药 如箭毒。黄连所含小檗碱具有抗箭毒作用（竞争性拮抗），但在体内作用发生很慢。

15. 抗心律失常药 如普萘洛尔。普萘洛尔主要是通过阻断 β_1 受体而抗心律失常，黄连及其制剂中主要含小檗碱，低浓度的小檗碱能特异兴奋 β_1 受体，两药联用时可发生相互拮抗作用。

16. 咖啡因、氨茶碱 含生物碱中药黄连及其制剂，如与咖啡因、氨茶碱等联用，易增强毒性，导致药物中毒。

17. 中枢兴奋类西药 如苯丙胺等。黄连总生物碱能对抗苯丙胺等的中枢兴奋作用，使其疗效降低。

18. 肾上腺素　其升压作用可被黄连所含小檗碱削弱，但很快即可恢复。

19. 降压药　黄连中有效成分小檗碱、药根碱、巴马汀、木兰花碱等都具有不同程度的降压活性。

20. 环孢素A　黄连的有效成分为小檗碱。临床小檗碱能够增加环孢素A的血药浓度，动物实验认为机制可能与两者的组合是肝药酶CYP3A、CYPIA1、CYP2C11以及GST的强抑制剂有关。因此长期联用需检测环孢素A的血药浓度。

21. 硝苯地平　硝苯地平可以抑制黄连的降压作用。

22. 青霉素　黄连与青霉素配伍时极不稳定，遇酸、碱、醇、重金属离子等均易被破坏，故不宜配伍注射。

附表7：黄芩与西药相互作用

1. 盐酸小檗碱　一项大鼠实验显示，盐酸小檗碱可以抑制黄芩的有效成分黄芩苷的吸收，而黄芩苷可以促进盐酸小檗碱的吸收。

2. 维生素C　维生素C能把黄芩的有效成分黄芩苷分解，使得药物丧失部分药效。所以含有黄芩苷的中药制剂与维生素C不宜联用。

3. 甲氧苄啶、乙酰甲喹　黄芩与甲氧苄啶、乙酰甲喹联用具有协同作用。

4. 酸性较强的西药　如烟酸、谷氨酸等。黄芩含黄芩苷，若与酸性较强的西药，如烟酸、谷氨酸等联用时，后者能分解前者有效成分苷，使其分解为苷元和糖，影响吸收，降低疗效。

5. 酶类制剂　如胃蛋白酶合剂、胰酶等。黄芩及其制剂中含有多种生物碱，与酶类制剂联用时，可发生沉淀反应，使酶的活性降低，不利于胃肠道吸收，疗效降低或失去治疗作用。

6. 洋地黄类　如强心苷。黄芩具有显著而广谱的抗病原微生物作用，为治疗胃肠炎的常用中药，当与洋地黄类西药联用时，因其具有很强的抑菌作用，导致肠内菌群改变，使部分洋地黄类强心苷被细菌代谢的因素减少，血中药物浓度升高，易引起强心苷类药物中毒，所以两者不宜联用。

7. 碘化物、金属盐类西药　含有生物碱的中药如黄芩及其中药制剂，与碘化物、金属盐类西药联用能产生沉淀，影响药物吸收，减弱治疗效果。

8. 生物碱类西药　黄芩及其制剂中的生物碱能引起人体强烈的生理反应，如果与生物碱类西药如士的宁、阿托品、麻黄素、吗啡、肾上腺素等联用会出现同类毒副作用相加的情况，使毒副作用增强。因此黄芩及其制剂与生物碱类西药不宜联用。

9. 菌类制剂 如乳酶生、促菌生等。黄芩能抑制或杀灭乳酸杆菌，乳酶生为活的乳酸杆菌的干燥制剂，在肠内分解糖类产生乳酸，使肠内酸性增高而抑制腐败菌的繁殖及防止蛋白质发酵，故常用于消化不良、腹泻及小儿消化不良性腹泻。与菌类制剂如乳酶生、促菌生联用时，能抑制或降低西药菌类制剂的活性。

10. 降脂药、利胆药和抗组胺药 黄芩及其制剂与降脂药、利胆药和抗组胺药联用有协同效应。

11. 降血糖药 如胰岛素、甲苯磺丁脲、格列本脲。黄芩与胰岛素等联用，形成高血糖，从而减弱降血糖类西药的疗效。

12. 抗胆碱药 如毛果芸香碱。黄芩拮抗抗胆碱药部分作用。

13. 钙通道阻滞剂 黄芩拮抗钙通道阻滞剂的药效。

14. 青霉素 黄芩与青霉素配伍时极不稳定，遇酸、碱、醇、重金属离子等均易被破坏，故不宜配伍注射。

15. 水杨酸衍生物 如水杨酸钠、阿司匹林等。水杨酸衍生物对胃黏膜有刺激性，而黄芩等含有糖皮质激素样物质，可使胃酸分泌增多，并减少胃液分泌，降低胃肠抵抗力，造成恶心、呕吐、腹痛、腹泻、胃肠溃疡出血等副作用，从而诱发加重胃及十二指肠溃疡等。

16. 利尿药 如依他尼酸、氯噻嗪。黄芩等含有糖皮质激素样物质，能直接作用于肾脏，引起水钠潴留。若与排钾利尿剂如依他尼酸及氯噻嗪类利尿药联用，容易引起低血钾等不良反应。

17. 抗菌药物 如四环素、红霉素、氯霉素等。四环素、红霉素、氯霉素等抗菌药物，与黄芩联用后可降低或丧失这些药物的吸收率并使机体的免疫功能受到抑制，可引起二重感染。

附表8：黄芪与西药相互作用

1. 降压药 如肼苯达嗪、硝苯地平、复方降压片、普萘洛尔。黄芪能够扩张冠状动脉和外周血管，降低外周阻力，具有降压作用，当与降压类西药联用时，易使降压作用增强。

2. 硫喷妥钠、干扰素 黄芪与硫喷妥钠联用可延长其麻醉和致眠时间；与干扰素联用可增强疗效。

3. 强心苷类 如洋地黄毒苷、地高辛、毛花苷C、去乙酰毛花苷C。黄芪具有强心作用，能增强心肌收缩力，与强心苷类联用会增强强心药的作用，同时可能增强强心药对心肌的毒性，引起心律失常，因此，黄芪及其制剂不宜与强心苷类联用。

4. 抗凝剂 如肝素、华法林；抗血小板聚集的西药，如阿司匹林。研究表明，黄芪中的黄芪总苷和黄芪多糖能降低血小板黏附力，具有抑制体内血栓形成和体外直接溶解血凝块作用，当与抗凝剂如肝素、华法林以及具有抗血小板聚集的西药阿司匹林等联用时，可以增强这类药物的抗凝血作用，增加出血的风险。

5. 金属盐类西药 如硫酸亚铁、碱式碳酸铋、硫酸钙、碳酸钙、葡萄糖酸钙。黄芪含有黄酮成分，易与金属离子形成络合物。故含此类成分的中药及其制剂不宜与含金属离子的西药联用，以防形成络合物影响药物吸收。如果必须要联用，最好与西药间隔两小时以上，避免其药物间的相互作用。

6. 碘化钾 黄芪中含有生物碱成分，与碘化钾联用后，在胃酸的作用下，碘离子能沉淀大部分生物碱，使生物碱的吸收减少而影响药效。

7. 降血糖药物 如格列本脲、瑞格列奈、胰岛素等。黄芪具有降低血糖的作用，因此与降血糖西药联用容易引起血糖过低。

8. 抗菌药物 如青霉素类等。黄芪具有很强的杀菌作用，与青霉素类等抗菌药物联用会增强药效。

9. 治疗肾病综合征药物 黄芪可以保护细胞中核苷酸的合成代谢场所——细胞核，保护并增加细胞内的粗面内质网，促进肝脏白蛋白和骨骼肌蛋白的合成，改善低蛋白血症和总体蛋白储备，同时也起到一定的降脂作用，与治疗肾病综合征的西药联用可以起到协同作用。

10. 糖皮质激素类 黄芪及其中成药制剂与糖皮质激素联用可降低糖皮质激素副作用，增强其疗效。

11. 巴比妥类药物 黄芪所含黄芪苷能延长巴比妥类药物的致眠时间。

12. 肾上腺素 黄芪与肾上腺素联用可降低其升压效应，预防肾上腺素所致室性期前收缩及室性心律失常等不良反应。黄芪与肾上腺素联用，可拮抗后者的药理作用。

13. 胃蛋白酶 黄芪有兴奋胃肠道平滑肌、促胃肠动力作用。胃蛋白酶在酸性条件下作用最强，与胃动力中药联用时，因其能增强胃肠蠕动，使胃蛋白酶迅速到达肠腔失去了适宜的疗效环境而失效。因此要避免联用，或调整两药的服用时间。

14. 茶碱 有实验研究证实，黄芪甲苷对大鼠体内CYPIA2酶活性有明显的抑制作用，能降低茶碱的清除率。临床用药中应尽量避免与由CYPIA2所代谢的药物联用。

15. 主要经药物代谢酶CYP2C9、CYP3A4代谢的药物 黄芪所含黄芪甲苷对CYP2C9、CYP3A4有明显抑制作用，经CYP2C9代谢的药物如双氯芬酸、厄贝沙坦、氯沙坦、氟伐他汀等和经CYP3A4代谢的药物如红霉素、伊曲康唑、氟康唑、芬太尼等与本药联用时，有可能使代谢药物血药浓度升高，从而引起毒性反应。特别是老年人、儿童及肝功能受损的患者，这种相互作用可能会导致非常严重的后果，两药联用需谨慎。

16. 化疗药 黄芪与化疗药联用，可降低患者因化疗而导致的白细胞降低等不良反应。

附表9：茯苓与西药相互作用

1. 易引起高血钾的药物 如醛固酮受体拮抗剂、氯化钾、ACEI等药物。茯苓利尿消肿的主要有效成分为茯苓素。茯苓素具有和醛固酮及其拮抗剂相似的结构，体外可竞争醛固酮受体，体内逆转醛固酮效应而不影响醛固酮的合成，因为茯苓素能激活细胞膜上的Na^+-K^+-ATP酶和细胞中总ATP酶，进而促进机体的水盐代谢。元素测定发现茯苓具有较多钾盐。因此，茯苓与醛固酮受体拮抗剂螺内酯以及氯化钾、ACEI类药物联用时要注意监测血钾，避免引起药源性高血钾。

2. 利尿药 如螺内酯、氨苯蝶啶。茯苓含糖量为80%，利尿作用比氨茶碱强，可促进钠、钾、氯等电解质排泄，茯苓可增强其他利尿药的作用。含钾的中药茯苓与西药螺内酯、氨苯蝶啶联用，由于利尿药有排钠留钾的作用，而茯苓含钾量较高，长期联用，不仅能引起高血钾反应，严重者可引起心率减慢、传导阻滞等心律失常症状。

3. 镇静催眠药、麻醉药物 如戊巴比妥钠、巴比妥钠、硫喷妥钠等。茯苓对戊巴比妥钠、巴比妥钠的镇静催眠作用有明显的协同作用，并可增强硫喷妥钠的麻醉作用。

4. 抗肿瘤药 茯苓多糖可以增强免疫功能，茯苓与抗肿瘤药联用或有增效作用。

5. 咖啡因 茯苓的镇静作用可以拮抗咖啡因的兴奋作用。

附表10：葛根与西药相互作用

1. 华法林 葛根所含葛根素能抑制大鼠体内华法林代谢，但联用并不改变华法林的抗凝作用。

2. 氯吡格雷 葛根所含葛根素对氯吡格雷在大鼠体内药代动力学过程无影响。但由于葛根素本身具有抑制血小板聚集的作用，联用能够增强氯吡格雷抗血小板作用。介于葛根素对CYP450酶的影响，在二者与治疗窗窄的药物联用时应特别注意药物剂量的调整，避免药物疗效的降低或者毒副作用的增强，根据患者的反应和实验室检查数据及时调整治疗方案。

3. 氨甲蝶呤 葛根与氨甲蝶呤联用时，可能发生潜在的药物相互作用。

4. 茶碱 实验研究显示，200mg／kg葛根素对大鼠体内茶碱代谢的主要代谢酶CYP1A2有诱导作用，提示在临床联用这两种药物时需注意加强茶碱药动学参数的监测以保证茶碱用药的安全性、有效性。

5. 含金属离子的西药 如鼠李铋镁片、复方氢氧化铝、氢氧化铝凝胶、硫糖铝、碱式碳酸铋、三硅酸镁、硫酸亚铁、葡萄糖酸钙、乳酸钙、碳酸钙等。葛根含有较多的黄酮类物质，可与药物中的铝、钙、镁、铁、铋等金属离子络合成相应的络合物，这种含金属的络合物几乎不被肠道吸收，降低了药物的疗效。若必须同时使用，应错开服药时间，避免其药物间的相互作用。

6. 降压药、脑血管扩张药 葛根中的葛根总黄酮能扩张冠脉血管和脑血管，增加冠脉血流量和脑血流量，降低心肌耗氧量，增加氧供应，当与脑血管扩张药联用时，会产生药理协同作用，使脑血管扩张作用增强，具有潜在出血风险。同时葛根能直接扩张血管，使外周阻力下降，具有明显的降压作用，当与降压药联用时，使降压作用增强，易引起低血压反应。因此，葛根及其制剂与降压药及脑血管扩张药联用时宜减少剂量。

7. 降糖药 葛根及其制剂中含有葛根素，葛根素具有降低血糖的作用，当与降糖药联用时，会加强降糖药的降血糖效果，易出现低血糖反应，因此，葛根及其制剂与降糖药联用时宜减少剂量。

8. 肾上腺素、异丙肾上腺素 葛根及其制剂与肾上腺素、异丙肾上腺素联用时，因肾上腺素、异丙肾上腺素是 β 受体激动剂，对 $β_1$、$β_2$ 受体均有强大的激动作用，能够使心肌收缩力加强，心率加快，血压升高，而葛根是一种有效的 β-肾上腺素受体阻滞剂，能够降低正常心率和血压，从而拮抗肾上腺素和异丙肾上腺素的作用，因此，两类药应避免同时使用。

附表11：陈皮与西药相互作用

1. 含金属离子的西药 如碳酸钙、硫酸亚铁、氢氧化铝、硫酸镁等。陈皮中含黄酮类物质，与金属盐类西药联用时，因黄酮结构中含酚羟基可与金属离子形成络合物而影响吸收。

2. 阿托品 陈皮可松弛肠道平滑肌，消除肠管痉挛，增强阿托品的作用。

3. 毒扁豆碱、毛果芸香碱 陈皮的作用与阿托品相似，故可解除毒扁豆碱、毛果芸香碱等所致的肠管痉挛。

4. 酚苄明、妥拉唑林 与酚苄明、妥拉唑林等联用时可阻断陈皮的升压作用。

5. 酸性药物 如磺胺类药物、大环内酯类药物、阿司匹林等。陈皮中含有有机酸，会在胃液中和碱性药物，降低疗效，或直接抑制碱性抗菌药的吸收与药效发挥，如抗酸药、氨茶碱、红霉素、氨基糖苷类等。有机酸也可以酸化尿液，影响某些西药在肾小管内的重吸收和排泄，如与弱碱性药物硝苯地平、咖啡因、东莨菪碱联用，会使肾小管对这些药物的重吸收减少，排泄增多，药效降低。与磺胺类药物联用时，磺胺溶解度大大降低，易在肾小管中析出，形成结晶，损伤肾小管及尿道上皮细胞，引起结晶尿、血尿等。增强大环内酯类药物的肾毒性，甚至可引起听觉障碍。可使利福平和阿司匹林的排泄减少，加重对肾脏的不良反应。而且有机酸可使血浆pH值降低，导致红霉素分解，失去抗菌作用。

6. 碱性药物　如氢氧化钙、枸橼酸镁、碳酸氢钠、氨茶碱、氨基糖苷类抗生素、四环素等碱性药物。陈皮在与氢氧化钙、碳酸镁、枸橼酸镁、碳酸氢钠、复方氢氧化铝、氨茶碱、呋喃妥因、四环素、吲哚美辛、氨基糖苷类抗生素等碱性药物联用时，发生酸碱中和反应，减少药物吸收，降低疗效或失效。

7. 地高辛、灰黄霉素等　据报道陈皮对肠蠕动有明显抑制作用，可延长地高辛、灰黄霉素等在小肠上部停留时间，使药物吸收增加。也有资料显示陈皮对肠平滑肌的作用是双向的，既能抑制胃肠运动，又能兴奋胃肠运动，主要与消化道的功能状态有关。

8. 维生素B$_1$、维生素B$_6$等　陈皮对肠蠕动有明显抑制作用，可延长维生素B$_1$、维生素B$_6$等在小肠上部停留时间，使药物吸收增加。也有资料显示陈皮对肠平滑肌的作用是双向的，既能抑制胃肠运动，又能兴奋胃肠运动，主要与消化道的功能状态有关。

9. 洋地黄类西药　如洋地黄毒苷、毒毛花苷K、毒毛花苷C、毛花苷C等。陈皮所含的昔奈福林、N-甲基酪胺等成分，具有兴奋α-受体和β-受体的作用，可增强心肌的收缩力，并升高血压，能增强洋地黄类强心苷的作用，同时增强其毒性，引起心律失常等反应。

附表12：人参与西药相互作用

1. 抗心律失常药　如胺碘酮、普萘洛尔。人参皂苷与普萘洛尔有相似的作用效果，当与胺碘酮、普萘洛尔等抗心律失常药联用时，会使药效累加，增强毒性反应。因此人参及其制剂不宜与胺碘酮、普萘洛尔等抗心律失常药联用。

2. 强心苷类　如地高辛、毛花苷C、洋地黄类等。人参具有与强心苷相似的强心作用，可以直接兴奋心肌，使心肌收缩力加强。心功能不全患者将强心苷类药地高辛与人参及其制剂联用时，会增强强心药的作用，同时还增强强心药对心肌的毒性，引发强心苷中毒。因此人参及其制剂不能与强心苷类联用。

3. 含有金属离子的盐类药物　如硫酸亚铁、富马酸亚铁、枸橼酸铁铵糖浆等。缺铁性贫血患者服用铁剂如硫酸亚铁、富马酸亚铁、枸橼酸铁铵等期间，不宜联用人参及其制剂，因人参及其制剂含有人参油，遇铁离子则生成脂肪酸铁而沉淀，两者药效互受影响而下降。

4. 酸性药物　如维生素C、烟酸片、谷氨酸片、枸橼酸等。人参及其制剂与酸性药物联用时，其主要成分人参皂苷在酸性过强的条件下极易水解成苷元和糖，影响疗效，因此两类药不宜联用。

5. 降血糖药 人参有糖皮质激素样作用，能促进糖原异生，加速蛋白质和脂肪分解，减少机体对葡萄糖的利用和分解，使血糖升高。糖尿病患者在口服甲苯磺丁脲、苯乙双胍、格列本脲等降糖药物时，若联用人参制剂可能会减弱降血糖药物的疗效。

6. 中枢神经系统药物 如兴奋剂咖啡因、樟脑等；抑制剂水合氯醛、戊巴比妥、氯丙嗪等。人参及其制剂有协同中枢神经兴奋作用，大剂量或长期应用人参及其制剂，同时饮用含咖啡饮料可发生滥用人参综合征。与中枢神经抑制剂联用具有拮抗作用，使抑制程度降低，缩短水合氯醛或巴比妥类的致眠时间。

7. 抗生素类西药 如林可霉素。人参含有果胶类成分，与林可霉素联用后可使林可霉素的透膜吸收减少90%，影响疗效。因此人参及其制剂不宜与林可霉素联用。

8. 麻醉剂 人参及其制剂含有人参皂苷Rg，能兴奋中枢神经，动物实验证明人参提取物对家兔和小鼠具有缩短麻醉剂普鲁卡因麻醉时间的作用。因此人参及其制剂与麻醉剂联用时，能拮抗麻醉剂的中枢抑制作用。而人参及其制剂中的人参皂苷Rb，对中枢神经有抑制作用，与可卡因、吗啡、哌替啶联用时会加重麻醉，抑制呼吸，因此人参及其制剂不宜与麻醉剂联用。

9. 利尿剂 人参具有抗利尿的药理作用，与利尿剂联用，会拮抗利尿剂的利尿作用。因此二者不宜联用。

10. 硝苯地平 人参抑制P 450 CYP3A4代谢酶，与硝苯地平联用可使后者血药浓度升高53%，降压作用增强。

11. 华法林 动物实验虽尚未发现人参对华法林有何影响，但有报道1例47岁心脏换瓣的患者，服用华法林，每日5毫克，服9个月，INR稳定为3.4，后仅因加服人参两周，使INR下降为1.5。人参含多种成分，可影响不同的酶系，既有酶抑制作用，也有酶诱导作用，尚需深入研究。

附表13：五味子与西药相互作用

1. 咖啡因、苯丙胺、安非他酮、肾上腺素、毛果芸香碱、皮质激素、抗高血压药、氯丙嗪等 五味子可拮抗咖啡因、苯丙胺的主动运动的兴奋作用；拮抗安非他酮的兴奋作用，拮抗肾上腺素的降压效应，拮抗毛果芸香碱对胃肠平滑肌的收缩和对胃液、胆汁的分泌效应；与皮质激素、抗高血压药、氯丙嗪联用有协同效应。

2. 抗生素类 如红霉素、庆大霉素、链霉素、卡那霉素、新霉素、四环素。五味子及其制剂中含有机酸。有机酸能增加尿液酸度，红霉素在酸性条件下，活性显著降低，故不宜与红霉素联用。其在与抗生素如庆大霉素、链霉素、卡那霉素、新霉素、四环素等联用时，使其排泄增加，在肾小管吸收减少，从而降低有效血药浓度，减弱抗菌作用。

五味子及其制剂中含有的有机酸可酸化尿液，故与磺胺嘧啶与碳酸氢钠联用时，可拮抗其的碱化尿液的作用，易引起毒副作用。磺胺甲噁唑在较长期或较大量使用时仍应加服碳酸氢钠，亦不可服用含有机酸的中药及其制剂。

3. 胰酶 五味子及其制剂含大量的维生素C、苹果酸、枸橼酸、酒石酸等酸性物质，口服后会降低胃肠液的pH，酸度增加，与胰酶同服，可影响其对蛋白质的消化作用。

4. 螺内酯 螺内酯与含钾量高的中药五味子及其制剂长期联用时，易引起高血钾不良反应。留钾利尿药螺内酯长期服用可引起高血钾，与含钾量高的中药及其制剂长久联用，会加重引起高钾血症的危险。若患者同时伴有肾功能障碍，更易引起血钾过高。

5. 碱性药物 如抗酸药、氨茶碱、盐酸麻黄碱、硝苯地平、东莨菪碱等。五味子中含有机酸9%左右，主要为枸橼酸、苹果酸、酒石酸、琥珀酸、维生素C等。有机酸会在胃液中中和碱性药物，降低疗效，或直接抑制碱性抗菌药的吸收与药效发挥，如抗酸药、氨茶碱等。有机酸也可以酸化尿液影响某些西药在肾小管内的重吸收和排泄，如与弱碱性药物硝苯地平、东莨菪碱联用，会使肾小管对这些药物的重吸收减少，排泄增多，药效降低。与磺胺类药物联用时，磺胺溶解度大大降低，易在肾小管中析出，形成结晶，损伤肾小管及尿道上皮细胞，引起结晶尿、血尿等。另外，五味子含鞣酸，能与氢氧化铝中的铝离子结合，形成难以被吸收的沉淀物，使吸收减少、治疗作用降低。

6. 他汀类药物、环孢素等 他汀类药物、环孢素等与五味子及含有五味子的中药复方联用时，可能有相互作用。

7. 氯吡格雷 五味子可能影响氯吡格雷的抗血小板活性。

8. 复方氨基酸注射液（安米诺） 五味子与安米诺均使胃部酸性增高，对胃部刺激性增大，诱发和加重胃溃疡的发生，副作用增强。

9. 大环内酯类、利福平、阿司匹林等 与酸性较强的药物联用，可酸化体液而使药物排泄减少，增强药物的毒副作用。五味子可使大环内酯类药物的溶解度降低，增强大环内酯类药物的肝毒性，甚至可引起听觉障碍；可使利福平、呋喃妥因、吲哚美辛、阿司匹林的排泄减少，加重肾脏的毒副作用。

附表14：川芎与西药相互作用

1. 抗凝血、溶栓药 如阿司匹林、肝素、链激酶等。川芎能降低血小板表面活性，抑制血小板聚集，预防血栓形成，与抗凝血、溶栓药联用会使抗凝、溶栓作用增强而增加出血的风险，因此川芎及其制剂不宜与阿司匹林、肝素、链激酶等抗凝血、溶栓药联用。

2. 硝苯地平　川芎的呋喃香豆素成分，经实验证明可以抑制大鼠肝微粒CYPZC，CYP3A，CYPZD的活性，而硝苯地平是通过肝药酶代谢的，两药联合可能会抑制硝苯地平在体内的代谢。故联合使用要注意用药间隔，以避免相互作用。

3. 碘化钾　川芎中含有一定量的生物碱，与碘化钾联用后，在胃酸的作用下，碘离子能沉淀大部分生物碱，使吸收减少而影响药效。

4. 磺胺、大环内酯类、利福平、阿司匹林等　含有机酸成分的中药川芎与磺胺、大环内酯类、利福平、阿司匹林等酸性药物联用时，因尿液酸化，使乙酰化后的磺胺不易溶解，在肾小管中析出结晶，引起结晶尿、血尿，直至尿闭、肾功能衰竭；增强大环内酯类的肝毒性，甚至引起听觉障碍；可使利福平和阿司匹林的排泄减少，加重肾脏的不良反应。

5. 呈碱性的西药　含有机酸成分的川芎能与碱性西药氨茶碱、碳酸氢钠片发生中和反应，导致西药失去临床治疗作用。

6. 抗菌药物　如卡那霉素、庆大霉素等。川芎主要成分川芎嗪的抗氧化作用可减轻卡那霉素的耳毒性，通过影响肾髓质前列腺素分泌以及消除氧自由基作用而防止庆大霉素所致的急性肾功能衰竭。

7. 罂粟碱、维生素E　川芎及其制剂与罂粟碱联用可协同性扩张血管；与维生素E联用可协同性抗凝，可防止化疗药物毒副作用，升高白细胞，对放疗有增敏作用。

8. 含钙、镁、铝等金属离子的西药　含有机酸成分的川芎可与含钙、镁、铝等金属离子的西药氢氧化钙、碳酸钙、氧化钙、枸橼酸镁、氢氧化铝等发生中和反应，生成相应的盐，不利于吸收。川芎等碱性中药与铁制剂，中和胃酸，降低吸收。

9. 普萘洛尔　川芎或含川芎制剂不宜与普萘洛尔联用，因川芎嗪具有β-受体激动剂样作用，可以强心、扩张冠状动脉，而普萘洛尔能阻断其作用。

10. 苯丙胺　研究显示，川芎具有镇静作用，可以拮抗苯丙胺的兴奋作用。

11. 钙通道阻滞剂、肾上腺素　川芎与钙通道阻滞剂联用，拮抗药效。与肾上腺素联用，拮抗其药理作用。

12. 抗结核药　如链霉素、异烟肼、对氨基水杨酸钠。川芎有效成分阿魏酸钠对免疫系统有调节作用，可升高γ-球蛋白，对T淋巴细胞低下者有一定提高作用。川芎能扩张周围血管，改善微循环，增加病灶周围组织血流量，有利于抗结核药在局部发挥作用。与抗结核药联用，符合中医"扶正祛邪"治则。

附表15：黄柏与西药相互作用

1. 强心药　如洋地黄、地高辛等。黄柏及其制剂中含有生物碱成分，具有很强的抑菌作用，能使肠内菌群发生改变，当与洋地黄、地高辛等强心药联用时，因部分洋地黄类强心苷被细菌代谢的因素减少，血中药物浓度升高，易引起强心苷类药物中毒，因此黄柏及其制剂不能与强心苷类药配伍应用。

2. 金属盐类西药　如硫酸亚铁、硫酸镁、氢氧化铝等。含有生物碱的中药如黄柏及其中药制剂，与金属盐类西药联用能产生沉淀，影响药物吸收，减弱治疗效果。

3. 生物碱类西药　如士的宁、阿托品、麻黄素、吗啡、肾上腺素、毛果芸香碱、东莨菪碱。黄柏及其制剂中的生物碱对人体能引起强烈的生理作用，如果与生物碱类西药如士的宁、阿托品、麻黄素、吗啡、肾上腺素、毛果芸香碱等联用会出现同类毒副作用相加的情况，使毒副作用增强。因此黄柏及其制剂与生物碱类西药不宜联用。

4. 菌类制剂　如乳酶生、整肠生、双歧三联活菌、金双歧等。黄柏具有较强的抗菌作用，乳酶生为活的乳酸杆菌的干燥制剂，整肠生为分离出的地衣芽孢杆菌无毒菌株，双歧三联活菌胶囊主要由双歧杆菌、嗜酸乳杆菌、粪链球菌组成。与菌类制剂如乳酶生、整肠生、双歧三联活菌、金双歧等联用时，能抑制或降低菌类制剂的活性。

5. 含碘离子的西药　如碘喉片、碘化钾、复方碘溶液、氨肽碘、胺碘酮、含碘造影剂等。黄柏含生物碱，不宜与含有碘离子的西药联用，因为内服后在胃酸的作用下，碘离子可使大部分生物碱沉淀，影响其吸收，降低二者生物利用度。

6. 血浆蛋白结合率高的药物　如华法林、硫喷妥钠和甲苯磺丁脲等。黄柏的有效成分药根碱与血浆蛋白高度结合，如与血浆蛋白结合率高的药物联用，可通过竞争使这些药物置换出来，造成其血浆浓度明显增高，药效或毒性加强。

7. 降压药　黄柏中有效成分小檗碱、黄柏碱、巴马亭都具有不同程度的降压活性。因此与降压药联用时可能会发生血压过低，需密切监测血压。

8. 环孢素A　黄柏的有效成分为小檗碱。临床实验发现小檗碱能够增加环孢素A的血药浓度，动物实验认为机制可能与两者的组合是肝药酶CYP3A、CYPIA1、CYP281、CYP2C11以及GST的强抑制剂有关。因此长期联用需检测环孢素A的血药浓度。

9. 单胺氧化酶抑制剂　如呋喃唑酮、帕吉林、苯乙肼等。黄柏含有生物碱使单胺氧化酶活性受到抑制。因此黄柏及其制剂与单胺氧化酶抑制剂不宜联用。

附表16：延胡索与西药相互作用

1. 氨基糖苷类药物　延胡索等含生物碱的药物与氨基糖苷类药物联用，可增强对听神经的毒性。

2. 单胺氧化酶抑制剂　不宜与单胺氧化酶抑制剂联用。延胡索的有效成分巴马汀，其降压作用可被单胺氧化酶抑制剂如帕吉林等所逆转或消除，故在应用单胺氧化酶抑制剂期间及停药时间不足两周者，不宜应用延胡索及其制剂。

3. 氯丙嗪　延胡索不宜与氯丙嗪联用，二者有类似的安定和中枢性止呕作用，但联用会产生帕金森病。

4. 中枢兴奋剂　延胡索的有效成分四氢帕马丁具有中枢抑制作用，会降低西药咖啡因、苯丙胺等中枢兴奋剂的药效。

5. 镇静催眠药　如巴比妥类、地西泮、环己巴比妥等。延胡索具有明显的镇静催眠作用。延胡索的有效成分四氢帕马丁有显著的镇痛、催眠、镇静与安定作用，甲素和丑素的镇痛作用也较为明显，并有一定的镇静、催眠、安定作用。因此本药本身即具有明显镇静、催眠、镇痛作用，与镇静催眠类药物联用时极易增强后者药效。

6. 消化酶类西药　如胃蛋白酶、胰酶、淀粉酶、多酶片等。延胡索中含生物碱成分，不宜与酶类制剂配伍，因两者可产生沉淀，使药效降低。

7. 碘及碘化物　如碘化钾、碘化钠、碘喉片等。延胡索含有延胡索甲素、四氢帕马丁、延胡索丑素、黄连碱、去氢延胡索甲素等，不宜与含碘的药物如碘化钾联用。因为在胃酸的作用下，碘离子能够沉淀大部分生物碱，使其吸收减少而影响药效。

8. 抗菌药　如四环素类、青霉素G等。含碱性成分的中药延胡索及其制剂，不宜与四环素类、青霉素G、氨苄西林、多黏菌素、呋喃妥因等抗菌药联用。因在碱性环境中，可减少这些药物的再吸收，导致药效不同程度的减弱。如呋喃妥因在尿液pH值5.5时，比pH值8时的杀菌力可增强100倍。如与碱性中药联用，可使尿液的pH值碱性化，抗菌效力大减。

9. 生物碱类西药　如士的宁、阿托品、麻黄素等。延胡索生物碱与生物碱类西药属于同类，联用可使毒副作用增强。

10. 含金属离子类西药　如碳酸钙、维丁胶性钙注射液、硫酸镁、硫酸亚铁、氢氧化铝、碳酸铋等。延胡索与金属离子类西药联用，能形成螯合物而降低药物生物利用度。

11. 碱性较强的西药　如碳酸氢钠等。碱性较强的西药能影响延胡索生物碱的解离度，妨碍吸收。

附表17：桔梗与西药相互作用

1. 酸性较强的西药　如维生素C、烟酸、谷氨酸、胃酶合剂、稀盐酸合剂等。含苷类有效成分的中药及其制剂，如桔梗中的桔梗皂苷，当与酸性较强的西药，如维生素C、烟酸、谷氨酸等联用时，后者能分解前者有效成分苷，影响吸收，降低疗效。

2. 卡马西平　桔梗可以增加卡马西平血药浓度，联用桔梗应减少卡马西平的用量，以保持疗效不变并降低不良反应。

3. 氯丙嗪　桔梗与氯丙嗪联用后大鼠脑内多巴胺水平升高，治疗同时给予桔梗，可以减少氯丙嗪的用量，达到保持疗效、降低不良反应的目的。

4. 金属盐类药物　如硫酸亚铁、碱式碳酸铋等。桔梗含有皂苷类成分，不宜与含有金属成分的盐类药物联用，联用则可形成沉淀而使药物失效。

5. 乙酰胆碱　桔梗能抑制乙酰胆碱药物所致的肠收缩。

6. 降压类西药　如降压灵、硝苯地平、胍乙啶、复方降压片。桔梗与多元环碱性较强的生物碱如硝苯地平等配伍，因产生沉淀使机体吸收减少而降低疗效。

7. 异烟肼　桔梗能升高异烟肼的血药浓度，且随桔梗应用时间的延长异烟肼的浓度相应增加。实验发现应用中药桔梗1～3天对异烟肼血药浓度改变不明显，而连续7天给药，对异烟肼的影响显著。

附表18：石膏与西药相互作用

1. 抗生素　如四环素类、喹诺酮类。石膏主成分为硫酸钙，滑石主成分为硅酸镁，此外还含氧化铝等杂质。四环素类抗生素都是氢化并四苯的衍生物，其分子中含酰胺基和多个酚羟基，能与钙离子、镁离子、亚铁离子等金属离子形成溶解度小、不易被吸收的螯合物，相互降低吸收率，疗效降低。喹诺酮类抗菌药物可螯合二价和三价阳离子，不能与含钙离子、镁离子的药物同服，否则钙离子与喹诺酮类抗菌药物联用可形成喹诺酮-钙络合物，使吸收减少，血药浓度下降，并增强对胃肠道的刺激，故不宜联用，如确需联用时，可将二者服药时间间隔2～3小时。

石膏与硫酸庆大霉素联用，降低血浆蛋白结合率，增强毒性反应；与异烟肼、利福平配伍，因异烟肼分子结构中的肼功能基遇金属离子产生螯合反应，使异烟肼的生物效应降低；与新霉素配伍，引起化学反应，增强毒性。

2. 强心苷 如洋地黄、地高辛、毛花苷C、去乙酰毛花苷C等。石膏含钙较高，服用后增加血中钙离子浓度，钙离子能加强心肌收缩力，抑制细胞膜结合的Na^+-K^+-ATP酶，致使心肌细胞内游离Ca^{2+}浓度升高，促进心肌细胞内游离Ca^{2+}水平，加强强心苷的药理作用和毒性，易造成中毒。

3. 多酚羟基药物 如左旋多巴等。石膏及其制剂中含钙离子，能与左旋多巴等分子结构中有多个游离酚羟基的药物形成络合物，降低生物利用度，从而影响疗效。

4. 芦丁、鞣酸蛋白 石膏及其制剂可与芦丁、鞣酸蛋白产生螯合物，降低药物吸收，禁止联用。

5. 铁剂 石膏含钙离子，在胃肠道内二者可形成溶解度低的复合物或沉淀，降低铁剂的吸收。

附表19：白术与西药相互作用

1. 汞剂 白术及其制剂含有果糖等还原性糖，与硫化汞等汞制剂联用，会使其中的Hg^{2+}还原为Hg^+，增强其药物毒性。

2. 肾上腺素、抗肿瘤药和降糖药等 白术及其制剂与肾上腺素联用可产生拮抗作用，与抗肿瘤药联用可减轻化疗药物的毒副作用，与降糖药甲苯磺丁脲、氯磺丙脲联用，会增强降糖药的作用，易引起低血糖反应。

3. 抗菌药物 白术不宜与抗菌药物（青霉素、链霉素、新霉素、磺胺类、灰黄霉素）联用。

附表20：柴胡与西药相互作用

1. 金属离子类西药 如碳酸钙、维丁胶性钙注射液、硫酸镁、硫酸亚铁、氢氧化铝、碳酸铋等。含槲皮素的中药柴胡及其制剂，不宜与含钙、镁、铁、铝、铋的西药碳酸钙、维丁胶性钙注射液、硫酸镁、硫酸亚铁、氢氧化铝、碳酸铋等配伍应用。因中药所含槲皮素多以糖苷形式存在，在体内吸收代谢过程中，可能分解产生苷元槲皮素，槲皮素为5-羟基黄酮类，与上述阳性金属离子形成络合物，这种含金属的络合物几乎不被肠道吸收，故可降低药物的疗效。所以，柴胡及其制剂不宜和含金属离子的西药同时联用。如果必须要联用时，服药时间最好与西药间隔2小时以上，避免其药物间的相互作用。

2. 氯苯那敏　一项以大鼠为研究对象的研究证实柴胡皂苷A、D分别以不同的机制抑制CYP2D6酶活性，从而抑制氯苯那敏类成分在体内的药物代谢过程，可能存在引发药物不良反应的风险。因此在临床用药中应尽量避免两类药物的联合使用。

3. 酸性较强的西药　柴胡的主要有效成分为皂苷，不宜与维生素C、胃蛋白酶合剂等酸性较强的西药联用，因皂苷在酸性环境及酶的作用下，极易水解失效。

附表21：苦杏仁与西药相互作用

1. 呼吸中枢抑制药　如 普鲁卡因、利多卡因、硫喷妥钠、可卡因、喷托维林、苯巴比妥等。苦杏仁的主要化学成分为苦杏仁苷、苦杏仁酶等，苦杏仁苷经消化酶或苦杏仁酶分解，产生氢氰酸，氢氰酸对呼吸中枢有抑制作用，使呼吸运动趋于安静而达镇咳平喘效应。当与具有呼吸抑制作用的药物如麻醉、镇静及部分止咳药等联用时，就会产生药理作用的叠加，使呼吸抑制增强，导致药源性疾病，甚至会引起呼吸衰竭和肝肾功能损害。

2. 酸性药物　如维生素C、阿司匹林等。杏仁在酸性介质中或在胃酸过高或与酸性药物如维生素C、阿司匹林等联用时，可加速氰化物形成，增加中毒危险。

3. 助消化药　如 胃蛋白酶合剂、多酶片、淀粉酶。杏仁中含苷类成分，与胃蛋白酶合剂、多酶片、淀粉酶联用，可使苷类成分分解失效。

附表22：山楂与西药相互作用

1. 含金属离子的西药　山楂 含有较多的槲皮素，含有山楂的中成药，与含金属离子的西药如氢氧化铝凝胶、复方氢氧化铝片、碳酸钙片、乳酸钙片、葡萄糖酸钙片、丁维钙片、维丁钙糖粉、硫酸镁、硫酸亚铁、碱式碳酸铋、三硅酸镁联用，因槲皮素为5-羟基黄酮类，分子结构中含有多个5-羟基、4-酮基结构，故能与铝、铁、钙、铋、镁等金属离子产生槲皮素-铝、铁、钙、铋、镁络合物而影响吸收，降低疗效。

2. 降压类西药　如硝苯 地平、螺内酯、氨苯蝶啶、阿米洛利等。山楂及其制剂中含有机酸，与弱碱性西药硝苯地平联用时，因有机酸可酸化尿液，导致肾小管对后者的重吸收减少，排泄增多，有效血药浓度降低而影响疗效。

3. 碱性药物　如 盐酸麻黄碱、碳酸氢钠、氨茶碱等。山楂中的有机酸与弱碱性抗酸药发生酸碱中和反应，使其降低甚至失去治疗作用。山楂及其制剂中含有机酸，与弱碱性西药联用时，因有机酸可酸化尿液，导致肾小管对后者的重吸收减少，排泄增多，有效血药浓度降低而影响疗效。

4. 抗生素　如氨基糖苷类、红霉素类、四环素类等。山楂等含酶的中药及中药制剂不宜与抗菌药物联用，因为抗菌药物能抑制酶的活性，同服会使含酶类中药及其制剂药效降低，如需同时服用，服药时间建议间隔2~4小时。

含有机酸的山楂及其制剂，口服后可酸化胃液，也可直接改变尿液pH值，使尿液的酸度增加。因此，不宜与氨基糖苷类（链霉素、卡那霉素、庆大霉素、新霉素、妥布霉素）、大环内酯类（红霉素、麦迪霉素、乙酰螺旋霉素、吉他霉素）抗生素及磺胺类（磺胺嘧啶、磺胺脒、磺胺甲唑、复方新诺明、甲氧苄啶、柳氮磺胺吡啶）抗菌药联用。与磺胺类药联用，则使尿液酸化，药物的溶解度降低，可引起结晶尿，重者可出现血尿或尿闭，对肾功能产生不同程度的损害。与红霉素同服，可使红霉素在酸性环境中的杀菌力大为减弱，甚至使化学结构遭到破坏，降低生物利用度，影响疗效。

5. 抗贫血药　如硫酸亚铁、富马酸亚铁、乳酸亚铁、枸橼酸铁铵。山楂中含有鞣质，能与铁离子生成鞣酸铁盐沉淀，使其难于吸收，从而使铁剂的生物利用度降低。因此口服铁剂时，不宜服用含鞣质较多的中药及中成药。

6. 治溃疡药　如西咪替丁。山楂与西咪替丁联用会降低胃溶物pH值，降低疗效。

7. 酸性药物　如利福平、大环内酯类药物、阿司匹林、消炎药等。山楂等含有机酸成分的中药及制剂，与大环内酯类药物、利福平、阿司匹林等酸性药物联用后，因尿液酸化，可使大环内酯类药物的溶解性降低，导致尿中析出结晶，引起结晶尿或血尿；增强大环内酯类药物的肝毒性，甚至可引起听觉障碍；可使利福平和阿司匹林的排泄减少，加重对肾脏的不良反应。

8. 复方氨基酸注射液（安米诺）　山楂与安米诺联用，因二者均使胃部酸性增高，对胃部刺激性增大，诱发和加重胃溃疡的发生。

附表23：白芷与西药相互作用

1. 影响肝药酶代谢和表达　白芷中的香豆素类成分，如甲氧沙林，可影响CYP 450等药物代谢酶的表达和活性，影响药物疗效或产生毒副作用，值得关注。

2. 氨茶碱　动物实验证实，白芷所含有的香豆素组分能抑制氨茶碱在兔体内的代谢，使氨茶碱在体内代谢半衰期延长，清除减少，因此当白芷及含白芷的各种中药制剂与茶碱类药物联用时应监测茶碱血药浓度，及时调整剂量，以免引起茶碱中毒。

3. 甲苯磺丁脲、地西泮、硝苯地平、丁呋洛尔等　白芷提取物可以抑制大鼠肝微粒体CYP2C、CYP3A、CYP2D的活性，抑制甲苯磺丁脲、地西泮、硝苯地平、丁呋洛尔在体内的代谢，影响这些药物的体内水平。

附表24：泽泻与西药相互作用

1. 保钾利尿药　如螺内酯、氨苯蝶啶、阿米洛利等。泽泻中钾盐的含量很高，若与保钾利尿药如螺内酯、氨苯蝶啶等联用，可导致高血钾的不良反应（心率减慢、传导阻滞等心律失常等）。因此，泽泻及其制剂不宜与保钾利尿药配伍应用。

2. 降压药　如硝苯地平、胍乙啶、肼屈嗪、硝普钠等。泽泻具有降压作用，其降压作用与钙离子阻滞和抑制交感神经元释放去甲肾上腺素有关，当与硝苯地平、胍乙啶等去甲肾上腺素能神经末梢阻断药、钙拮抗剂类降压药联用时，会产生药理作用叠加而出现过度降压导致的低血压反应。因此泽泻及其制剂不宜与硝苯地平、胍乙啶等降压药联用。

3. 降糖药　泽泻能够促进胰腺释放胰岛素，当与降糖药甲苯磺丁脲、氯磺丙脲联用时，会增强降糖药的作用，易引起低血糖反应，因此，二者不宜联用。

4. 强心苷　泽泻与强心苷联用，会引起血钾过高，降低强心苷的疗效。

附表25：连翘与西药相互作用

1. 菌类制剂　如乳酶生、酵母片、整肠生、制霉菌素片。连翘具有较强的广谱抗菌作用，乳酶生为活的乳酸杆菌的干燥制剂，在肠内分解糖类产生乳酸，使肠内酸性增高而抑制腐败菌的繁殖及防止蛋白质发酵，故常用于消化不良、腹泻、小儿消化不良性腹泻。整肠生为分离出的地衣芽孢杆菌无毒菌株。若服用具有抗菌活性的中药，能抑制或降低西药微生态活菌制剂的活性。因此本药与乳酶生等活菌制剂联用可能会抑制乳酶生药效发挥。建议间隔一定的给药时间服用。

2. 甲氧苄啶、乙酰甲喹　文献报道，连翘与甲氧苄啶、乙酰甲喹联用对金黄色葡萄球菌与大肠杆菌的作用有协同作用。

3. 含有生物碱的西药　如可卡因、阿托品等。连翘中含有鞣质，在与可卡因、阿托品等含有生物碱的西药联用时，会生成沉淀，从而影响可卡因等药物在体内的吸收。

4. 洋地黄类强心苷　如地高辛、毛花苷C、毒毛花苷K等。连翘及其制剂可增强洋地黄类强心苷的强心利尿作用，拮抗其致呕吐的毒副作用。

5. 抗高血压药　如可乐定、缬沙坦、硝苯地平、哌唑嗪等。连翘及其制剂中富含芦丁，本身具有降压作用，与降压药联用有协同作用。

6. 茶碱、华法林　许多实验证实，连翘是细胞色素P450同工酶的强效抑制剂，能拮抗茶碱、华法林的吸收，并降低其生物利用度，中西药联用则疗效降低而毒性作用加重。

附表26：半夏与西药相互作用

1. 镇静药　半夏能抑制中枢神经，有一定程度的镇静催眠作用，与镇静类西药联用时，会对中枢神经系统有过度抑制作用。会抑制呼吸，促进并加重窒息或者会出现嗜睡、思维联想困难、记忆缺损、判断力差、情绪不稳等，因此半夏及其制剂与镇静类西药联用时，半夏用量不宜过大。

2. 酸性药物　如磺胺类、大环内酯类药物、利福平、阿司匹林等。半夏本身有肝肾毒性，因此应避免中药与酸性西药联用，以免产生严重的肝肾毒副作用。

3. 阿扑吗啡、抗组胺药、中枢神经系统抑制剂、尼可刹米、山梗菜碱等　半夏及其制剂可抑制阿扑吗啡的催吐作用，半夏中毒时不宜用阿扑吗啡催吐；与中枢神经系统抑制剂联用具有协同性镇静作用；与抗组胺药联用可治疗过敏性哮喘和神经性呕吐；与尼可刹米、山梗菜碱联用可纠正半夏及其制剂中毒时的呼吸不整和呼吸抑制效应。

4. 阿托品　半夏与阿托品联用抑制半夏所致肠收缩，且可产生抗利尿效应。

5. 放线菌素D、钾制剂、异丙肾上腺素舌下含片等　放线菌素D、钾制剂、异丙肾上腺素舌下含片等可致口腔溃疡，半夏可致口腔及咽喉肿痛，不宜联用。

6. 致变态反应药物　如β-内酰胺类抗生素、链霉素、异烟肼、万古霉素、奎宁、奎尼丁、苯妥英钠、碘化物、巴比妥类、普鲁卡因胺。半夏能致变态反应，常引起药物热的药物包括大多数抗微生物药物，特别是β-内酰胺类抗生素、链霉素、异烟肼、万古霉素、奎宁、奎尼丁、苯妥英钠、碘化物、巴比妥类、普鲁卡因胺，两者之间联用宜慎重。

附表27：金银花与西药相互作用

1. 强还原性的药物　如维生素C、氯丙嗪、维生素E、维生素B_1等。金银花含黄酮类成分，黄酮能被具有强还原性的西药所还原，两者联用均会影响疗效。

2. 酸性药物　如枸橼酸、苯甲酸、阿司匹林、头孢类抗生素、胃蛋白酶合剂等。金银花含皂苷类成分，与酸性药物联用因酸碱中和而降低疗效。

3. 抗生素类药物　如磺胺类、红霉素、利福平、氨苄西林、青霉素、甲氧苄啶、乙酰甲喹等。金银花含有绿原酸，与红霉素联用可使红霉素分解加快，失去抗菌作用；另外能增强呋喃妥因、利福平的肾脏毒性。磺胺类药物在体内部分转化成乙酰化合物，在应用此类药物时需要服用碳酸氢钠使尿液偏碱性而增大磺胺类药物的溶解度，但是含有机酸的中药及中成药可酸化尿液，影响乙酰化合物在尿中的溶解度，造成肾脏损害。绿原酸和氨苄西林联用后，会导致两者的排出量比单用时明显减少，故金银花制剂需谨慎使用抗菌药物。

金银花及其中药制剂与青霉素类抗生素联用，产生协同作用，加强青霉素对耐药金黄色葡萄球菌的抗菌作用，可提高抗菌效力，加强治疗效果。文献报道，金银花与甲氧苄啶、乙酰甲喹联用对金黄色葡萄球菌与大肠杆菌的作用有协同作用。

4. 菌类制剂　如乳酶生、整肠生、双歧三联活菌、金双歧等。金银花具有较强的抗菌作用，乳酶生为活的乳酸杆菌的干燥制剂，整肠生为分离出的地衣芽孢杆菌无毒菌株，双歧三联活菌胶囊主要由双歧杆菌、嗜酸乳杆菌、粪链球菌组成。与菌类制剂如乳酶生、整肠生、双歧三联活菌、金双歧等联用时，能抑制或降低西药菌类制剂的活性。

5. 重金属盐类　如碱式碳酸铋、硫酸亚铁、硫酸镁、枸橼酸铁铵糖浆及钙剂等。金银花及其制剂中含绿原酸，可与含金属离子的药物如硫酸镁、硫酸钡、枸橼酸铁铵等发生络合反应，影响吸收而使药效下降。

金银花中含有一定量的鞣质，能与铁离子生成鞣酸铁盐沉淀，难以吸收，使铁剂的生物利用度降低。

6. 口服降糖药与胰岛素　金银花提取物对实验性高血糖有降低作用，其机制可能与抑制肠道α-葡萄糖苷酶活性或拮抗自由基、保护胰岛B细胞有关。

7. 肾上腺素和去甲肾上腺素　金银花及其制剂中所含绿原酸，可轻微增强肾上腺素和去甲肾上腺素的升压作用。

附表28：山茱萸与西药相互作用

1. 碱性药物　如抗酸药、氨茶碱、碱性抗菌药（红霉素、氨基糖苷类、磺胺类）、硝苯地平、咖啡因、东莨菪碱等。山茱萸含有机酸，会在胃液中和碱性药物，降低疗效，或直接抑制碱性抗菌药的吸收与药效发挥，如抗酸药、氨茶碱、红霉素、氨基糖苷类等。泌尿系感染患者将氨基糖苷类抗生素与山茱萸及其制剂联用，因山茱萸主要成分有机酸使尿液呈酸性，而氨基糖苷类抗生素在碱性尿液中抗菌效力增强，在酸性尿液中抗菌力下降，因此，山茱萸及其制剂不宜与氨基糖苷类抗生素同时服用。

有机酸也可以酸化尿液，影响某些西药在肾小管内的重吸收和排泄，如与弱碱性药物硝苯地平、咖啡因、东莨菪碱联用，会使肾小管对这些药物的重吸收减少，排泄增多，药效降低。与磺胺类药物联用时，磺胺溶解度大大降低，易在肾小管中析出，形成结晶，损伤肾小管及尿道上皮细胞，造成尿路、肾脏损害，可产生血尿、结晶尿、尿闭，甚至急性肾衰竭。

2. 酸性西药　如利福平、阿司匹林、吲哚美辛、呋喃妥因。山茱萸含有机酸，有机酸不宜与利福平、阿司匹林、吲哚美辛、呋喃妥因等长期联用，因有机酸会增加酸性西药在肾脏的重吸收，从而加重对肾脏的毒性。

3. 碱性药物　如复方氢氧化铝、氢氧化铝、碳酸氢钠、奎宁等。山茱萸呈酸性，可酸化尿液，与碱性药物如复方氢氧化铝、氢氧化铝、碳酸氢钠、奎宁联用时，使后者排泄增加，在肾小管重吸收减少，从而降低血药浓度，影响其抗菌作用。

4. 复方氨基酸注射液（安米诺）　山茱萸与安米诺均使胃部酸性增高，对胃部刺激性增大，诱发和加重胃溃疡的发生，使副作用增强。

5. 大环内酯类药物　山茱萸能降低大环内酯类药物的溶解度，增强大环内酯类药物的肝毒性，甚至引起听觉障碍。

6. 金属离子类西药　如碳酸钙、维丁胶性钙、硫酸镁、硫酸亚铁、碳酸铋等。山茱萸与金属离子类西药联用，能形成螯合物而降低药物生物利用度。山茱萸及其制剂含有鞣质，与西药铁剂联用，易形成难以吸收的沉淀，降低疗效，因此，山茱萸及其制剂不宜与含金属离子类西药联用。

7. 胰酶　胰酶含胰蛋白酶、淀粉酶等，能消化蛋白质、淀粉，对脂肪亦有消化作用。用于胰脏功能障碍、糖尿病患者的消化不良等。在中性或微碱性时效力最好，故多与碳酸氢钠联用。而山茱萸含有机酸等酸性物质，口服后可降低胃液、肠液的pH值，增加酸度，与胰酶同服，可影响其对蛋白质的消化作用。

8. 口服降糖药、胰岛素　山茱萸能够增加胰岛素含量，提高胰岛素敏感性，进而发挥降糖作用。

附表29：三七与西药相互作用

1. 酸性较强的西药　如维生素C、烟酸、谷氨酸、胃酶合剂、稀盐酸合剂等。三七的有效成分为皂苷类化合物，与维生素C、烟酸、谷氨酸、胃酶合剂、稀盐酸合剂等酸性较强的西药联用，可使皂苷类成分分解，从而降低疗效或失效。

2. 酶制剂　如胃蛋白酶、胰酶等。三七含皂苷类成分，与酶制剂如胃蛋白酶、胰酶等联用可发生酶水解而失去活性，使疗效降低。

3. 含有金属离子的盐类药物　如硫酸亚铁、碱式碳酸铋、硫酸钙、碳酸钙、葡萄糖酸钙。三七的皂苷成分在与含有金属离子的盐类药物联用时，可形成沉淀而使药物失效。

4. 异丙肾上腺素　异丙肾上腺素不宜与含有三七成分的中成药联用，因为中药三七内含肾上腺皮质激素样物质，动物实验证明，肾上腺皮质激素可使心肌对异丙肾上腺素的敏感性增强，从而增强其对心脏的毒性。两者联用，会增强异丙肾上腺素对心脏的毒性。

5. 产生药物性皮炎的西药　如青霉素、链霉素、磺胺类、普鲁卡因、氯丙嗪等。三七可能导致药物性皮炎，与其他易产生药物性皮炎的西药如青霉素、链霉素、磺胺类、普鲁卡因、氯丙嗪等联用时，应当注意可能的诸如药物性皮炎这类药源性不良反应风险的增加。

6. 咖啡因、苯丙胺　咖啡因、苯丙胺的兴奋作用，可被三七所拮抗。

7. 华法林、尼莫地平　动物实验显示三七总皂苷对 CYP3A4、CYP2C9和CYP1A2可能有一定的抑制作用。与华法林、尼莫地平联合使用可能使华法林、尼莫地平血药浓度呈增高的趋势。

三七总皂苷3个主要有效成分单体对CYP3A4酶的体外抑制作用不同，三七皂苷Rg1无抑制作用，三七皂苷Rb1高浓度下有轻微抑制作用，三七皂苷R1有弱抑制作用，三七总皂苷制剂与CYP3A4酶代谢相关的药物之间产生相互作用的可能性低。

8. 抗凝药与抗血小板药物　三七有抗血小板凝集的作用，与抗凝药物或抗血小板药物联用时，可增强抗凝或抗血小板的临床效果，可能引起出血。如若联合使用应加强患者凝血指标的监测，必要时调整药物剂量。

附表30：栀子与西药相互作用

1. 菌类制剂　如乳酶生、整肠生、双歧三联活菌、金双歧等。栀子具有较强的抗菌作用，乳酶生为活的乳酸杆菌的干燥制剂，整肠生为分离出的地衣芽孢杆菌无毒菌株，双歧三联活菌胶囊主要由双歧杆菌、嗜酸乳杆菌、粪链球菌组成。与菌类制剂如乳酶生、整肠生、双歧三联活菌、金双歧等联用时，能抑制或降低西药菌类制剂的活性。

2. 镇静催眠药　如巴比妥类药物。栀子及其制剂有一定程度的镇静催眠作用，与镇静类西药联用时，会加强对中枢的抑制作用，出现头晕、嗜睡等不良反应，因此二者联用时栀子用量不宜过大。

3. 酶制剂　如胃蛋白酶、胰酶、多酶片、淀粉酶等。栀子具有抑制酶制剂活性的作用，使得疗效降低。

4. 苷类药　栀子与苷类中药联用降低疗效。

5. 地塞米松　栀子为地塞米松拮抗药。

6. 阿托品　阿托品与栀子联用，抑制中药降血压作用。

7. 东莨菪碱　栀子可对抗东莨菪碱所致的兴奋躁动，不宜联用。

附表31：珍珠与西药相互作用

1. 四环素类　珍珠及其制剂含钙较多，由于四环素类药物是氢化并四苯的衍生物，其分子含有酰胺基和多个酚羟基，能与钙离子、镁离子、亚铁离子等金属离子形成溶解度小、不易被吸收的螯合物，相互降低吸收率，疗效降低。

2. 喹诺酮类　喹诺酮类抗菌药物可螯合二价和三价阳离子，不能与含钙离子、镁离子的药物同服，否则钙离子与喹诺酮类抗菌药物联用可形成喹诺酮–钙络合物，使吸收减少，血药浓度下降，并增强对胃肠道的刺激，故不宜同服，如确需联用时，可将二者服药时间间隔2~3小时。

3. 洋地黄类强心苷、普尼拉明、硝苯地平　珍珠及其制剂含钙较多，因钙离子为应激离子，洋地黄类强心苷、普尼拉明、硝苯地平等治疗心血管疾病的西药不宜与珍珠联用，因为后者含大量钙离子，钙离子能增强心肌收缩力，抑制Na^+–K^+–ATP酶活性，故可增强洋地黄类的活性，导致心律失常和传导阻滞。

4. 左旋多巴胺　珍珠含有金属离子，多巴胺中的游离酚羟基遇到金属离子会产生络合反应，生成络合物，影响药物的吸收。

5. 小檗碱　珍珠含有蛋白质，蛋白质在一定条件下水解产生的氨基酸可以抑制小檗碱的抑菌作用，使小檗碱疗效降低。

6. 抗结核药类　如利福平、异烟肼。珍珠主要成分为碳酸钙，与抗结核药异烟肼联用时，因异烟肼分子结构中的肼功能基遇金属离子产生螯合反应，使异烟肼的生物效应降低。

7. 庆大霉素　含钙离子的中药珍珠与西药庆大霉素同服，因为钙离子可降低血浆与庆大霉素的结合率，而增强其毒性反应。

附表32：枇杷叶与西药相互作用

1. 麻醉、镇静、止咳药　枇杷叶中含有苦杏仁苷，能加重硫喷妥钠、可卡因、巴比妥盐类、地西泮等药物的呼吸中枢抑制作用，使毒副作用增强。

2. 四环素类、生物碱类、洋地黄类、含金属离子的药物等　枇杷叶中含有鞣质，与上述药物联用可生成鞣酸盐沉淀，从而影响吸收，降低疗效，故不宜联用。

3. 维生素B_1　枇杷叶中含有鞣质，维生素B_1可与鞣质在体内发生永久性结合，从而被排出体外而失去作用。若需长期服用含鞣质类的中药，应酌情补充维生素B$_1$。

4. 酶制剂 枇杷叶中含有鞣质，不能与胃蛋白酶合剂、多酶片联用，因其蛋白质结构中的肽键或酰胺键会与鞣质结合形成缔合物而失活。

附表33：附片与西药相互作用

1. 酶制剂 附片中含有生物碱，能和胃蛋白酶、乳酶生、胰酶、多酶片、淀粉酶等酶制剂产生沉淀，使药效降低或失效。

2. 金属盐类 附片中含有生物碱，能和碳酸钙、氯化钾、硫酸亚铁、碱式碳酸铋、枸橼酸铁铵糖浆等发生沉淀反应，使药效降低或失效。

3. 碘及碘化物类 在胃酸作用下，碘离子能沉淀大部分生物碱，影响吸收，使药效降低或失效。

4. 生物碱类西药 附片与士的宁、阿托品、麻黄碱等联用，会使同类药物毒性作用相加，毒副作用增强。

5. 碳酸氢钠 碳酸氢钠碱性较强，能影响附片生物碱的解离度，妨碍吸收，降低疗效。

附表34：红花与西药相互作用

1. 扩血管药 红花黄色素有明显的增加冠状动脉血流量、改善心肌供血的作用，实验显示22%红花黄色素0.2毫升可以使实验家兔冠状动脉血流量增加，并在心肌缺氧引起冠状动脉血流量显著减少的情况下也有明显的增加冠状动脉血流量的作用。红花及其制剂与硝酸酯类扩血管药联用，具有协同作用，应注意药物剂量。

2. 含金属离子的西药 红花中含有较多的黄酮类物质，可与药物（如鼠李铋镁片、复方氢氧化铝、氢氧化铝凝胶、硫糖铝、碱式碳酸铋、三硅酸镁、硫酸亚铁、葡萄糖酸钙、乳酸钙、碳酸钙片）中的铝、钙、镁、铁、铋等金属离子络合成相应的络合物，这种含金属的络合物几乎不被肠道吸收，故药效降低。若必须联用，应错开服药时间，避免药物间的相互作用。

3. 抗凝药 研究表明，红花具有抗凝血作用，与香豆素类、肝素等抗凝药联用，可增强抗凝效应，导致凝血时间延长而出血，因此，应避免与抗凝药联用。

4. 促凝血药 红花黄色素对内源性和外源性凝血有明显的抑制作用，可以显著延长凝血酶原时间和凝血时间，对凝血过程诸多环节如血小板黏附、血栓形成和纤维蛋白交联等有抑制作用。维生素K、凝血酶为常用促凝血药，二者与红花及其制剂具有明显的拮抗作用。

5. 钙通道阻滞药 曾有报道，实验性蒙古沙土鼠脑缺血，10分钟后酯酶活性为13.6%，而给予红花提取液后，该酶活性为79.4%，从而认为红花提取液有钙离子的拮抗作用。临床常用的钙通道阻滞药有局麻药、抗癫痫药和Ⅰ类抗心律失常药。红花与钙通道阻滞药具有协同作用。

6. 酸性药物 红花含有红花苷、新红花苷、红花醌苷，在酸性条件下，即与维生素C、烟酸片、谷氨酸片等药物联用时，有可能使苷分解成苷元和糖，从而影响疗效。

7. 可引起荨麻疹型药疹的药物 青霉素、可卡因、丙米嗪、血清制剂、疫苗、类毒素、巴比妥类、胰岛素、酶制剂、四环素、磺胺类与红花联用，有可能加重引起皮肤疾病。

8. 糖皮质激素 红花多糖可增强免疫活性，其作用强度随剂量增加而增强，故可对抗糖皮质激素的某些免疫抑制作用。

9. 中枢抑制剂 红花中的红花黄色素能显著增强中枢抑制剂巴比妥、水合氯醛的中枢抑制作用。

10. 阿替洛尔、美托洛尔等 曾有报道证实红花注射液对大鼠细胞色素CYP2D6亚型有抑制作用，因而对经由细胞色素CYP2D6亚型代谢的药物如阿替洛尔、美托洛尔等的疗效和毒副作用产生影响。

11. 硫酸氢氯吡格雷 曾有报道显示，羟基红花黄色素A对ADP诱导的血小板聚集无抑制作用，而对花生四烯酸诱导的血小板聚集具有明显的抑制作用（P<0.01）。红花黄酮成分杨梅素和山柰酚对血小板活化因子（platelet activating factor，PAF）诱导的血小板聚集、释放均有明显的抑制作用。红花水煎剂联合氯吡格雷能够明显增强氯吡格雷抑制血小板聚集和血栓形成的效果，这种更优异的药理活性使它在预防和治疗卒中、心肌梗死等心脑血管及外周动脉血管疾病中有着更好的应用前景；但同时，红花水煎剂亦能显著延长氯吡格雷的出血时间，这增加了临床合并用药的危险。

附表35：牛耳枫与西药相互作用

1. CYP3A4、CYP2C9的底物 牛耳枫的主要成分为槲皮素，属于黄酮类，槲皮素对CYP3A4和CYP2C9具有中等程度抑制作用，可能与CYP3A4（睾酮、咪达唑仑）、CYP2C9（华法林、醋酸香豆素等）的底物发生相互作用。

2. 碳酸钙、维丁胶性钙、硫酸镁、硫酸亚铁、氢氧化铝和碳酸铋类药物 含槲皮素的中药应避免与上述药物联用，因与其形成络合物而互相影响疗效。

3. 碱性较强的西药　牛耳枫含有生物碱类成分，含生物碱中药不能与具有较强碱性的西药联用，因生物碱大多是含氮有机物，当与碱性较强的西药联用时会影响其解离度，使疗效降低。

附表36：辣蓼与西药相互作用

1. 维生素B_1、生物碱、抗生素、苷类、亚铁盐制剂、碳酸氢钠制剂　辣蓼全草中主要以鞣质和黄酮类为主，鞣质不宜与维生素B_1、生物碱（麻黄碱、奎宁、利血平）、抗生素（四环素、红霉素、林可霉素、利福平等）、苷类（洋地黄、可卡因等）、亚铁盐制剂、碳酸氢钠制剂联用，会产生沉淀影响吸收。

2. 异烟肼、维生素B_6　与异烟肼联用会导致药物分解失效。与维生素B_6联用会导致药物形成络合物，降效或失效。

3. CYP3A4、CYP2C9的底物　辣蓼中的黄酮成分如槲皮素，可能与CYP3A4（睾酮、咪达唑仑）和CYP2C9（华法林、醋酸香豆素等）的底物发生相互作用。

附表37：青皮与西药相互作用

1. 氨基糖苷类抗生素　青皮为含有机酸的中药，可酸化胃液，也可以改变尿液的pH，与氨基糖苷类抗生素联用后可降低其抗菌疗效，因此，二者应避免联用。

2. 大环内酯类抗生素　大环内酯类抗生素在碱性环境下抗菌作用强，青皮为酸性中药，二者联用时可使大环内酯类抗生素失去药效，因此，二者不宜联用。

3. 碱性西药　青皮为含酸的中药，与碱性西药如碳酸氢钠、氢氧化铝、氢氧化钙、碳酸钙、氨茶碱、四环素、红霉素等联用时会发生中和反应，影响药物吸收，降低疗效。

附表38：白芍与西药相互作用

1. 金属离子制剂　白芍中含有较多的鞣质，服用金属离子制剂如硫酸镁、碳酸钙、乳酸钙、多维钙片、葡萄糖酸钙、糖钙片、丁维钙片、氢氧化铝、复方氢氧化铝、硫糖铝、碱式碳酸铋以及银剂如矽碳银等和钴剂如氯化钴、维生素B_{12}等药物期间，不宜与含鞣质的中药及其制剂联用，因为鞣质在消化道内可与金属离子制剂结合产生沉淀，使上述西药不易在肠道被吸收利用，从而降低疗效。

2. 抗菌药物　含有鞣质的中药及其制剂不宜与抗菌药物四环素类、氯霉素、红霉素、新霉素、利福平、阿莫西林、灰黄霉素、林可霉素、克林霉素、制霉菌素、磺胺类等药物同服，否则可生成鞣质盐沉淀物，不易被机体吸收，使抗菌药物失去活性，降低疗效。白芍与呋喃妥因联用可能加重肾脏的毒性。

3. 生物碱类药物　白芍中含鞣质，与生物碱类药物（如麻黄碱、小檗碱、阿托品、颠茄合剂、颠茄酊、咖啡因、士的宁、奎宁、利血平等）联用时，因鞣质的吸附作用能产生沉淀而影响生物碱类药物的吸收。值得注意的是鞣质与生物碱等多种成分产生沉淀，这种沉淀有的在体内能慢慢分解而起效。例如，含鞣质的中药及其制剂与小檗碱联用，能够生成鞣酸小檗碱，鞣酸小檗碱在肠道中缓慢分解，生成鞣酸和小檗碱，并分别发挥疗效。可利用这种相互作用机制来解决小檗碱的苦味问题。

4. 碱性药物　白芍含有机酸，在与碳酸氢钠、氢氧化铝、氨茶碱、阿司匹林、氨基糖苷类等碱性药物联用时，会发生酸碱中和反应，减少药物吸收，降低疗效。白芍含有鞣质，易使碳酸氢钠分解失效，故含鞣质的中药及其制剂不宜与碳酸氢钠及含碳酸氢钠的药物如大黄苏打片、健胃散、小儿消食片等药物联用。

5. 酸性药物　苷类物质是白芍的主要化学成分，其在酸性较强的条件下，可能分解成苷元和糖，影响疗效。故白芍不宜与维生素C、谷氨酸等酸性西药联用。

6. 抗血小板聚集药物　有文献报道，白芍总苷能抑制静脉血栓模型大鼠血小板聚集和血栓形成。白芍总苷体外对以ADP、血小板聚集蛇毒试剂诱导的家兔血小板聚集均有明显的抑制作用，并能延长小鼠尾动脉出血时间。因此，白芍与抗血小板聚集药物如阿司匹林联用时，可增加出血的风险。

7. 抗动脉粥样硬化药　巨噬细胞在对氧化型低密度脂蛋白等病理性脂质吞噬的同时可激活淋巴细胞，促进血管壁内的动脉粥样硬化的炎症反应。有研究提示白芍总苷能够促进巨噬细胞内胆固醇外流，有潜在的抗动脉粥样硬化的作用。白芍及其制剂与抗动脉粥样硬化药物具有协同作用。

附表39：桃仁与西药相互作用

1. 麻醉药　如苯巴比妥、普鲁卡因、利多卡因及硫喷妥钠等。桃仁含氰苷量较高，氰苷与其共存的酶（苦杏仁酶）在胃酸的作用下即发生水解，释放出氢氰酸，对呼吸中枢有抑制作用，与苯巴比妥、普鲁卡因、利多卡因及硫喷妥钠等麻醉药联用，则对呼吸中枢抑制作用加强，甚至引起呼吸衰竭。

2. 中枢镇咳药　如吗啡、喷托维林、可待因。桃仁含氰苷量较高，氰苷释放出的氢氰酸对呼吸中枢有抑制作用，当与可待因联用时，可能使呼吸中枢过度抑制，并损害肝肾功能。

附表40：地黄与西药相互作用

1. 洋地黄类西药　地黄与洋地黄类药物长期联用可能出现洋地黄中毒，故应该避免二者长期联用。

2. 降血糖药　地黄水提液通过上调2型糖尿病大鼠胰岛素原基因mRNA与蛋白的表达和抑制脂肪组织抵抗素（resistin）基因的表达，改善胰岛B细胞功能，改善脂代谢紊乱，从而降低大鼠血糖。地黄低聚糖可明显降低四氧嘧啶所致糖尿病大鼠高血糖水平，增加肝糖原含量，降低肝葡萄糖-6-磷酸酶活性，而对正常大鼠血糖无明显影响，但可部分预防葡萄糖及肾上腺素引起的高血糖症。当地黄水提液与降糖药联用时，会增强降糖药的降血糖效果，易出现低血糖反应。因此，地黄及其制剂与降糖药联用时宜减少剂量。

3. 抗菌药物　地黄水提液可显著降低发热家兔发热高峰值，并缩短发热时间；可抑制血浆环腺苷酸（cyclic adenosine monophosaphate，cAMP）含量过高及环腺苷酸／环鸟苷酸（cAMP／cGMP）比值升高，具有抗炎解热效应。地黄及其制剂可以增强抗菌药物的效果。

4. 可引起荨麻疹的常见药物　如青霉素、水杨酸盐、可待因、丙米嗪、血清制剂、类毒素、疫苗、促皮质素（adrenocorticotrophin，ACTH）、巴比妥类、氯霉素、酶制剂、灰黄霉素、胰岛素、阿片类等。上述药物与含苷类成分的熟地黄联用，有可能加重皮肤疾病。

5. 阿司匹林　用鲜地黄汁或鲜地黄煎液及干地黄煎液给小鼠灌胃，均在一定程度上拮抗阿司匹林诱导的小鼠凝血时间延长，且鲜地黄汁的作用明显强于干地黄煎液，提示其具有止血作用。故地黄与阿司匹林联用时，可能发生拮抗作用，影响药效。

6. 泼尼松龙　小鼠实验研究显示，鲜地黄汁、鲜地黄水煎液和干地黄水煎液均可不同程度地增强泼尼松龙引起的免疫低下小鼠的腹腔巨噬细胞的吞噬功能，以鲜地黄汁的作用最强，其次为鲜地黄水煎液。

7. 阿霉素　熟地黄具有填精益髓、补血养阴的功效，其主要有效成分熟地黄多糖可以增强机体造血功能，提高机体免疫力。阿霉素作为化疗药物，可导致骨髓抑制、机体免疫功能损伤等不良反应。应用熟地黄可以改善这些症状。

8. 酸性西药　如维生素C、谷氨酸等。苷类物质是地黄的主要化学成分，其在酸性较强的条件下，可能分解成苷元和糖，影响疗效。故地黄不宜与维生素C、谷氨酸等酸性西药联用。

9. 含有碘离子的西药　如碘化钾等。地黄中含有生物碱成分，在胃酸作用下，碘离子能沉淀大部分生物碱，使吸收减少而影响药效，故两者不宜联用。

10. 强心苷　地黄含有促皮质激素样物质，因而具有皮质激素样保钠排钾作用，长期服用有可能导致药源性低血钾，而低血钾容易诱发强心苷中毒。因而地黄不宜与强心苷类药物长期联用。如确需联用，应定期检查心电图及血钾，必要时适当补钾。

11. 地塞米松　地黄不宜与地塞米松联用，因为二药联用会拮抗药物的疗效。

12. 可待因、吗啡、盐酸哌替啶　地黄是苷类中药，与上述药物联用时会加重麻醉、抑制呼吸。

附表41：牛黄与西药相互作用

1. 扩张血管药　离体兔耳灌流实验证明，牛黄、牛胆汁磷酸钙、脱氧胆酸及胆酸钙对离体兔耳血管均有扩张作用。当人工牛黄及其制剂与扩张血管药联用时，会产生协同作用，使血管扩张作用增强，具有潜在的出血风险。

2. 四环素类药物　四环素类药物为氢化并四苯的衍生物，分子中含有酰胺基和多个酚羟基，与牛黄中所含的Ca^{2+}等金属离子形成溶解度小、不易被胃肠道吸收的络合物，而使彼此吸收减少，导致疗效降低。

3. 降压药　牛黄中的牛磺酸、胆红素、胆酸钙、脱氧胆酸及其盐类等成分均有降压作用。当人工牛黄及其制剂与降压药联用时，应注意药物用量，以免发生低血压反应。

4. 镇静催眠类西药　如水合氯醛、乌拉坦、吗啡、苯巴比妥等。牛黄及其制剂可增强镇静催眠类西药的中枢抑制作用，与水合氯醛、乌拉坦、吗啡、苯巴比妥等药物联用可能出现中枢神经抑制的急性中毒，如昏睡、呼吸中枢抑制、低血压等，故上述药物联用，西药应酌情减量服用。

5. 解热药 牛磺酸可作为介质存在于下丘脑而调节体温，其中所含有的去氧胆酸同样具有解热作用。牛黄及其制剂与解热药具有协同作用。

6. 尼可刹米 曾有文献报道，牛黄能延长尼可刹米对小鼠的惊厥潜伏期，增强最大电休克小鼠的惊厥阈值，并且能减少最大电惊厥发作的小鼠例数。因此，牛黄及其制剂与尼可刹米具有协同作用。

7. 乙酰胆碱 牛黄对由乙酰胆碱所引起的小鼠离体小肠痉挛具有解痉作用，说明牛黄及其制剂与乙酰胆碱具有拮抗作用。

附表42：乌梅与西药相互作用

1. 碱性药品 如碳酸氢钠、复方氢氧化铝、三硅酸镁、氨茶碱等。与碱性药品联用可发生中和反应，使药效减弱或丧失。

2. 氨基糖苷类抗生素 治疗泌尿系统感染时，因此类药（链霉素、庆大霉素、卡那霉素、妥布霉素等）在碱性尿液中抗菌力强，在酸性尿液中抗菌力弱，链霉素在pH 8时抗菌作用比pH 5.8时增强20~80倍；庆大霉素在pH 8.5时抗菌作用比pH 5时增强100倍，乌梅含有机酸，有机酸又能使尿液酸化，所以不能与氨基糖苷类抗生素联用。

3. 四环素、异烟肼、红霉素等 对肝脏有一定毒性，与四环素、异烟肼、红霉素等对肝脏有毒性的西药联用，会加重对肝脏的毒性，导致药源性肝病，所以忌用。

附表43：槟榔与西药相互作用

1. 吗啡 曾有报道显示食用槟榔可增强妇科手术过程中吗啡的镇痛效果，但恶心、呕吐和寒战的发生率升高，因此，槟榔与吗啡联用时应权衡利弊。

2. 阿托品 动物实验发现槟榔对豚鼠离体胃平滑肌的收缩活动有明显兴奋作用，且呈剂量正相关性。M受体阻断剂阿托品可部分阻断这种效应，可能与二者同时作用于M-胆碱能受体后相拮抗有关，因此，应避免二者联用。

3. 青霉素 槟榔为含碱性成分的中药制剂，与青霉素联用时可使青霉素分解加速，降低青霉素疗效。

附表44：六神曲（麦芽）与西药相互作用

1. 头孢菌素类 六神曲、麦芽含有酪胺类化合物，正常情况下通过肝脏单胺氧化酶分解，某些头孢菌素类药物能够抑制单胺氧化酶活性，从而使酪胺类化合物在体内蓄积，引起过敏反应，严重者可导致死亡。

2. 大环内酯类 六神曲、麦芽为含有消化酶类中药，大环内酯类抗生素可使酶的活性降低，影响其疗效。

附表45：雄黄与西药相互作用

1. 亚硝酸盐、硫酸盐 雄黄的主要成分硫化砷，可以在体内生成硫酸盐、硝酸盐，在胃液中可以产生微量的硫酸、硝酸，增强药物的毒性。

2. 酶制剂 因雄黄中所含的硫化砷会与某些酶活性中心的必需基因巯基结合使酶失活，故可使酶制剂降效或失效。

附表46：侧柏炭与西药相互作用

1. 抗菌药 如红霉素、四环素、利福平等。侧柏炭中含有鞣质，鞣质具有吸附作用，可使这些抗菌药透膜吸收量降低，故不宜联用。

2. 酶制剂 如淀粉酶、蛋白酶、胰酶等含。侧柏炭中含有鞣质，与胃蛋白酶合剂、多酶片等酶制剂联用时，蛋白质结构中的肽键或酰胺键与鞣质结合形成缔合物而使酶的效价降低，影响药物代谢，故应避免联用。

3. 强心剂 如地高辛等。侧柏炭含鞣质，可与地高辛等强心剂生成鞣酸盐沉淀，难于吸收，药效降低，故不宜联用。

4. 维生素B_1、维生素B_6 侧柏炭含有鞣质，可与维生素B_1、维生素B_6形成缔合物，使维生素B_1、维生素B_6不能发挥作用，故不宜联用。

5. 磺胺类药 侧柏炭含鞣质，其与磺胺类药物联用时，可导致肝脏内磺胺类药物浓度增加，严重者可引起中毒性肝炎，故不宜联用。

6. 含金属离子的西药　侧柏炭含有槲皮素（5-羟黄酮类），可与药物中的铝、钙、镁、铁等金属离子络合成相应的络合物，这种络合物不被肠道吸收，影响药物疗效，故不宜联用。

附表47：金樱子与西药相互作用

1. 抗菌药　如红霉素、四环素、利福平等。金樱子中含有较多鞣质具有吸附作用，可使这些抗菌药透膜吸收量降低，不宜联用。

2. 酶制剂　如淀粉酶、蛋白酶、胰酶等含。金樱子中含有鞣质，与胃蛋白酶合剂、多酶片等酶制剂联用时，蛋白质结构中的肽键或酰胺键与鞣质结合形成缔合物而使酶的效价降低，影响药物代谢，故应避免联用。

3. 强心剂　如地高辛等。金樱子含鞣质较多，可与地高辛等强心剂生成鞣酸盐沉淀，难于吸收，药效降低，故不宜联用。

4. 维生素B$_1$、维生素B$_6$　金樱子含有鞣质，可与维生素B$_1$、维生素B$_6$形成缔合物，使维生素B$_1$、维生素B$_6$不能发挥作用，故不宜联用。

5. 磺胺类药　金樱子含较多鞣质，其与磺胺类药物联用时，可导致肝脏内磺胺类药物浓度增加，严重者可引起中毒性肝炎，故不宜联用。

6. 铁剂　金樱子中含有鞣质，能与铁离子形成鞣酸铁盐沉淀，难以被人体吸收，使铁剂的生物利用度降低，故应避免与铁剂联用。

7. 酸性西药　如维生素C、谷氨酸等。金樱子中含有皂苷，其在酸性较强的条件下，可能分解成苷元和糖，影响疗效。故不宜与维生素C、谷氨酸等酸性西药联用。

附表48：牡蛎与西药相互作用

1. 洋地黄类强心苷　牡蛎中的钙离子对心脏的作用与洋地黄类强心苷相似，能加强心肌的收缩力，抑制Na$^+$－K$^+$－ATP酶。当含钙的中药与洋地黄类强心苷联用时，能增强洋地黄类强心苷的作用，使之毒性增强，并可引起心律失常和传导阻滞。故两者不可联用。

临床上对心衰患者用洋地黄类强心苷治疗期间，不可同时用含大量钙离子的中药及其制剂。尤其是对已洋地黄化的患者更应注意，含钙的中药及其制剂对洋地黄化的患者最易引发中毒反应。

2. 普尼拉明　普尼拉明为钙离子阻滞剂，能扩张冠状动脉、增加冠状动脉血流量、减慢心率、减少心肌收缩力。牡蛎中的钙离子对神经传递有抑制作用，当与普尼拉明等治疗心血管疾病的西药联用时，可以引起心律失常和传导阻滞。临床上在服用普尼拉明期间，不宜同时服用含钙离子的中药及其复方制剂。

3. 酸性西药　含钙类的制酸中药与阿司匹林、水杨酸、胃蛋白酶合剂等酸性药物联用时，能够发生中和作用，而使两者的作用都受到影响。

4. 硝苯地平、心可宁　含钙的中药牡蛎对中枢神经系统有抑制作用，与硝苯地平、心可宁等联用时，可致心律失常或传导阻滞。

5. 铁剂　患者在服用铁剂如硫酸亚铁、富马酸亚铁等期间，如联用含钙的中药或中成药，在胃肠道二者可形成溶解度低的复合物或沉淀，减少铁的吸收。

6. 磷酸盐类、硫酸盐类药物　磷酸氯喹、磷酸可待因、硫酸甲苯磺丁脲、硫酸亚铁、硫酸胍生等磷酸盐或硫酸盐类药物与含钙的中药及中成药联用时，由于离子间的相互作用，可能生成溶解度较小的磷酸钙及硫酸钙而产生沉淀，影响其吸收，降低其生物利用度，属于配伍禁忌。

7. 磺胺类药物　磺胺类药物口服吸收经肝脏乙酰化后再经肾排出体外。在人体碱性尿液中磺胺药溶解度大，排出速率快；而尿液酸化后则易使磺胺药溶解度降低，而在尿中析出结晶，引起结晶尿或血尿。临床上服用磺胺药时常同服等剂量的碳酸氢钠，以克服上述毒副作用。然而若与含有碱性成分的中药及其中成药同服，则这些药中所含的碳酸钙、硫酸钙等可进一步提高尿液的pH，使乙酰化后的磺胺离子化程度增大，虽可增加排泄，减少毒副作用，但重吸收相应减少，作用降低。这是因为离子化程度增大的磺胺药，不易透过肾小管上皮细胞膜屏障，以致重吸收减少，达不到磺胺药有效的血药浓度，而使作用降低。

8. 异烟肼　异烟肼进入人体内首先与金属离子（如Ca^{2+}）形成络合物，然后再影响酶系统而发挥作用。异烟肼为络合剂，如果患者在口服异烟肼治疗结核病期间联用含钙的中药或中成药，由于药物间的相互作用和影响，因而形成异烟肼-钙的络合物，致使异烟肼的吸收减少，其生物效价也降低。

9. 四环素类抗生素　含钙的中药及其中成药在胃液的强酸性环境下，能以离子形式存在。由于四环素类抗生素是氢化并四苯的衍生物，化学结构中有酚羟基和烯醇基，能与钙离子发生化学反应形成难溶性的络合物，从而影响四环素类药物（如四环素、土霉素、多西环素、美他环素、米诺环素、地美环素等）的吸收，降低药物的疗效。

10. 氨基苷类抗生素　临床氨基苷类抗生素与血浆蛋白的结合很少，但能与钙离子结合，若含钙中药及其制剂与氨基苷类抗生素联用，可加重后者的神经肌肉接头阻滞作用。煅牡蛎为碱性中药，氨基糖苷类药物在碱性条件下排泄减少，吸收增加，血药浓度上升，药效作用增强20～80倍，同时增加脑组织中的药物浓度，使耳毒性增强，造成暂时性或永久性耳聋，故长时间联用应进行血药浓度监测。

11. 左旋多巴胺　牡蛎中含有钙离子，可与多巴胺中的游离酚羟基产生络合反应，生成络合物，影响药物的吸收，故两者不宜联用。

附表49：仙鹤草与西药相互作用

1. 抗菌药　如红霉素、四环素、利福平等。仙鹤草中含有鞣质，鞣质具有吸附作用，可使这些抗菌药透膜吸收量降低，故不宜联用。

2. 酶制剂　如淀粉酶、蛋白酶、胰酶等含。仙鹤草中含有鞣质，与胃蛋白酶合剂、多酶片等酶制剂联用时，蛋白质结构中的肽键或酰胺键与鞣质结合形成缔合物而使酶的效价降低，影响药物代谢，故应避免联用。

3. 强心剂　如地高辛等。仙鹤草含鞣质，可与地高辛等强心剂生成鞣酸盐沉淀，难于吸收，药效降低，故不宜联用。

4. 维生素B_1、维生素B_6　仙鹤草含有鞣质，可与维生素B_1、维生素B_6形成缔合物，使维生素B_1、维生素B_6不能发挥作用，故不宜联用。

5. 磺胺类药　仙鹤草含鞣质，其与磺胺类药物联用时，可导致肝脏内磺胺类药物浓度增加，严重者可引起中毒性肝炎，故不宜联用。

6. 铁剂　仙鹤草中含有鞣质，能与铁离子形成鞣酸铁盐沉淀，难以被人体吸收，使铁剂的生物利用度降低，故应避免与铁剂联用。

7. 含金属离子的西药　仙鹤草含有槲皮素（5-羟黄酮类），可与鼠李铋镁片、硫糖铝、葡萄糖酸钙等含有金属离子的药物络合成相应的络合物，这种络合物几乎不被肠道吸收，影响药物疗效，故不宜联用。

8. 酸性西药　如维生素C、谷氨酸等。仙鹤草中含有皂苷，其在酸性较强的条件下，可能分解成苷元和糖，影响疗效。故仙鹤草不宜与维生素C、谷氨酸等酸性西药联用。

9. 蓖麻油　仙鹤草中含有鹤草酚，有一定毒性，与蓖麻油联用时会使毒性增强，加重胃肠道及神经系统反应，故不宜联用。

10. 可引起药物性皮炎的西药　仙鹤草可能引起药物性皮炎，与青霉素、水杨酸盐、碘造影剂、异烟肼等可引起此类药源性皮肤病的药物联用时，可能发生相互作用。

11. 降糖药　仙鹤草可以促进胰岛素释放，增加组织对糖的转化和利用，其水提浸膏对四氧嘧啶诱导的糖尿病小鼠和肾上腺素诱导的高血糖小鼠均有明显降血糖作用，两者联用时，会加强降糖药的降血糖效果，易出现低血糖反应，因此，两者联用时宜减少剂量。

12. 降压药　仙鹤草水提取物和乙醇提取物对麻醉兔有明显的降压作用，当与降压药联用时，可能发生相互作用，易引起低血压反应。因此，仙鹤草及其制剂与降压药联用时宜减少剂量。

附表50：川乌与西药相互作用

1. 含碘离子的药物　如碘化钾、西地碘含片等。川乌含有乌头碱，含碘的药物在胃酸的作用下，能与大部分生物碱结合生成沉淀，影响药物的吸收，降低疗效。

2. 含重金属盐的西药　如胶体果胶铋、硫酸亚铁、氢氧化铝凝胶等。川乌中含有乌头碱，可与含重金属离子的西药产生沉淀反应，使药物疗效降低或消失。

附表51：淫羊藿与西药相互作用

1. 抗动脉粥样硬化药　淫羊藿苷促进血管平滑肌细胞（vascular smooth muscle cell，VSMC）葡萄糖调节蛋白78（GRP78）表达，诱导VSMC凋亡，抑制血管平滑肌细胞生长及促进凋亡作用，减轻球囊损伤后新生内膜的增生，具有抗动脉粥样硬化作用。淫羊藿及其制剂可以增强抗动脉粥样硬化药物的作用。

2. 降血糖药　淫羊藿总黄酮具有降低血糖的作用，当淫羊藿及其制剂与降血糖药联用时，应注意其剂量，以免发生低血糖反应。

3. 含金属离子的西药　如复方氢氧化铝、鼠李铋镁片、氧氧化铝凝胶、硫糖铝、碱式碳酸铋、三硅酸镁、硫酸亚铁、葡萄糖酸钙等。淫羊藿中含有黄酮类成分，可与药物中的钙、铝、镁、铋等金属离子络合形成络合物，这种含金属的络合物几乎不被肠道吸收，药物疗效降低。若必须同时服用，应该避开服药时间，避免药物间的相互作用。

附表52：续断与西药相互作用

1. 抗菌消炎药　续断对金黄色葡萄球菌有较强的抑菌作用；对肺炎双球菌有抑制作用，并能抗维生素E缺乏症；还有杀灭阴道毛滴虫的作用。续断及其制剂与抗菌消炎药联用时，会产生协同作用。

2. 环磷酰胺　用100%续断水煎剂可以使腹腔注射环磷酰胺引起的血中白细胞总数

降低得到恢复，能显著提高大鼠中性粒细胞吞噬酵母的作用。续断及其制剂会降低环磷酰胺的作用。

3. 催产素　川续断总生物碱能显著抑制妊娠大鼠在体子宫平滑肌的自发收缩活动，降低其收缩幅度和张力，对抗0.25 U／千克催产素诱发的妊娠大鼠在体子宫收缩幅度和张力的增加，并具有对抗大鼠摘除卵巢后导致的流产的作用。续断及其制剂具有拮抗催产素的作用。

附表53：知母与西药相互作用

1. 胆碱酯酶抑制药　如他克林、多奈哌齐、利凡斯的明。知母总皂苷能显著提高衰老大鼠脑内的N受体数量，而且知母总皂苷在大鼠体内经吸收转化后可抑制大鼠脑皮质乙酰胆碱酯酶的活性，从而发挥益智和抗老年痴呆的作用。知母皂苷可以增强胆碱酯酶抑制药的作用。

2. 抗凝血药　知母皂苷Ⅰ、知母皂苷Ⅰa、知母皂苷B-Ⅰ、知母皂苷B-Ⅱ、知母皂苷B-Ⅲ、知母皂苷A-Ⅲ、知母皂苷E1和知母皂苷E2均对人血小板聚集具有显著的抑制作用，此作用随皂苷浓度的升高而增强。知母及其制剂可以增强抗凝血药的作用。

3. 抗菌药物　知母皂苷B-Ⅱ具有体外抗菌活性，在mRNA和蛋白表达水平可抑制白介素-1β（11-1β）、肿瘤坏死因子-α（TNF-α）和白介素-6（11-6）等炎症因子的生成，同时抑制细胞核因子-κB（NF-κB）和促细胞分裂剂激活性蛋白激酶（MAP kinase）的激活。抑制NF-κB的转录活性以及抑制MAP kinase的激活是其可能的作用机制。知母及其制剂与抗菌药物联用时，可以增强抗菌药物的药效。

4. 降血压药　知母皂苷作用于血管内皮细胞后，血管紧张素酶原基因、肾上腺素α2A受体基因及内皮素转换酶-1基因的表达均有不同程度的下调，从而发挥调控血管内皮细胞功能，降低血压。当知母及其制剂与降压药联用时，降压作用增强，存在低血压风险。

5. 降血糖药　知母皂苷A-Ⅲ能降低四氧嘧啶致糖尿病小鼠模型的血糖水平，且成剂量依赖性关系，其作用机制可能为抑制肝内糖原分解或异生。当与降糖药联用时，会增强降糖药降血糖的效果，易出现低血糖反应，因此，知母及其制剂与降糖药联用时宜减少剂量。

6. 降血脂药　对高脂饲料造模的SD大鼠灌胃知母皂苷30天后，知母皂苷能显著增强高脂血症大鼠肝脏低密度脂蛋白受体的活性，加快血中低密度脂蛋白的清除，从而起到调控血脂水平的作用。知母及其制剂可以加强降血脂药的降脂作用。

附表54：补骨脂与西药相互作用

1. 抗肿瘤药　补骨脂具有较强的抗肿瘤活性，可激发小鼠体内自然杀伤细胞活性，抑制艾氏腹水癌细胞（ehrlich ascites carcinoma，EAC）的生长，对Hep-2和A549细胞株有细胞毒性，能抑制肿瘤生长，减轻骨破坏而显著减轻乳腺癌骨痛大鼠的痛行为。当补骨脂及其制剂与抗肿瘤药联用时，可以增强抗肿瘤药的药效。

2. 抗菌药物　补骨脂中的黄酮类成分异补骨脂查耳酮、补骨脂二氢黄酮甲醚和刺桐素A（erythrinin A）有较强的抗金黄色葡萄球菌及表皮葡萄球菌作用；黄酮苷3，5，3'，4'-四羟基-7-甲氧基黄酮-3'-O-α-L-吡喃木糖（1→3）-O-α-L-吡喃阿拉伯糖（1→4）-O-β-D-吡喃半乳糖苷对革兰阳性菌金黄色葡萄球菌、革兰阴性菌铜绿假单胞菌及真菌尖孢镰刀菌和指状青霉有抑制作用；萜酚类成分Psoracorylifols A~E具抗幽门螺旋杆菌活性。当补骨脂及其制剂与抗菌药物联用时，可以增强抗菌作用。

3. 含金属离子的西药　如复方氢氧化铝、鼠李铋镁片、氢氧化铝凝胶、硫糖铝、碱式碳酸铋、三硅酸镁、硫酸亚铁、葡萄糖酸钙等。补骨脂中含有黄酮类成分，可与药物中的钙、铝、镁、铋等金属离子络合形成络合物，这种含金属的络合物几乎不被肠道吸收，药物疗效降低。若必须同时服用，应该避开服药时间，避免药物间的相互作用。

附表55：芭蕉根与西药相互作用

1. 抗菌药物　芭蕉根石油醚和正丁醇提取物可以明显减轻二甲苯所致的小鼠耳郭肿胀和棉球肉芽肿的重量，对角叉菜胶所致的小鼠足肿胀也有明显的抑制作用。芭蕉根及其制剂可以增强抗菌药物的抗炎作用。

2. 镇痛药　芭蕉根乙醇提取物和水提取物对醋酸所致鼠扭体反应有较好的抑制作用。芭蕉根具有镇痛作用，当与镇痛药联用时，会产生协同作用。

3. 降血糖药　芭蕉根有效部位高剂量可以降低四氧嘧啶模型小鼠血糖，对正常小鼠血糖没有影响。当与降糖药联时，会增强降糖药降血糖效果，易出现低血糖反应，因此，芭蕉根及其制剂与降糖药联用时宜减少剂量。

附表56：骨碎补与西药相互作用

1. 抗炎镇痛药　骨碎补 总黄酮具有一定的抗炎作用，对二甲苯所致小鼠耳郭肿胀具有抑制作用；对醋酸所致小鼠腹腔毛细血管扩张和渗透性增高有拮抗作用。骨碎补及其制剂可以增强抗炎镇痛药的疗效。

2. 抗血栓药　骨碎补总黄酮具有降低大鼠血液黏度、抑制血小板聚集的作用。骨碎补及其制剂可以增强抗血栓药物的抗血栓作用。

3. 含金属离子的西药　如复方氢氧化铝、鼠李铋镁片、氢氧化铝凝胶、硫糖铝、碱式碳酸铋、三硅酸镁、硫酸亚铁、葡萄糖酸钙等。骨碎补中含有黄酮类成分，可与药物中的钙、铝、镁、铋等金属离子络合形成络合物，这种含金属的络合物几乎不被肠道吸收，药物疗效降低。若必须同时服用，应该错开服药时间，避免药物间的相互作用。

附表57：鸡血藤与西药相互作用

1. 降脂药　鸡血藤可降低血浆总胆固醇（total cholesterol，TC），对高密度脂蛋白-胆固醇（high-density lipoprotein-cholesterol，HDL-C），可升高HDL2-C / HDL3-C，延缓动脉粥样硬化。鸡血藤及其制剂与降脂药具有协同作用。

2. 扩张血管药　鸡血藤 乙醇提取物具有扩血管作用，其机制可能与细胞膜上的电压依赖性Ca^{2+}通道或受体操纵性Ca^{2+}通道的抑制有关。鸡血藤及其制剂与扩张血管药联用，会增强扩张血管的效果，存在潜在的出血风险。

3. 抗病毒药　鸡血藤水提液在绿猴肾（Vero - E6）细胞中对肠道病毒具有明显的抑制作用，可直接杀灭柯萨奇B3病毒（coxsackie virus，CVB3），而且还可进入细胞或吸附在细胞表面，达到抑制或杀伤病毒的效果。鸡血藤及其制剂与抗病毒药联用会产生协同作用。

附表58：木香与西药相互作用

1. 抗菌药物　木香醇提物能抑制角叉菜胶、弗氏佐剂引起的大鼠足跖肿胀和炎性细胞的积累，能抑制脂多糖（lipopolysaccharide，LPS）诱导的中性粒细胞趋化因子（cytokine induced neutrophil chemoattract，CINC）、白细胞介素-8（11-8）、TNF-α的产生，也能增强白细胞的吞噬功能，并可抑制淋巴细胞增殖和γ-干扰素（IFN-γ）分泌。木香及其制剂与抗菌药物具有协同作用。

2. 抗肿瘤药　木香中的多种成分，如s hikokiols类化合物、去氢木香内酯和木香烃内酯、木香丙酮提取物中的β-盾叶鬼臼素（β-peltatin）和木脂素衍生物对多种癌细胞具有杀伤作用。木香及其制剂可以增强抗肿瘤药抑制或杀灭癌细胞的作用。

3. 降血脂药、降压药、扩张血管药　木香提取物中含有降低血液中胆固醇和三酰甘油水平的成分，以及扩张血管和降压的成分（去内酯油、总内酯、生物碱、木香内酯、二氢木香内酯、去氢木香内酯和12-甲氧基二氢木香烃内酯）。木香及其制剂与降血脂药联用时，可以增强降血脂药的降脂作用；当与降压药联用时，降压效果增强，易引起低血压反应，应该减小用药量；当与扩张血管药联用时，血管扩张力增强，存在出血风险。

附表59：没药与西药相互作用

1. 抗菌药物　没药的水煎剂（1：2）在试管内对多种致病性皮肤真菌都有不同程度的抑制作用，其抗真菌作用可能与其挥发油中所含的丁香油酚有关。没药及其制剂与抗菌药物联用时，会增强抗菌药物的药效。

2. 降血脂药　没药油树脂部分能降低血胆固醇量，防止动脉内膜粥样斑块的形成，而且实验表明没药的水煎剂（1：2）中油树脂部分也有降血脂的作用。没药及其制剂与降血脂药联用时，会产生协同作用。

附表60：制草乌与西药相互作用

1. 含碘离子的药物　如碘化钾、西地碘含片等。制草乌含有乌头碱，含碘的药物在胃酸的作用下，能与大部分生物碱结合生成沉淀，影响药物的吸收，降低疗效。

2. 含重金属盐的西药　如胶体果胶铋、硫酸亚铁、氢氧化铝凝胶等。制草乌中含有乌头碱，可与含重金属离子的西药产生沉淀反应，使药物疗效降低或消失。

附表61：何首乌与西药相互作用

1. 含有蒽醌类化合物　如碳酸氢钠片、复方氢氧化铝片、氨茶碱等。何首乌，不能与碱性药物联用，因蒽醌可在碱性条件下发生氧化而降低药效。

2. 阿司匹林及降血糖药物　何首乌所含糖皮质激素能使胃液分泌增多，降低胃肠道抵抗力，而阿司匹林对胃肠道有较强的刺激性，两者联用，可增强胃肠道不良反应，甚至诱发或加重消化道溃疡。

附表62：附子与西药相互作用

1. 酶制剂　如胃蛋白酶、蛋白酶、淀粉酶、胰酶、多酶片。附子中的乌头碱与西药中的酶类易发生沉淀反应，影响有效成分的吸收，降低药效。

2. 含金属离子　如碳酸钙、维丁胶性钙、硫酸镁、硫酸亚铁、氢氧化铝和碳酸铋等。乌头碱与西药中的重金属类易发生沉淀反应，影响有效成分的吸收，降低药效。

3. 碘化物　乌头碱与碘化物易发生沉淀反应，影响有效成分的吸收，降低药效。

4. 青霉素、头孢类抗生素　附子可使肾小管对这些弱酸性药物的重吸收降低，加快其排泄速度，降低药物的有效浓度和抗菌活性。

5. 氨基糖苷类抗生素　如链霉素、卡那霉素、庆大霉素等。附子可使肾小管对这些弱碱性药物的重吸收增加、排出减少，而升高后者的血药浓度，增加后者在脑组织的浓度并增强其对听神经的毒性，增强抗菌作用的同时也增强了氨基糖苷类的耳毒性，更容易引起耳鸣，形成暂时性或永久性耳聋。

6. 氨茶碱、阿托品　若与其联用，会增强其毒性，导致药物中毒。

附表63：夏枯草与西药相互作用

1. 保钾利尿药　含钾高的中药不宜与保钾利尿药如螺内酯、氨苯蝶啶联用，以防引起高钾血症。

2. 钾盐　夏枯草富含钾离子，一般不应与钾盐联用，以避免发生血钾过高的危险。

3. 可引起猩红热样及麻疹样型药疹的药物　氨苄西林、巴比妥类、氯丙嗪、胰岛素等可引起猩红热样及麻疹样型药疹的药物与夏枯草联用，有可能增加皮肤疾病的发病率。

附表64：五倍子与西药相互作用

1. 酶制剂　如淀粉酶、蛋白酶、胰酶、多酶片等。五倍子中的鞣质可与酶制剂的酰胺键或肽键形成牢固的氢键缔合物，使酶的效价降低，影响药物代谢，改变其性质，降低疗效。

2. 四环素类、红霉素、利福平等　五倍子及其制剂不宜与四环素类、红霉素、利福平等西药联用，因为五倍子中的鞣质成分可使分子较大的多酚羟基化合物与后者生成鞣酸盐沉淀，不易被吸收而降低疗效。

3. 磺胺类药物　五倍子富含大量的鞣质类化合物，在与磺胺类药物联用时，二者结合导致血及肝脏内磺胺类药物浓度增加，严重者可发生中毒性肝炎。

4. 含生物碱类　如麻黄碱、奎宁、利血平、复方降压药、阿托品类等。五倍子及其制剂不宜与含生物碱类药物联用，因五倍子中的鞣质与生物碱结合可生成难溶性鞣酸盐沉淀，不易被吸收而降低疗效。

5. 强心苷类　如洋地黄、地高辛等。五倍子及其制剂不宜与洋地黄、地高辛联用，因为五倍子中的鞣质与苷类结合产生沉淀，不易被胃肠道吸收。

6. 维生素B_1和维生素B_6　五倍子及其制剂不宜与维生素B_1和维生素B_6联用，因为五倍子中的鞣质易与维生素B_1、维生素B_6牢固结合，影响维生素B_1和维生素B_6的吸收和疗效。

7. 青霉素类　五倍子含较多鞣质类成分，与青霉素类联用会生成鞣酸盐沉淀而不易被吸收,降低各自的生物利用度,从而影响药效。

附表65:党参与西药相互作用

1. 肾上腺素 党参具有轻度的降压作用,可以对抗微量肾上腺素的作用。

2. 中枢神经系统抑制药 如戊巴比妥、氯丙嗪等。近年发现,党参与小剂量中枢神经系统抑制药有一定的协同抑制作用,并可协同乙醚的麻醉作用,但当中枢神经系统抑制药药量增大时它们之间又表现为拮抗作用。

3. 地塞米松 可拮抗党参升高血中皮质酮水平的作用,但党参可增强皮质激素抑制下巨噬细胞的活力,改善免疫功能。

附表66:升麻与西药相互作用

1. 硫喷妥钠 升麻可显著延长硫喷妥钠的催眠时间。

2. 有机磷农药 升麻具有毒扁豆碱样作用,故有机磷中毒时不宜应用升麻类药物。

3. 去甲肾上腺素 升麻提取物中存在增强和拮抗去甲肾上腺素对输精管收缩作用的两种物质,故不宜联用。

4. 催产素 小剂量升麻可增强催产素对子宫平滑肌的收缩作用,大剂量则轻度抑制子宫收缩。

5. 强心苷 升麻的药理作用与强心苷相反,对心脏有抑制作用,故升麻及其制剂不宜与强心苷联用。

6. 碘化钾 碘离子能沉淀大部分生物碱,使吸收减少而影响药效,而升麻含有升麻碱,故不宜与碘化钾联用。

附表67:枸杞子与西药相互作用

1. 阿托品 阿托品可以抑制枸杞子的拟胆碱样作用。

2. 碘化钾 枸杞子含生物碱,不宜与碘化钾联用,因为碘离子可沉淀大部分生物碱，使吸收减少而影响药效。

3. 硫喷妥钠　枸杞子能减少酚四溴酞磺酸钠潴留，降低谷草转氨酶，缩短硫喷妥钠的催眠时间。

附表68：车前子与西药相互作用

1. 吉非贝齐　降血脂药吉非贝齐与车前子同时服用或服用车前子2小时后再服用吉非贝齐，两者相比，吉非贝齐的浓度−时间曲线下面积（area under the concentration−time curve，AUC）减小，但生物利用度改变极小，说明车前子降低吉非贝齐的吸收，但作用很小，无临床意义。

2. 锂盐制剂　车前子可降低锂盐的血药浓度。

参考文献

［1］苗明三. 中西药配伍宜忌表［M］. 北京：人民卫生出版社. 2014.

［2］朱建华. 中西药物相互作用［M］. 北京：人民卫生出版社. 2014.

［3］张冰. 临床中药学［M］. 北京：中国中医药出版社. 2014.

［4］张延模. 临床中药学［M］. 北京：中国中医药出版社. 2044.

［5］陈仁寿. 新编临床中药学［M］. 北京：科学出版社. 2015.

［6］李学林，崔瑛，曹俊岭. 实用临床中药学［M］. 北京：人民卫生出版社. 2015.

［7］李学林. 实用临床中药学［M］. 北京：人民卫生出版社. 2015.

［8］万学红，卢雪峰. 诊断学［M］. 北京：人民卫生出版社，2015.

［9］张伯礼. 中成药临床合理使用［M］. 北京：中国古籍出版社，2016.

［10］贾公孚，谢惠民. 药物联用禁忌手册［M］. 北京：中国协和医科大学出版社，2016.

［11］葛建国. 临床不合理用药实例评析［M］. 北京：人民军医出版社，2017.

［12］朱建华. 医用药理学［M］. 北京：人民卫生出版社，2017.

［13］刘俊田. 中西药相互作用与配伍禁忌［M］. 陕西：陕西科学技术出版社. 2017.

［14］玉文惠. 药物配合变化［M］. 北京：人民卫生出版社，2017.

［15］宋民宪，郭维加. 新编国家中成药［M］. 北京：人民卫生出版社. 2018.